Um livro médico LANGE



# Fisiologia Pulmonar

Sétima Edição

**Michael G. Levitzky, PhD**

*Professor of Physiology, Anesthesiology, and Cardiopulmonary Science*
*Louisiana State University Health Sciences Center*
*New Orleans, Louisiana*

*Adjunct Professor of Pediatrics and Physiology*
*Tulane University Medical Center*
*New Orleans, Louisiana*

Mc Graw Hill

Rio de Janeiro São Paulo Lisboa Chicago Cidade do México Cingapura Londres Madrid
Milão Nova Delhi Nova York San Francisco San Juan Seul Sydney Toronto

**Nota**

A medicina é uma ciência em constante evolução. À medida que novas pesquisas e a experiência clínica ampliam o nosso conhecimento, são necessárias modificações no tratamento e na farmacoterapia. Os editores dessa obra consultaram as fontes consideradas confiáveis, num esforço para oferecer informações completas e, geralmente, de acordo com os padrões aceitos à época da publicação. Entretanto, tendo em vista a possibilidade de falha humana ou de alterações nas ciências médicas, nem os editores nem qualquer outra pessoa envolvida na preparação ou publicação dessa obra garantem que as informações aqui contidas sejam, em todos os aspectos, exatas ou completas. Os leitores devem confirmar essas informações com outras fontes. Por exemplo, e em particular, os leitores são aconselhados a conferir a bula de qualquer medicamento que pretendam administrar, para se certificar de que a informação contida nesse livro está correta e de que não houve alteração na dose recomendada nem nas contra-indicações para o seu uso. Essa recomendação é particularmente importante em relação a medicamentos novos ou raramente usados.

**Fisiologia Pulmonar**
Sétima edição


Prol. Paseo de la Reforma 1015 Torre A Piso 17
Col. Desarrollo Santa Fe, Delegación Álvaro Obregón
México 01367, D.F., México


Rua da Assembléia, 10 / 2319
20011-000 Centro Rio de Janeiro RJ
A Division of The McGraw-Hill Companies


ISBNs da edição em inglês
ISBN-13: 978-0-07-143775-2
ISBN-10: 0-07-143775-4
ISSN: 1540-7764

ISBN dessa edição em português
ISBN: 978-85-7726-053-9

*Coordenação de Pré-press e Editorial*
Guacira Simonelli
*Supervisora de Pré-press*
Natália Toshiyuki
*Revisão de redação*
Luzia Ferreira de Souza

*Editoração Eletrônica*
Estúdio Castellani
*Revisões tipográficas*
Ademar Monteiro, Carla Romanelli, Graça Rozentul

Este livro foi impresso em Adobe Garamond corpo 10,5. A editora desta versão em português foi Sandra Barreto de Carvalho

Impresso sob demanda na Meta Brasil a pedido de Grupo A Educação.

**Dados Internacionais de Catalogação na Publicação (CIP)**
**(Câmara Brasileira do Livro, SP, Brasil)**

Levitzky, Michael G.
Fisiologia pulmonar / Michael G. Levitzky ; [equipe de tradução Guiseppe Taranto, Patrícia Joséphine Voeux ; revisão técnica Gilvan Renato Muzy de Souza]. – Rio de Janeiro : McGraw-Hill Interamericana do Brasil, 2008.

7. ed. americana.
Bibliografia.
ISBN 978-85-7726-053-9

1. Pulmões – Fisiologia 2. Pulmões – Fisiopatologia 3. Respiração I. Título.

CDD-612.2407
08-08429 NLM-WF 600

Índices para catálogo sistemático:
1. Fisiologia pulmonar : Medicina 612.2407

A McGraw-Hill tem forte compromisso com a qualidade e procura manter laços estreitos com seus leitores. Nosso principal objetivo é oferecer obras de qualidade, a preços justos, e um dos caminhos para atingir essa meta é ouvir o que os leitores têm a dizer. Portanto, se você tem dúvidas, críticas ou sugestões, entre em contato conosco e nos ajude a aprimorar nosso trabalho. Teremos prazer em conversar com você.
Em Portugal use o endereço servico_clientes@mcgraw-hill.com

## REVISÃO TÉCNICA

**Gilvan Renato Muzy de Souza**
*Professor Adjunto da Faculdade de Medicina da UFRJ*
*Doutor em Pneumologia pela Universidade Federal do Rio de Janeiro (UFRJ)*
*Chefe da Divisão de Tisiologia e Pneumologia do Instituto de Doenças do Tórax do Hospital Universitário Clementino Fraga Filho (UFRJ)*

## EQUIPE DE TRADUÇÃO

**Guiseppe Taranto** (médico)
**Patrícia Joséphine Voeux** (bióloga)

# Sumário

# Prefácio

Foi realizada uma atualização abrangente da sétima edição de *Fisiologia Pulmonar*. Novas figuras foram acrescentadas para ajudar os estudantes a visualizarem os conceitos com mais clareza e terem um aprendizado mais efetivo. Novas referências foram acrescentadas no final de cada capítulo. Mais de 25 anos se passaram desde que *Fisiologia Pulmonar* foi publicado pela primeira vez, e agora o livro é mais velho do que muitos estudantes que o consultam!

Talvez a maior satisfação que tivemos com as primeiras seis edições tenha vindo dos muitos comentários e sugestões favoráveis que recebemos de estudantes, leitores e colegas; muitas dessas sugestões foram usadas na preparação desta nova edição.

Este livro destina-se a ser usado tanto como um texto introdutório para os estudantes novatos quanto como uma revisão para residentes e colegas em áreas como medicina interna, anestesiologia, pediatria e medicina pulmonar. Os estudantes que estudarem a obra estarão aptos a fazer uma revisão para os exames de licenciatura e de qualificação concentrando-se nas figuras, nos pontos-chave, nos quadros e nos apêndices, que resumem quase todo o material contido no livro.

Ao escrever a obra, tive como meta proporcionar aos estudantes do primeiro ano de medicina (assim como aos de terapia respiratória, de enfermagem, de enfermagem-anestesia e outros) um sólido alicerce quanto aos aspectos da fisiologia pulmonar essenciais para uma boa compreensão da medicina clínica. Minha abordagem consiste em estimular a auto-suficiência não apenas no estudo da fisiologia pulmonar realizado pela primeira vez, mas também em compreender suficientemente os conceitos básicos da fisiologia pulmonar para poder aplicá-los com confiança nos futuros pacientes.

Acredito que as maneiras de alcançar meus objetivos consistem em informar o leitor das metas de cada capítulo com objetivos de aprendizagem claramente enunciados, em fornecer explicações detalhadas e completas dos mecanismos fisiológicos, bem como em demonstrar como se aplicam aos estados patológicos, além de proporcionar-lhe um meio de testar seu próprio conhecimento apresentando-lhe problemas clínicos e dados relacionados com as provas de função pulmonar a serem interpretados.

O desafio está em escrever um livro que os estudantes possam ler sem dificuldade no tempo exíguo reservado à fisiologia pulmonar em um currículo típico. O material deve ser apresentado de tal maneira que desestimule a memorização sem compreensão real, pois somente os estudantes que compreenderam os mecanismos básicos serão capazes de aplicá-los em novas situações. O resultado desta abordagem deve ser um livro que inclua os elementos essenciais do sistema respiratório da maneira mais concisa possível, mas que não deixe sem resposta as dúvidas que os estudantes têm em mente. Espero ter alcançado esses objetivos.

Gostaria de agradecer às muitas pessoas cujos comentários me ajudaram a revisar as várias edições anteriores do livro, incluindo meus colegas em fisiologia respiratória e medicina pulmonar, meus colegas no LSU Health Sciences Center e na Tulane University School of Medicine, assim como meus alunos e leitores. Nesta edição, devo agradecimentos especiais aos Drs. Andy Pellett, do Louisiana State University Health Sciences Center, e C. William Davis, da University of North Carolina na Chapel

Hill School of Medicine. Gostaria também de agradecer a todos que me ajudaram a preparar os originais, as ilustrações e as provas, incluindo meus muitos editores na McGraw-Hill. Para esta edição, sou especialmente grato a Betsy Giaimo e a minha esposa, Elizabeth. Por fim, devo agradecimentos muito especiais a Gail e Jim Miller, de Baton Rouge, Louisiana, por nos receberem após o furacão Katrina e nos fazerem sentir em casa por oito meses.

Este livro é dedicado a Robert S. Alexander.

*Michael G. Levitzky*

# Função e estrutura do sistema respiratório

**1**

## OBJETIVOS

*O leitor enuncia as funções do sistema respiratório e relaciona a organização estrutural do sistema com suas funções.*

- *Descreve a troca do oxigênio e dióxido de carbono com a atmosfera e relaciona a troca gasosa ao metabolismo dos tecidos do corpo.*
- *Define o papel do sistema respiratório no equilíbrio ácido-básico.*
- *Enumera as funções não-respiratórias dos pulmões.*
- *Define e descreve a unidade alveolocapilar, que é o local da troca gasosa nos pulmões.*
- *Descreve o transporte dos gases através das vias respiratórias condutoras para os alvéolos e a partir deles.*
- *Descreve as características estruturais das vias respiratórias.*
- *Enumera os componentes da parede torácica e relaciona as funções dos músculos da respiração com o movimento do ar para dentro e para fora dos alvéolos.*
- *Descreve o início da respiração pelo sistema nervoso central e a inervação dos músculos respiratórios.*

A maioria dos tecidos do corpo necessita de oxigênio para produzir energia; assim, deve haver um suprimento contínuo de oxigênio para que os tecidos tenham um funcionamento normal. O dióxido de carbono é um co-produto desse metabolismo aeróbico e deverá ser removido da vizinhança das células responsáveis pelo metabolismo. As principais funções do sistema respiratório consistem em obter oxigênio do meio ambiente externo e fornecê-lo às células, bem como remover do corpo o dióxido de carbono produzido pelo metabolismo celular.

O sistema respiratório é constituído pelos pulmões, pelas vias respiratórias condutoras, partes do sistema nervoso central relacionadas com o controle dos músculos da respiração e pela parede torácica. Esta última consiste nos músculos da respiração — tais como diafragma, músculos intercostais e músculos abdominais — e o gradil costal.

# FUNÇÕES DO SISTEMA RESPIRATÓRIO

As funções do sistema respiratório incluem a troca gasosa, o equilíbrio ácido-básico, a fonação, a defesa e o metabolismo pulmonares e o manejo dos materiais bioativos.

## Troca gasosa

A troca do dióxido de carbono pelo oxigênio ocorre nos pulmões. O ar fresco, contendo oxigênio, é inspirado e penetra nos pulmões através das vias respiratórias condutoras. As forças necessárias para que o ar possa fluir são geradas pelos músculos respiratórios, que respondem aos comandos iniciados pelo sistema nervoso central. Ao mesmo tempo, o sangue venoso que retorna dos vários tecidos corporais é bombeado pelo ventrículo direito e penetra nos pulmões. Esse sangue venoso misto tem alto teor de dióxido de carbono e baixo teor de oxigênio. Nos capilares pulmonares, processa-se a troca do dióxido de carbono pelo oxigênio. O sangue que deixa os pulmões, que tem então um alto teor de oxigênio e um teor relativamente baixo de dióxido de carbono, é distribuído para os tecidos do corpo pelo lado esquerdo do coração. Durante a expiração, o gás com uma alta concentração de dióxido de carbono é expelido do corpo. Um diagrama esquemático da função da troca gasosa do sistema respiratório é mostrado na Fig. 1.1.

## Outras funções

### Equilíbrio Ácido-Básico

No corpo, os aumentos no dióxido de carbono acarretam aumentos na concentração hidrogeniôntica (e vice-versa), por causa da seguinte reação:

$$CO_2 + H_2O \rightleftharpoons H_2CO_3 \rightleftharpoons H^+ + HCO_3^-$$

O sistema respiratório pode, portanto, participar do equilíbrio ácido-básico removendo o $CO_2$ do corpo. O sistema nervoso central possui sensores para o $CO_2$ e os níveis dos íons hidrogênio no sangue arterial e no líquido cérebro-espinhal que enviam informação aos controladores da respiração. O equilíbrio ácido-básico é abordado com mais detalhes no Cap. 8; o controle da respiração é abordado no Cap. 9.

### Fonação

Fonação é a produção de sons pelo movimento do ar através das cordas vocais. A fala, o canto e outros sons são produzidos pelas ações dos controladores do sistema nervoso central sobre os músculos da respiração, acarretando o fluxo de ar através das cordas vocais e da boca. A fonação não será discutida em detalhes neste livro.

### Mecanismos de Defesa Pulmonares

Cada incursão respiratória traz até os pulmões uma pequena amostra do ambiente atmosférico local. Isso pode incluir microrganismos como bactérias, poeira, partículas de sílica ou asbesto, gases tóxicos, fumaça (de cigarro e de outros tipos) e outros poluentes. Além disso, a temperatura e a umidade da atmosfera local variam bastante.

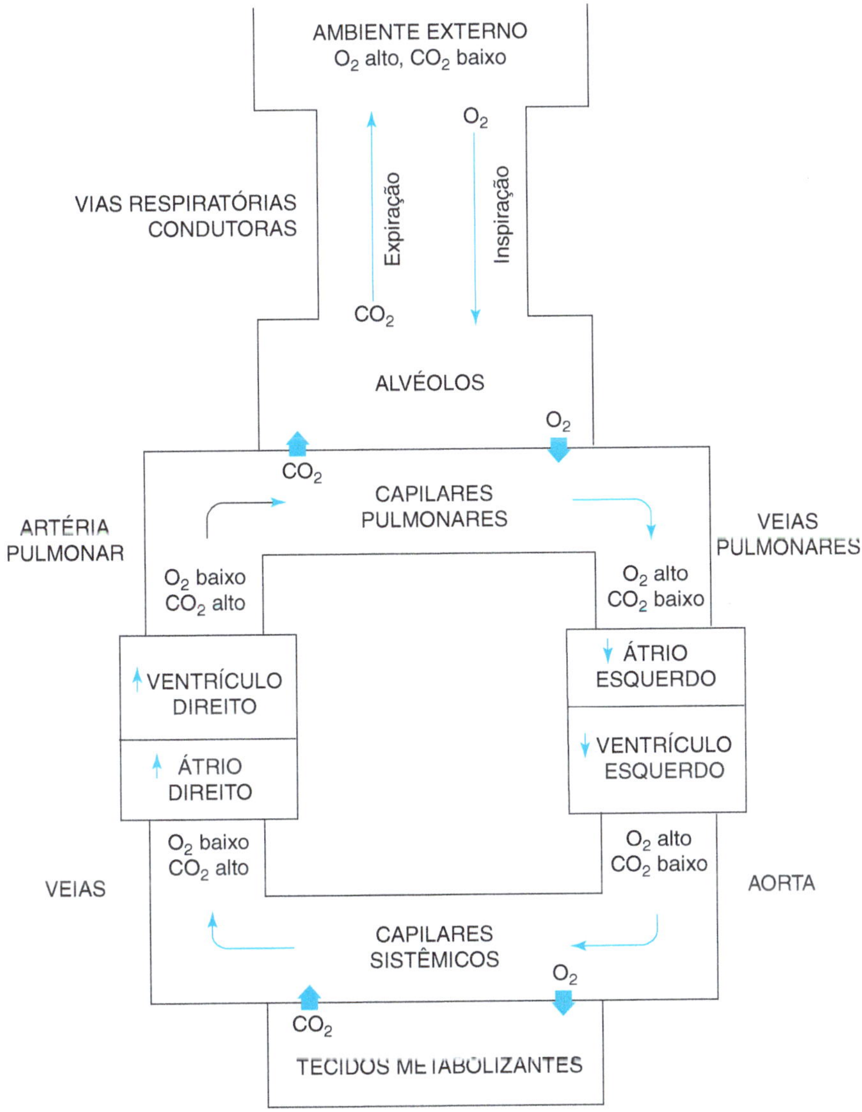


*Fig. 1.1* Representação esquemática da troca gasosa entre os tecidos do corpo e o meio ambiente.

Os mecanismos pelos quais os pulmões são protegidos dessas agressões ambientais são abordados no Cap. 10.

## Metabolismo Pulmonar e Manejo dos Materiais Bioativos

As células do pulmão terão que metabolizar substratos para que possam fornecer energia e nutrientes necessários para sua própria manutenção. Algumas células pulmonares especializadas produzem também substâncias necessárias para a função pulmonar normal. Além disso, o endotélio dos capilares pulmonares contém um grande número de enzimas que podem produzir, metabolizar ou modificar as substâncias vasoativas que ocorrem naturalmente. Essas funções metabólicas do sistema respiratório são abordadas no Cap. 10.

## ESTRUTURA DO SISTEMA RESPIRATÓRIO

O ar penetra no sistema respiratório através do nariz ou da boca. O ar que entra através do nariz é filtrado, aquecido até a temperatura corporal e umedecido quando passa através do nariz e das conchas nasais. Esses mecanismos protetores são abordados no Cap. 10. As vias respiratórias superiores são mostradas na Fig. 10.1. O ar inalado através do nariz penetra nas vias respiratórias pela nasofaringe e o ar inalado através da boca penetra pela orofaringe. Em seguida passa através da glote e da laringe e penetra na árvore traqueobrônquica. Após passar pelas vias respiratórias condutoras, o ar inspirado penetra nos alvéolos, onde entra em contato com o sangue venoso misto nos capilares pulmonares.

### Unidade alveolocapilar

A unidade *alveolocapilar* é o local da troca gasosa no pulmão. Os alvéolos, cujo número é tradicionalmente estimado em cerca de 300 milhões no adulto (um estudo recente calculou o número médio de alvéolos como sendo de 480 milhões), estão envoltos quase completamente por capilares pulmonares. Existem até 280 bilhões de capilares pulmonares, ou cerca de 500 a 1.000 capilares pulmonares para cada alvéolo. O resultado desses extraordinários números de alvéolos e capilares pulmonares é uma enorme área de contato entre os alvéolos e os capilares pulmonares — provavelmente 50 a 100 $m^2$ de área superficial disponível para a troca gasosa por difusão. Os alvéolos têm cerca de 200 a 250 $\mu m$ de diâmetro.

A Fig. 1.2 é uma micrografia eletrônica da superfície alveolocapilar e a Fig. 1.3 mostra uma ampliação ainda maior do local da troca gasosa.

O septo alveolar parece ser constituído quase inteiramente por capilares pulmonares. As hemácias (eritrócitos) podem ser vistas dentro dos capilares no ponto de secção. As fibras elásticas e de tecido conjuntivo, que não são visíveis na figura, encontram-se entre os capilares nos septos alveolares. Nessas figuras são mostrados também os poros de Kohn ou comunicações interalveolares.

#### Superfície Alveolar

A superfície alveolar é constituída principalmente por uma única e fina camada de células epiteliais escamosas, as células alveolares tipo I, entre as quais estão entremeadas as células alveolares cubóides tipo II mais volumosas, que produzem a camada líquida que reveste os alvéolos. Existem cerca de duas vezes mais células tipo II do que células tipo I no pulmão humano, porém as células tipo I cobrem 90 a 95% da superfície alveolar, pois a célula tipo I média tem uma área superficial muito maior que a célula tipo II. A camada líquida da superfície alveolar é abordada em mais detalhes no Cap. 2. Um terceiro tipo de célula, o macrófago alveolar fagocítico móvel, é encontrado em números variáveis no revestimento extracelular da superfície alveolar. Essas células patrulham a superfície alveolar e fagocitam as partículas inspiradas, tais como bactérias. Sua função é abordada no Cap. 10.

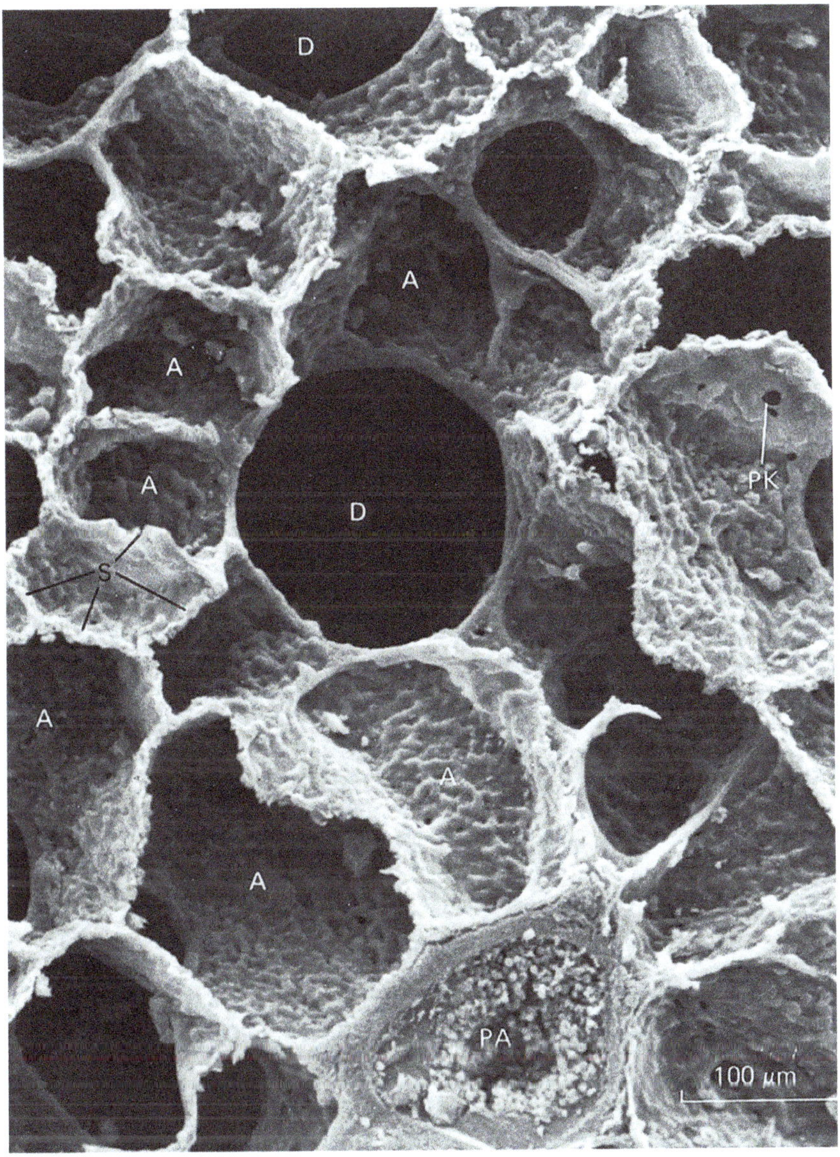


*Fig. 1.2* Micrografia eletrônica do parênquima pulmonar humano. A, alvéolo; S, septos alveolares; D, ducto alveolar; PK, poro de Kohn; PA, pequeno ramo da artéria pulmonar. (Reproduzido, com autorização, de Weibel, 1998.)

## ENDOTÉLIO CAPILAR

Um corte transversal de um capilar pulmonar é mostrado na micrografia eletrônica de transmissão que se vê na Fig. 1.4. Um eritrócito é visualizado no corte transversal na luz do capilar. Os capilares são formados por uma única camada de células epiteliais escamosas que são alinhadas para formar tubos. O núcleo de uma das células endoteliais capilares pode ser visto na micrografia.

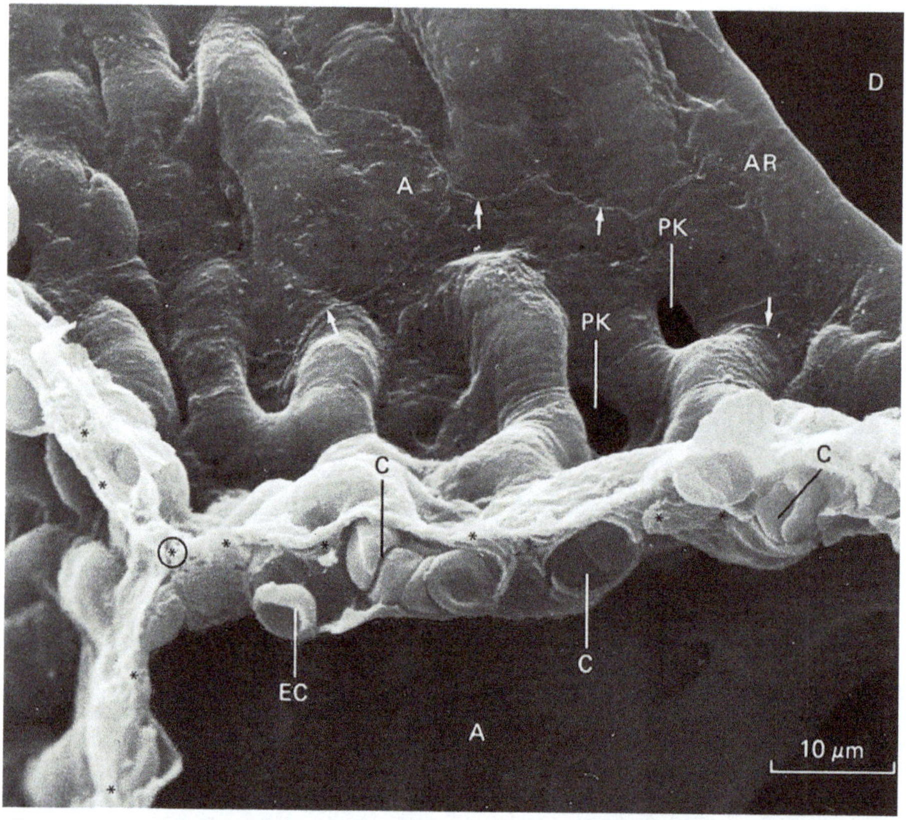


*Fig. 1.3* Micrografia eletrônica da superfície e corte transversal de um septo alveolar. Os capilares (C) são vistos seccionados no primeiro plano, com eritrócitos (EC) dentro deles. A, alvéolo; D, ducto alveolar; PK, poro de Kohn; AR, entrada alveolar para o ducto; *, fibras de tecido conjuntivo. O asterisco circundado fica em uma junção de três septos. (Reproduzido, com autorização, de Weibel, 1998.)

A barreira para a troca gasosa entre os alvéolos e os capilares pulmonares também pode ser visualizada na Fig. 1.4 e consiste em epitélio alveolar, endotélio capilar e espaço intersticial existente entre essas estruturas. Os gases terão que passar também através do líquido que reveste a superfície alveolar (que não é visível na Fig. 1.4) e do plasma existente no capilar. A barreira para a difusão tem normalmente uma espessura de 0,2 a 0,5 μm. A troca gasosa por difusão é abordada no Cap. 6.

## Vias respiratórias

Após passar através do nariz ou da boca, da faringe e da laringe (*as vias respiratórias superiores*), o ar penetra na árvore traqueobrônquica. Começando com a traquéia, o ar pode passar através de apenas 10 ou de até 23 *gerações*, ou ramificações, em seu trajeto até os alvéolos. As ramificações da árvore traqueobrônquica e sua nomenclatura são mostradas na Fig. 1.5. As unidades da troca gasosa alveolar são indicadas pelos sacos com formato de U.

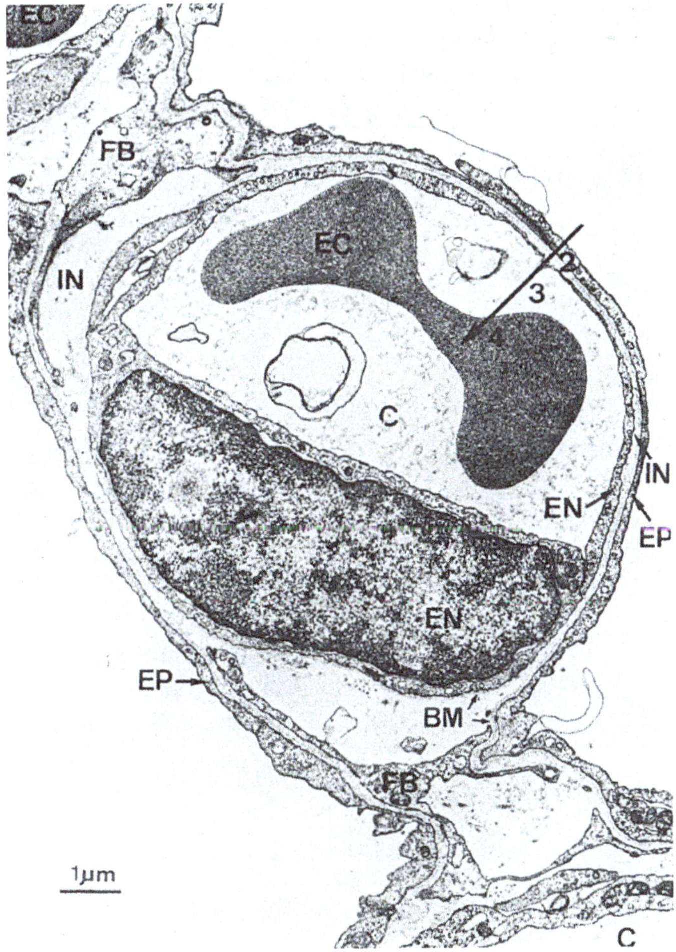


*Fig. 1.4* Micrografia eletrônica de transmissão de um corte transversal de um capilar pulmonar. Um eritrócito (EC) é visualizado dentro do capilar. C, capilar; EN, célula endotelial capilar (observar o grande núcleo); EP, célula epitelial alveolar; IN, espaço intersticial; BM, membrana basal; FB, processos fibroblásticos; 2,3,4, via de difusão através da barreira alveolocapilar, do plasma e do eritrócito, respectivamente. (Reproduzido, com autorização, de Weibel, 1970.)

As primeiras 16 gerações de vias respiratórias, ou a *zona condutora*, não contêm alvéolos e, assim sendo, são anatomicamente incapazes de troca gasosa com o sangue venoso. Elas constituem o *espaço morto anatômico*, que é abordado no Cap. 3. Os alvéolos começam a aparecer entre a 17ª e a 19ª gerações, nos bronquíolos respiratórios, que constituem a *zona transicional*. As 20ª, 21ª e 22ª gerações são revestidas por alvéolos. Esses *ductos alveolares* e os *sacos alveolares*, que representam o final da árvore traqueobrônquica, recebem a designação de *zona respiratória*.

A porção do pulmão abastecida por um bronquíolo respiratório primário recebe a designação de *ácino*. Todas as vias respiratórias de um ácino participam na troca

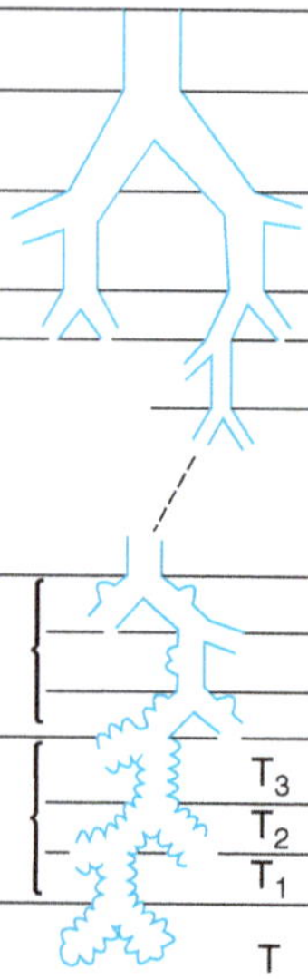


| Zona | Geração | | Diâmetro (cm) | Comprimento (cm) | Número | Área total em corte transversal ($cm^2$) |
|---|---|---|---|---|---|---|
| Zona condutora | traquéia | 0 | 1,80 | 12,0 | 1 | 2,54 |
| | brônquios | 1 | 1,22 | 4,8 | 2 | 2,33 |
| | ↓ | 2 | 0,83 | 1,9 | 4 | 2,13 |
| | ↓ | 3 | 0,56 | 0,8 | 8 | 2,00 |
| | bronquíolos | 4 | 0,45 | 1,3 | 16 | 2,48 |
| | ↓ | 5 | 0,35 | 1,07 | 32 | 3,11 |
| | bronquíolos terminais | ↓ 16 | ↓ 0,06 | ↓ 0,17 | ↓ $6 \times 10^4$ | ↓ 180,0 |
| Zonas transicional e respiratória | bronquíolos respiratórios | 17 | ↓ | ↓ | ↓ | ↓ |
| | | 18 | | | | |
| | | 19 | 0,05 | 0,10 | $5 \times 10^5$ | $10^3$ |
| | ductos alveolares (T3) | 20 | ↓ | ↓ | ↓ | ↓ |
| | (T2) | 21 | | | | |
| | (T1) | 22 | | | | |
| | sacos alveolares (T) | 23 | 0,04 | 0,05 | $8 \times 10^6$ | $10^4$ |

***Fig. 1.5*** **Representação esquemática da via respiratória ramificando-se no pulmão humano com dimensões aproximadas.** (Figura extraída de Weibel, 1963. Dados de Bouhuys, 1977. Reproduzido com autorização.)

gasosa. As numerosas ramificações das vias respiratórias resultam em uma enorme área total em corte transversal das porções distais da árvore traqueobrônquica, apesar de os diâmetros das vias respiratórias individuais serem bastante pequenos, o que pode ser visto no quadro dentro da Fig. 1.5.

## Estrutura das Vias Respiratórias

A estrutura das vias respiratórias varia consideravelmente, dependendo de sua localização na árvore traqueobrônquica. A traquéia é um tubo fibromuscular apoiado em sua superfície ventrolateral por uma cartilagem com formato de C e completado dorsalmente por músculo liso. A cartilagem dos grandes brônquios é semicircular, como a cartilagem da traquéia, porém quando os brônquios penetram nos pulmões os anéis de cartilagem desaparecem e são substituídos por placas cartilaginosas de formato irregular. Essas circundam os brônquios completamente e conferem aos brônquios intrapulmonares seu formato cilíndrico. Essas placas, que ajudam no apoio das vias respiratórias mais calibrosas, diminuem progressivamente nas vias respiratórias distais e desaparecem nas vias respiratórias com cerca de 1 mm de diâmetro. Por definição, as vias respiratórias sem cartilagem são denominadas *bronquíolos*. Levando-se em conta que os bronquíolos e os ductos alveolares não possuem qualquer apoio cartilaginoso, eles estarão sujeitos a colapso quando comprimidos. Essa tendência é contrariada em parte pela fixação dos septos alveolares, que contêm tecido elástico, em suas paredes, como se vê na Fig. 1.2 e é mostrado esquematicamente na Fig. 2.18. À medida que as placas cartilaginosas passam a distribuir-se irregularmente ao redor das vias respiratórias distais, a camada muscular acaba por circundar completamente essas estruturas. A camada muscular é entremesclada com fibras elásticas. À medida que os bronquíolos prosseguem na direção dos alvéolos, a camada muscular torna-se mais fina, apesar de o músculo liso poder ser encontrado até mesmo nas paredes dos ductos alveolares. A camada mais externa da parede bronquiolar é circundada por tecido conjuntivo denso com muitas fibras elásticas.

### Revestimento das Vias Respiratórias

Todo o trato respiratório, com exceção de parte da faringe, do terço anterior do nariz e das unidades respiratórias distais aos bronquíolos terminais, é revestido por células cilíndricas entremeadas com células caliciformes secretoras de muco e por outras células secretórias. As células ciliadas são células colunares pseudo-estratificadas nas vias respiratórias mais calibrosas e tornam-se cubóides nos bronquíolos, onde as células caliciformes tornam-se menos freqüentes e são substituídas por outro tipo de célula secretória, a célula de Clara. O epitélio ciliado, juntamente com o muco secretado pelas glândulas ao longo das vias respiratórias e as células caliciformes e os produtos secretórios das células de Clara, constitui um importante mecanismo para a proteção do pulmão, o qual será abordado em mais detalhe no Cap. 10.

## Músculos da respiração e parede torácica

Os músculos da respiração e a parede torácica são componentes essenciais do sistema respiratório. Os pulmões não são capazes de se insuflar — a força para insuflação deve ser proporcionada pelos músculos da respiração. A parede torácica deve estar intacta e capaz de expandir-se para que o ar possa penetrar normalmente nos alvéolos. As interações entre os músculos da respiração e a parede torácica e os pulmões são discutidas em mais detalhe no próximo capítulo.

Os principais componentes da parede torácica são mostrados esquematicamente na Fig. 1.6 e incluem o gradil costal; os músculos intercostais externos e internos e o diafragma, que são os principais músculos da respiração; e o revestimento da parede torácica, representado pelas pleuras visceral e parietal. Outros músculos da respiração são os músculos abdominais, incluindo o reto do abdome; os músculos intercartilaginosos paraesternais; e os músculos esternocleidomastóideos e escalenos.

## Sistema nervoso central e vias neurais

Outro componente importante do sistema respiratório é o sistema nervoso central. Diferentemente do músculo cardíaco, os músculos da respiração não se contraem espontaneamente. Cada incursão respiratória é desencadeada no cérebro e essa mensagem é levada aos músculos respiratórios através da medula espinhal e dos nervos que inervam os músculos respiratórios.

A respiração automática espontânea é gerada por grupos de neurônios localizados no bulbo. Esse centro respiratório bulbar é também o ponto de integração final para as influências provenientes dos centros cerebrais superiores; para a informação proporcionada pelos quimiorreceptores no sangue e no líquido cerebroespinhal; e para a informação aferente proveniente dos receptores neurais existentes nas vias respiratórias, nas articulações, nos músculos, na pele e em outros locais do corpo. O controle da respiração é abordado no Cap. 9.

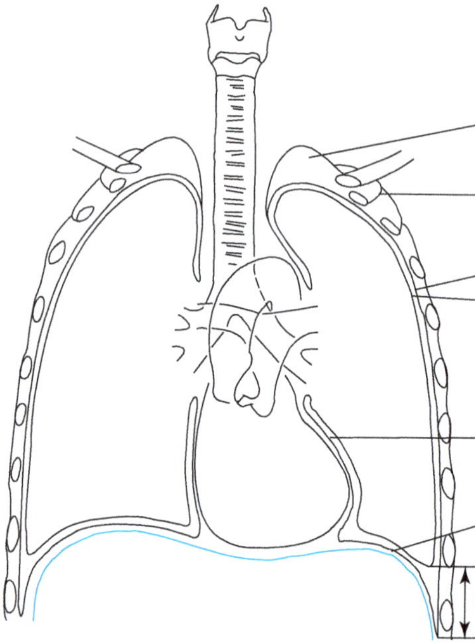


*Fig. 1.6* **Principais componentes da parede torácica.** (Reproduzido, com autorização, de Weibel, 1998.)

## PONTOS-CHAVE

1. *A principal função do sistema respiratório reside na troca do oxigênio proveniente da atmosfera pelo dióxido de carbono produzido pelas células do corpo.*
2. *Outras funções do sistema respiratório são a participação no equilíbrio ácido-básico do corpo, a fonação, a defesa pulmonar e o metabolismo.*

## BIBLIOGRAFIA


Bouhuys A. *The Physiology of Breathing*. New York, NY: Grune & Stratton; 1977:26–42.

Dormans JAMA. Morphology, function and response of pulmonary type I cells: a review. *Inhal Toxicol.* 1996; 8:521–536.

Netter FH. The Ciba Collection of Medical Illustrations, vol 7: *Respiratory System*. Summit, NJ: Ciba; 1979:3–43.

Ochs M, Nyengaard JR, Jung A, Knudsen L, Voight M, Wahlers T, Richter J, Gundersen HJG. The number of alveoli in the human lung. *Am J Respir Crit Care Med.* 2004;169:120–124.

Weibel ER. *Morphometry of the Human Lung*. Berlin, Germany: Springer-Verlag; 1963.

Weibel ER. Morphometric estimation of pulmonary diffusion capacity, I. Model and method. *Respir Physiol.* 1970;11:54–75.

Weibel ER, Taylor CR. Functional design of the human lung for gas exchange. In Fishman AP et al, eds. *Pulmonary Diseases and Disorders*. 3rd ed. New York, NY: McGraw-Hill; 1998:21–61.

# Mecânica da respiração

**2**

## OBJETIVOS

*O leitor compreende as propriedades mecânicas do pulmão e da parede torácica durante a respiração.*

- *Descreve a geração de um gradiente de pressão entre a atmosfera e os alvéolos.*
- *Descreve a expansão passiva e a retração dos alvéolos.*
- *Define a interação mecânica do pulmão e da parede torácica, e relaciona esse conceito com a pressão intrapleural negativa.*
- *Descreve as características de volume-pressão do pulmão e da parede torácica, e prevê as mudanças na complacência do pulmão e da parede torácica em diferentes condições fisiológicas e patológicas.*
- *Especifica os papéis do surfactante pulmonar e da interdependência alveolar na retração e expansão do pulmão.*
- *Define a capacidade residual funcional (CRF) e utiliza sua compreensão das interações pulmão-parede torácica para prever as mudanças na CRF em diferentes condições fisiológicas e patológicas.*
- *Define a resistência das vias respiratórias e enumera os fatores que contribuem para a resistência ao fluxo de ar ou que a alteram.*
- *Descreve a compressão dinâmica das vias respiratórias durante uma expiração forçada.*
- *Relaciona as mudanças na complacência dinâmica do pulmão com as alterações na resistência das vias respiratórias.*
- *Enumera os fatores que contribuem para o trabalho da respiração.*
- *Prevê as alterações no trabalho da respiração em diferentes estados fisiológicos e patológicos.*

O ar, assim como outros fluidos, movimenta-se de uma região de pressão mais alta para outra de pressão mais baixa. Portanto, para que o ar possa penetrar nos pulmões ou sair deles, deverá ser estabelecida uma diferença de pressão entre a atmosfera e os alvéolos. Se não houver um gradiente de pressão, não ocorrerá fluxo de ar.

Em circunstâncias normais, a inspiração processa-se graças a uma queda da pressão alveolar até abaixo da pressão atmosférica. Ao ser abordada a mecânica da respiração, a pressão atmosférica terá convencionalmente um valor atribuído de 0 cm $H_2O$, razão pela qual uma redução da pressão alveolar até abaixo da pressão atmosférica é conhecida como *respiração com pressão negativa*. Logo após ter sido estabelecido um gradiente de pressão suficiente para superar a resistência ao fluxo de ar oferecida pelas vias respiratórias condutoras entre a atmosfera e os alvéolos, o ar flui para dentro dos pulmões. É possível também fazer com que o ar flua para dentro dos pulmões elevando a pressão ao nível do nariz e da boca até acima da pressão alveolar. Essa *ventilação com pressão positiva* em geral é utilizada nos pacientes que são incapazes de gerar um gradiente de pressão suficiente entre a atmosfera e os alvéolos pela respiração normal com pressão negativa. O ar flui para fora dos pulmões quando a pressão alveolar é suficientemente maior que a pressão atmosférica para superar a resistência ao fluxo de ar oferecida pelas vias respiratórias condutoras.

## GERAÇÃO DE UM GRADIENTE DE PRESSÃO ENTRE A ATMOSFERA E OS ALVÉOLOS

Durante a respiração normal com pressão negativa, a pressão alveolar torna-se mais baixa que a pressão atmosférica. Isso é conseguido graças à contração dos músculos da inspiração, que faz aumentar o volume dos alvéolos, reduzindo assim a pressão alveolar em conformidade com a lei de Boyle. (Ver Apêndice II: As Leis que regem o comportamento dos gases.)

### Expansão passiva dos alvéolos

2 Os alvéolos não são capazes de se expandir por conta própria. Eles só se expandem passivamente em resposta a uma maior pressão de distensão através da parede alveolar. Esse *gradiente de pressão transmural* aumentado, gerado pelos músculos da inspiração, abre ainda mais os alvéolos altamente distensíveis e, dessa forma, reduz a pressão alveolar. Convencionalmente, para calcular o gradiente de pressão transmural subtrai-se a pressão externa (neste caso, a pressão intrapleural) da pressão interna (neste caso, a pressão alveolar).

### Pressão intrapleural negativa

A pressão no estreito espaço entre as pleuras visceral e parietal em condições normais é ligeiramente subatmosférica, até mesmo quando nenhum músculo inspiratório está se contraindo. Essa *pressão intrapleural negativa* (às vezes denominada também *pressão intratorácica negativa*) de –3 a –5 cm $H_2O$ é acarretada principalmente pela interação mecânica entre o pulmão e a parede torácica. No final da expiração, quando todos os músculos respiratórios estão relaxados, o pulmão e a parede torácica estarão agindo reciprocamente em direções opostas.

3 O pulmão tende a *diminuir* seu volume por causa da retração elástica *interna* das paredes alveolares distendidas; a parede torácica tende a *aumentar* seu volume em virtude da retração elástica *externa*. Assim sendo, a parede torácica tende a manter os alvéolos abertos em oposição à sua retração elástica. De maneira semelhante, o pulmão estará agindo graças à sua retração elástica no sentido de manter
4 a parede torácica. Por causa dessa interação, a pressão é negativa na superfície do espaço pleural preenchido de líquido e extremamente fino (com cerca de 10 a 30 μm de espessura para volumes pulmonares normais), como se pode ver na parte esquerda da Fig. 2.1.

Normalmente não existe gás no espaço intrapleural, e o pulmão é mantido contra a parede torácica pela fina camada de líquido intrapleural seroso, o qual, segundo se estima, tem um volume total de aproximadamente 15 a 25 mℓ no adulto comum.

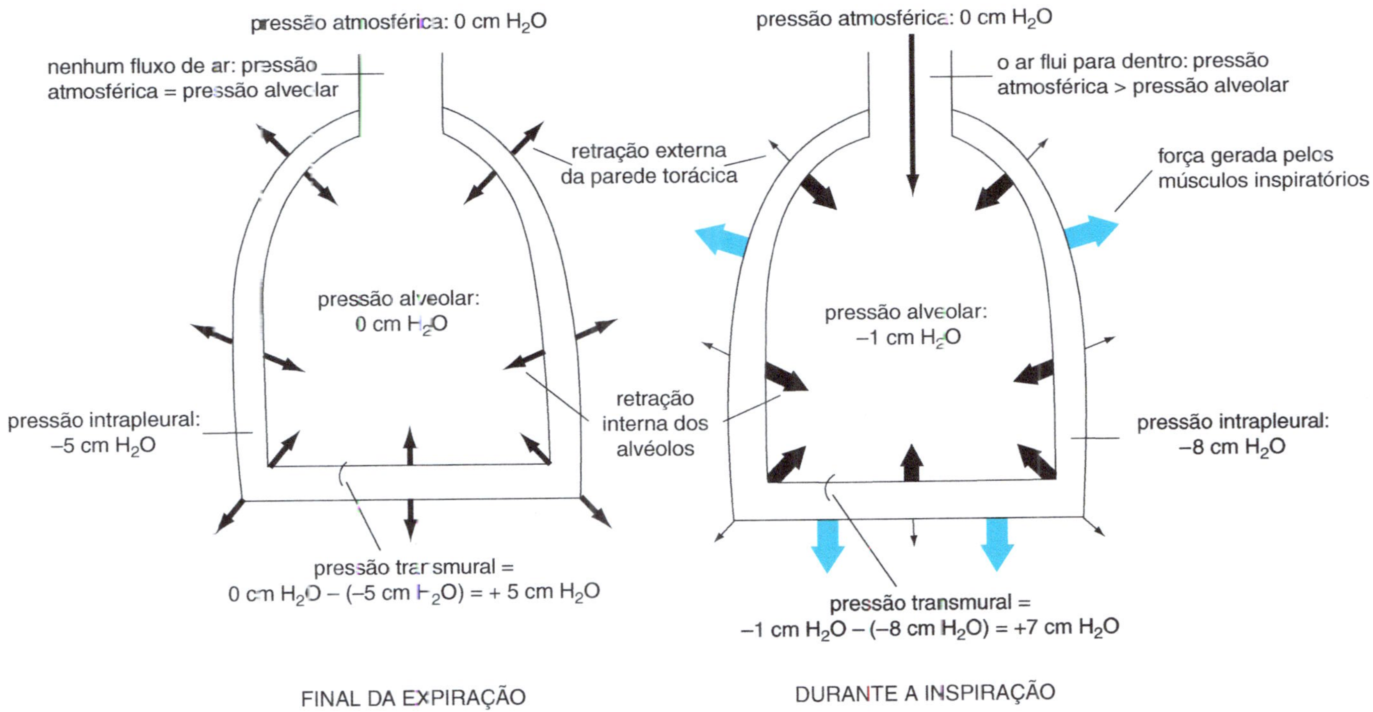


**Fig. 2.1** Representação da interação do pulmão e da parede torácica. *Esquerda*: no final da expiração, os músculos da respiração estão relaxados. A retração elástica interna do pulmão é equilibrada pela retração elástica externa da parede torácica. A pressão intrapleural é de –5 cm $H_2O$; a pressão alveolar é igual a 0. O gradiente de pressão transmural através do alvéolo é, portanto, igual a 0 cm $H_2O$ – (–5 cm $H_2O$), ou 5 cm $H_2O$. Já que a pressão alveolar é igual à pressão atmosférica, inexiste qualquer fluxo de ar. *Direita*: durante a inspiração, a contração dos músculos da inspiração faz com que a pressão intrapleural se torne mais negativa. O gradiente de pressão transmural aumenta e os alvéolos estão distendidos, reduzindo a pressão alveolar até abaixo da pressão atmosférica, o que induz o ar a fluir para dentro dos alvéolos.

Inicialmente, antes de ocorrer qualquer fluxo de ar, a pressão dentro dos alvéolos é idêntica à pressão atmosférica — por convenção, de 0 cm $H_2O$. A pressão alveolar é mais alta que a pressão intrapleural, pois representa a soma da pressão intrapleural com a pressão da retração elástica alveolar:

Pressão alveolar = pressão intrapleural + pressão da retração elástica alveolar

Os músculos da inspiração atuam aumentando o volume da cavidade torácica. Quando os músculos inspiratórios se contraem, expandindo o volume torácico e aumentando a força externa que atua sobre os pulmões, a pressão intrapleural torna-se *mais negativa*. Portanto, o gradiente de pressão transmural que tende a distender a parede alveolar (que recebe às vezes a designação de *pressão transpulmonar*) aumenta, como mostra a Fig. 2.1, com os alvéolos aumentando de volume passivamente. Um aumento no volume alveolar reduz a pressão alveolar e estabelece o gradiente de pressão que permitirá que o ar penetre no pulmão. Em verdade, apenas um pequeno percentual do número total de alvéolos estará exposto diretamente à pressão da superfície intrapleural e, à primeira vista, é difícil imaginar como os alvéolos localizados nas áreas centrais do pulmão podem expandir-se graças a uma pressão intrapleural mais negativa. No entanto, uma análise mais minuciosa mostrou *que a pressão na superfície pleural é transmitida através das paredes alveolares para os alvéolos localizados nas áreas mais centrais e para as pequenas vias respiratórias*. Essa interdependência estrutural das unidades alveolares é mostrada na Fig. 2.2.

## Músculos da respiração

### MÚSCULOS INSPIRATÓRIOS

Os músculos da inspiração incluem o diafragma, os intercostais externos e os músculos acessórios da inspiração.

**Diafragma** — o diafragma é um grande músculo (aproximadamente 250 $cm^2$ de área superficial) com formato de cúpula que separa o tórax da cavidade abdominal. Como mencionamos no Cap. 1, o diafragma é considerado uma parte integrante da parede torácica e deve ser sempre levado em conta quando se faz uma análise da mecânica da parede torácica.

O diafragma é o principal músculo da inspiração. Quando uma pessoa fica na posição supina, o diafragma é responsável por cerca de 66% do ar que penetra nos pulmões durante a respiração tranqüila normal (que é denominada *eupnéia*). (Quando a pessoa fica na posição ereta ou sentada em uma postura vertical, o diafragma é responsável apenas por cerca de 33 a 50% do volume corrente.) O diafragma é inervado pelos dois nervos frênicos, que deixam a medula espinhal entre o terceiro e o quinto segmentos cervicais.

As fibras musculares do diafragma se inserem no esterno e nas seis costelas inferiores, assim como na coluna vertebral através de dois *pilares*. As outras extremidades dessas fibras musculares convergem para se inserir no *tendão central* fibroso que se fixa também ao pericárdio em sua superfície superior (Fig. 2.3). Durante a respiração tranqüila normal, a contração do diafragma acarreta a descida de sua cúpula em 1 a 2 cm para dentro da cavidade abdominal, com pouca mudança em seu formato. Isso alonga o tórax e induz um aumento em seu volume. Esses pequenos movimentos descendentes do diafragma são possíveis porque as vísceras abdominais podem exercer pressão contra a parede abdominal relativamente complacente. Durante uma inspiração profunda, o diafragma pode descer em até 10 cm. Com essa inspiração profunda,

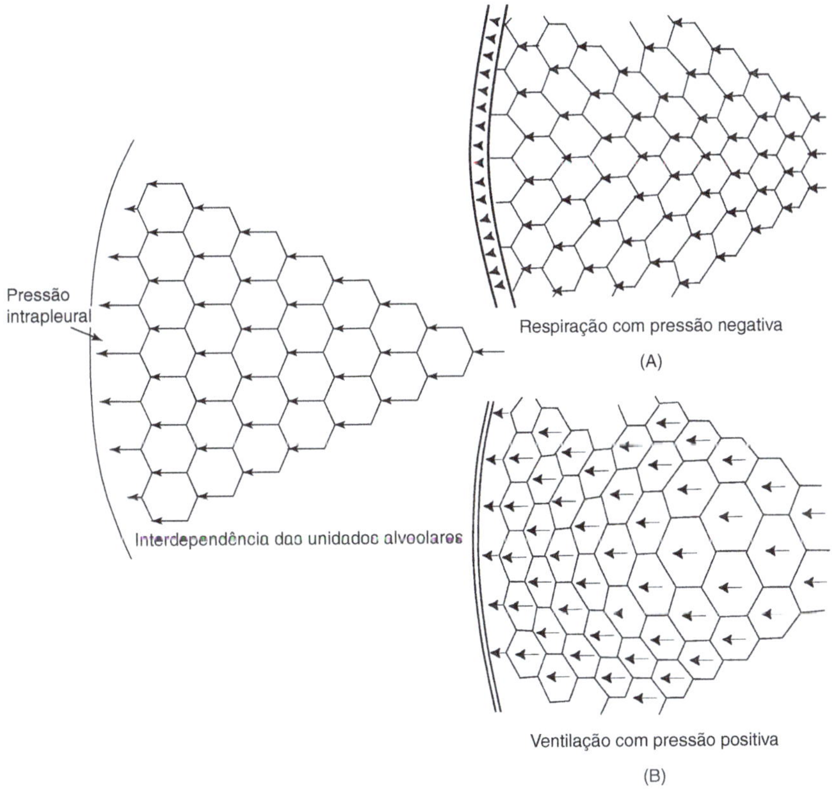


**Fig. 2.2** Interdependência estrutural das unidades alveolares. O gradiente de pressão através dos alvéolos mais externos é transmitido mecanicamente através do pulmão por meio dos septos alveolares. Os detalhes mostram a idéia do autor acerca do que pode acontecer na respiração com pressão negativa e na ventilação com pressão positiva. Na respiração com pressão negativa (detalhe A), a pressão mecânica pode ser transmitida provavelmente dos alvéolos mais externos (aqueles mais próximos da parede torácica) para os alvéolos mais internos, razão pela qual os alvéolos externos podem ficar mais distendidos. Na ventilação com pressão positiva (detalhe B), os pulmões precisam exercer tração contra o diafragma e a caixa torácica para movimentá-los. Os alvéolos mais externos podem ficar mais comprimidos que aqueles localizados nas áreas mais internas.

terá sido alcançado o limite da complacência da parede abdominal, a pressão abdominal aumenta e o tendão central indistensível torna-se fixo contra o conteúdo abdominal. Depois desse ponto, a contração do diafragma contra o tendão central fixo eleva as costelas inferiores (Fig. 2.3).

Se um dos folhetos do diafragma fica paralisado (p. ex., em virtude da secção de um dos nervos frênicos), acabará realizando um movimento ascendente "paradoxal" para dentro do tórax quando a pressão intrapleural torna-se mais negativa durante um esforço inspiratório rápido.

**Intercostais externos** — quando sua contração é estimulada, os músculos intercostais externos, intercostais paraesternais e escalenos elevam e ampliam o gradil costal. Os músculos paraesternais, que geralmente são considerados parte dos intercostais internos, são músculos inspiratórios e podem ser responsáveis em parte pela elevação das

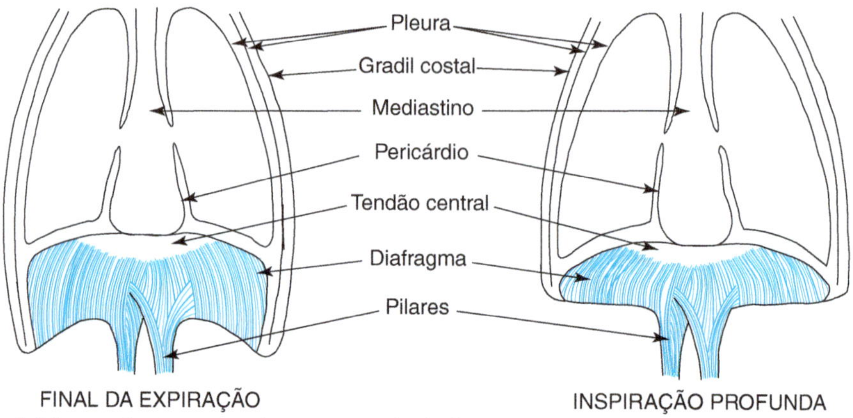


*Fig. 2.3* Ilustração das ações de contração do diafragma na expansão da cavidade torácica.

costelas inferiores. Os músculos escalenos parecem contrair-se na respiração tranqüila normal e, portanto, não são músculos acessórios. A Fig. 2.4 mostra como a contração desses músculos faz aumentar a dimensão anteroposterior do tórax quando as costelas rodam para cima ao redor de seus eixos e acarreta também um aumento na dimensão transversal da porção inferior do tórax. Esses músculos são inervados pelos nervos que deixam a medula espinhal entre o primeiro e o décimo primeiro segmentos torácicos. Durante a inspiração, o diafragma e os músculos inspiratórios do gradil costal se contraem simultaneamente. Se o diafragma se contraísse sozinho, os músculos do gradil costal seriam tracionados para dentro (o que se denomina *retração*). Se os músculos inspiratórios do gradil costal se contraíssem sozinhos, o diafragma seria tracionado para cima e penetraria no tórax.

**Músculos acessórios da inspiração** — os músculos acessórios da inspiração não estão envolvidos durante a respiração tranqüila normal, mas podem entrar em ação durante um exercício; durante a fase inspiratória da tosse ou dos espirros; ou em um estado patológico, como a asma. Por exemplo, o *esternocleidomastóideo* eleva o esterno e ajuda a aumentar as dimensões anteroposterior e transversal do tórax. A *dispnéia*, ou a sensação de que a respiração é difícil, está provavelmente relacionada com muita freqüência a fadiga dos músculos inspiratórios. Outras causas potenciais de dispnéia serão abordadas no Cap. 9.

## MÚSCULOS EXPIRATÓRIOS

A expiração é *passiva* durante a respiração tranqüila normal e os músculos respiratórios não se contraem. Quando os músculos inspiratórios se relaxam o aumento da retração elástica dos alvéolos distendidos é suficiente para reduzir o volume alveolar e elevar a pressão alveolar até acima da pressão atmosférica. Nesse ponto terá sido estabelecido o gradiente de pressão que permitirá ao ar fluir para fora do pulmão.

O diafragma geralmente é considerado como estando completamente relaxado durante a expiração, mas é provável que seja mantido algum tônus do músculo diafragmático, em especial quando se fica na posição horizontal. Os músculos inspiratórios podem continuar também se contraindo ativamente durante a parte inicial da expiração, especialmente nas pessoas obesas. Essa denominada ação de frenagem pode ajudar a manter uma transição uniforme entre a inspiração e a expiração, o que poderá ser importante também durante a produção da fala.

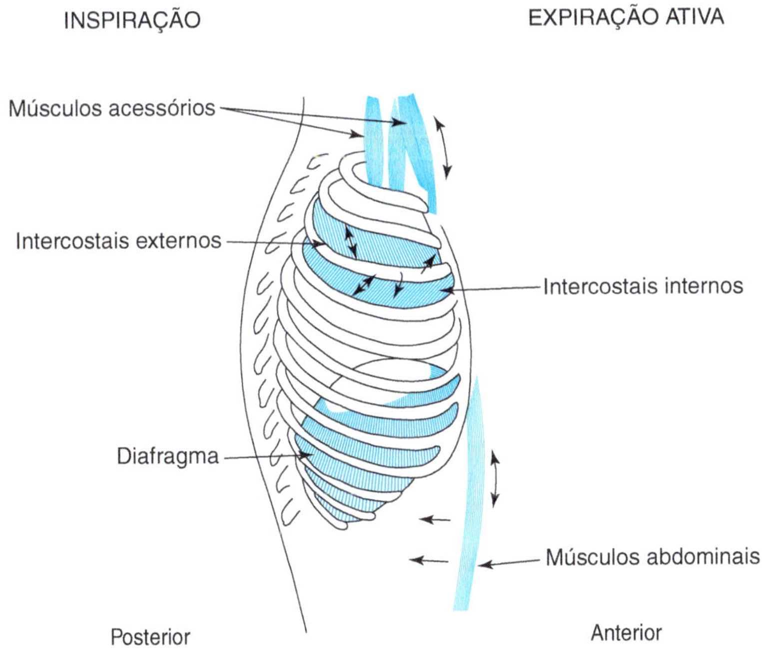


*Fig. 2.4* Ilustração das ações de contração dos músculos intercostais, abdominais e acessórios. (Reproduzido com autorização do editor de *The Pathway for Oxygen,* de Ewald R. Weibel, pág. 304, Cambridge, Massachusetts, Harvard University Press. *Copyright* © 1984 by the President and Fellows of Harvard College.)

A expiração ativa ocorre durante o exercício, a fala, o canto, a fase expiratória da tosse ou do espirro e nos estados patológicos, como a bronquite crônica. Os principais músculos da expiração são *os músculos da parede abdominal,* incluindo o reto do abdome, os músculos oblíquos externo e interno, o transverso do abdome; e os *músculos intercostais internos.*

**Músculos abdominais** — quando os músculos abdominais se contraem, elevam a pressão abdominal e empurram o conteúdo abdominal contra o diafragma relaxado, forçando sua ascensão para dentro da cavidade torácica. Eles também ajudam a deprimir as costelas inferiores e abaixam a parte anterior do tórax inferior.

**Músculos intercostais internos** — a contração dos músculos intercostais internos deprime o gradil costal, fazendo-a descer de uma maneira oposta àquela das ações dos intercostais externos.

## Resumo dos eventos que ocorrem durante o processo de incursão respiratória

Os eventos que ocorrem durante o processo de uma incursão respiratória idealizada, normal e tranqüila, que são resumidos no Quadro 2.1, são mostrados na Fig. 2.5. Por questões de clareza, considera-se que a inspiração e a expiração têm duração igual, porém durante a respiração normal e tranqüila a fase expiratória é mais longa que a fase inspiratória.

***Quadro 2.1*** Eventos envolvidos em uma incursão respiratória corrente normal

**Inspiração**

1. O cérebro inicia o esforço inspiratório.
2. Os nervos conduzem a ordem inspiratória para os músculos inspiratórios.
3. O diafragma (e/ou os músculos intercostais externos) se contraem.
4. O volume torácico aumenta à medida que a parede torácica se expande.[1]
5. A pressão intrapleural torna-se mais negativa.
6. O gradiente de pressão transmural alveolar aumenta.
7. Os alvéolos se expandem (em conformidade com suas curvas de complacência individuais) em resposta ao gradiente de pressão transmural aumentado. Isso faz aumentar a retração elástica alveolar.
8. A pressão alveolar cai abaixo da pressão atmosférica quando o volume alveolar aumenta, estabelecendo assim um gradiente de pressão para o fluxo de ar.
9. O ar flui para dentro dos alvéolos até que a pressão alveolar entre em equilíbrio com a pressão atmosférica.

**Expiração (passiva)**

1. O cérebro interrompe o comando inspiratório.
2. Os músculos inspiratórios se relaxam.
3. O volume torácico diminui, fazendo com que a pressão intrapleural se torne menos negativa e reduzindo o gradiente de pressão transmural alveolar.[2]
4. O gradiente de pressão transmural alveolar reduzido permite à retração elástica alveolar aumentada restituir aos alvéolos seus volumes pré-inspiratórios.
5. O volume alveolar reduzido faz aumentar a pressão alveolar acima da pressão atmosférica, estabelecendo assim um gradiente de pressão para o fluxo de ar.
6. O ar flui para fora dos alvéolos até que a pressão alveolar entre em equilíbrio com a pressão atmosférica.

[1] Observar que os nºs 4 a 8 ocorrem simultaneamente.
[2] Observar que os nºs 3 a 5 ocorrem simultaneamente.

Reproduzido, com autorização, de Levitzky MG, Cairo JM, Hall SM: *Introduction to Respiratory Care. Filadélfia:* WB Saunders and Company, 1990.

O *volume* de ar que entra ou sai dos pulmões pode ser medido com um espirômetro, como será descrito no Cap. 3 (Fig. 3.4). O *fluxo de ar* pode ser medido quando se respira através de um pneumotacógrafo, que mede o diferencial de pressão através de uma resistência fixa. A *pressão intrapleural* pode ser estimada pedindo-se ao indivíduo que degluta um balão até dentro da porção intratorácica do esôfago. Em seguida a pressão medida no balão é quase igual à pressão intrapleural. As *pressões alveolares* não podem ser medidas diretamente e deverão ser calculadas.

Inicialmente, a pressão alveolar é igual à pressão atmosférica e, assim sendo, nenhum ar flui para dentro do pulmão. A pressão intrapleural é de –5 cm $H_2O$. A contração dos músculos inspiratórios faz com que a pressão intrapleural se torne mais negativa quando os pulmões são mantidos desobstruídos e os alvéolos são distendidos. Observe as duas seqüências diferentes para as mudanças na pressão intrapleural. A *linha tracejada* (que em verdade não poderia ser reta pelas razões discutidas na próxima seção) permite prever as mudanças na pressão intrapleural necessárias para superar a retração elástica dos alvéolos. A *linha contínua* é uma representação mais precisa da pressão intrapleural,

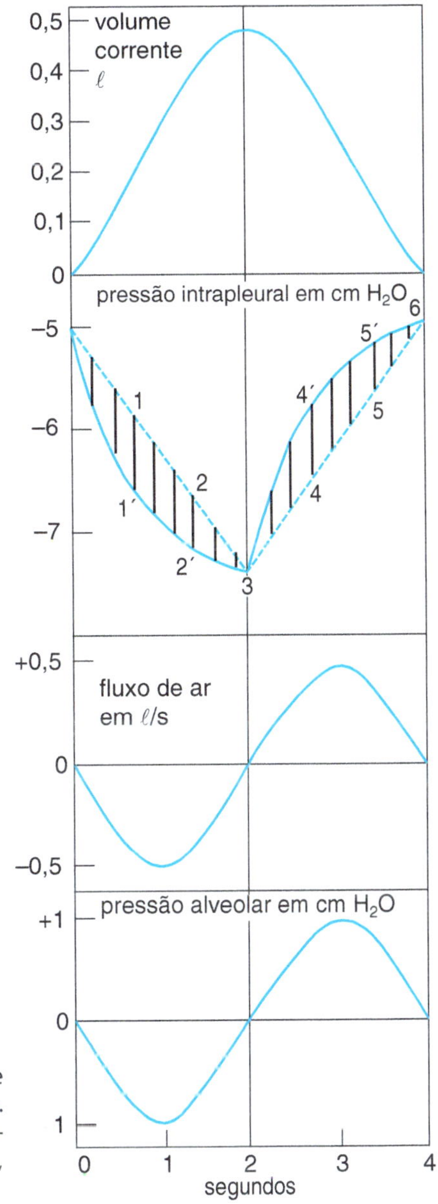


**Fig. 2.5** **Mudanças de volume, pressão e fluxo de ar durante um único ciclo respiratório idealizado. Descritas no texto.** (Reproduzido, com autorização, de Comroe, 1974: *Physiology of Respiration*, 2ª ed., Chicago, Year Book Medical Publishers.)

pois inclui também o trabalho de pressão adicional que deve ser realizado para superar a resistência ao fluxo de ar e a resistência dos tecidos abordada adiante neste capítulo. À medida que os alvéolos são distendidos, a pressão em seu interior cai abaixo da pressão atmosférica e o ar flui para dentro dos alvéolos, como se pode visualizar no painel do volume corrente. À medida que o ar flui para dentro dos alvéolos, a pressão alveolar volta para 0 cm $H_2O$ e cessa o fluxo de ar para dentro do pulmão. Na linha vertical (aos 2 s), o esforço inspiratório cessa e os músculos inspiratórios relaxam. A pressão intrapleural torna-se menos negativa e a retração elástica das paredes alveolares (que é aumentada com o volume pulmonar mais alto) poderá comprimir o gás alveolar. Isso eleva a pressão alveolar acima da pressão atmosférica, de modo que o ar flui para fora dos pulmões até ser restaurada uma pressão alveolar de 0 cm $H_2O$. Nesse ponto, o fluxo de ar cessa até o próximo esforço inspiratório.

## RELAÇÕES DE VOLUME-PRESSÃO NO SISTEMA RESPIRATÓRIO

A relação entre as mudanças na pressão que distende os alvéolos e as mudanças no volume pulmonar é importante para se compreender por que isso determina a maneira como o pulmão é insuflado com cada incursão respiratória. Como já foi mencionado, a pressão responsável pela distensão alveolar costuma ser denominada *pressão transpulmonar*. Em verdade, a pressão transpulmonar é igual à pressão na traquéia menos a pressão intrapleural. Assim sendo, essa é a diferença de pressão através de *todo o pulmão*. No entanto, a pressão nos alvéolos é idêntica à pressão nas vias respiratórias — incluindo a traquéia — no início ou no final de cada incursão respiratória normal; ou seja, a pressão alveolar expiratória final ou inspiratória final é de 0 cm $H_2O$ (Fig. 2.5). Portanto, no início ou no final de cada insuflação pulmonar, a pressão responsável pela distensão alveolar pode ser denominada *pressão transpulmonar*.

### Complacência do pulmão e da parede torácica

As características de volume-pressão do pulmão podem ser examinadas de várias maneiras, e uma das mais simples consiste em remover os pulmões de um animal ou de um cadáver e, em seguida, representar graficamente as mudanças no volume que ocorrem para cada mudança na pressão transpulmonar a que os pulmões são submetidos (Fig. 2.6).

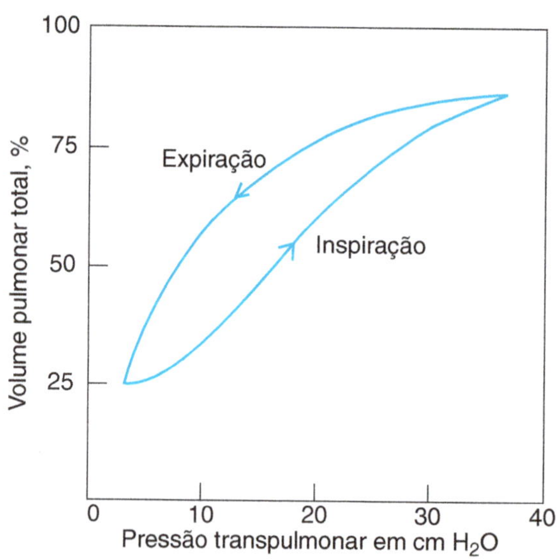


*Fig. 2.6* Curva de volume-pressão para pulmões isolados.

A Fig. 2.6 mostra que, quando a pressão transpulmonar aumenta, o volume pulmonar também aumenta. Evidentemente, essa relação não é uma linha reta: o pulmão é constituído por tecido vivo e, apesar de ser distendido facilmente com baixos volumes pulmonares, para os altos volumes pulmonares os componentes distensíveis das paredes alveolares já terão sido distendidos, e os grandes aumentos na pressão transpulmonar produzem apenas pequenos aumentos no volume.

A inclinação entre dois pontos em uma curva de volume-pressão é conhecida como *complacência*, que é definida como a mudança no volume dividida pela mudança na pressão. Os pulmões com alta complacência evidenciam uma inclinação íngreme em suas curvas de volume-pressão. Ou seja, uma pequena mudança na pressão de distensão acarretará uma grande mudança no volume. É importante lembrar que a complacência é o *inverso* da elasticidade, ou retração elástica. A complacência denota a facilidade com que alguma coisa pode ser distendida ou distorcida; elasticidade refere-se à tendência de algo se opor ao estiramento ou à distorção, assim como à sua capacidade de readquirir sua configuração original após a remoção da força de distorção.

Existem vários outros aspectos interessantes a serem assinalados acerca de uma experiência como aquela ilustrada na Fig. 2.6. A curva obtida é a mesma independentemente de os pulmões serem insuflados com pressão positiva (forçando-se o ar para dentro da traquéia) ou com pressão negativa (suspendendo-se o pulmão, com exceção da traquéia, em uma câmara fechada e bombeando-se o ar para fora ao redor do pulmão). Assim sendo, quando é analisado apenas o pulmão, será importante somente a pressão transpulmonar, e não a maneira como essa pressão é gerada. Uma segunda característica da curva na Fig. 2.6 é que existe uma diferença entre a curva de volume-pressão para a insuflação e a curva para a "desinsuflação", como mostram as setas. Essa diferença é denominada *histerese*. Uma possível explicação para essa histerese é o estiramento por ocasião da inspiração e a compressão por ocasião da expiração do surfactante que reveste a interface ar-líquido nos alvéolos (o que será abordado adiante neste capítulo). Outra característica é que alguns alvéolos ou pequenas vias respiratórias podem abrir-se na inspiração ("recrutamento") e fechar-se na expiração ("desrecrutamento"). Finalmente, seria útil pensar de cada alvéolo como possuindo sua própria curva de volume-pressão, como aquela mostrada na Fig. 2.6, apesar de alguns pesquisadores acreditarem que o volume pulmonar modifica-se principalmente pelo recrutamento e "desrecrutamento" dos alvéolos, e não pelas mudanças de volume de alvéolos individuais.

## Avaliação Clínica da Complacência do Pulmão e da Parede Torácica

A complacência do pulmão e da parede torácica proporciona dados extremamente úteis para a avaliação clínica do sistema respiratório de um paciente, pois muitas doenças ou estados patológicos afetam a complacência do pulmão, da parede torácica, ou de ambos. O pulmão e a parede torácica estão fisicamente em série um em relação ao outro e, portanto, suas complacências se somam como entidades recíprocas:

$$\frac{1}{\text{Complacência total}} = \frac{1}{\text{complacência do pulmão}} + \frac{1}{\text{complacência da parede torácica}}$$

As complacências em paralelo se somam diretamente. Portanto, ambos os pulmões juntos são mais complacentes do que cada um deles isoladamente.

Para fazer determinações clínicas da complacência pulmonar é indispensável ser capaz de medir as mudanças na pressão e no volume. As mudanças de volume podem ser medidas com um espirômetro, porém a mensuração das mudanças de pressão é mais difícil, pois deverão ser levadas em conta as mudanças no *gradiente de pressão transmural*. Para os pulmões, o gradiente de pressão transmural é a pressão transpulmonar (alveolar menos intrapleural); para a parede torácica, o gradiente de pressão transmural é a pressão intrapleural menos a pressão atmosférica. Como já foi descrito, a pressão intrapleural pode ser medida pedindo-se ao paciente que degluta um balão esofágico. A curva de complacência para o pulmão pode ser gerada em seguida pedindo-se ao paciente que realize uma incursão respiratória muito profunda e que expire por etapas, parando periodicamente para as determinações da pressão e do volume. Durante essas determinações, não estará ocorrendo nenhum fluxo de ar; portanto, a pressão alveolar é igual à pressão atmosférica, de 0 cm $H_2O$. Mensurações semelhantes podem ser feitas enquanto o paciente inspira por etapas de um baixo volume pulmonar para um alto volume pulmonar. Essas curvas são denominadas curvas de *complacência estática*, pois todas as mensurações são feitas quando não está ocorrendo nenhum fluxo de ar. A complacência da parede torácica é obtida normalmente pela determinação da complacência do sistema total e da complacência apenas do pulmão e, em seguida, calculando-se a complacência da parede torácica em conformidade com a fórmula mostrada anteriormente. A *complacência dinâmica*, na qual são levadas em conta as características de volume-pressão durante a incursão respiratória, será abordada adiante neste capítulo.

As curvas representativas da complacência estática para os pulmões são mostradas na Fig. 2.7. Observe que essas curvas correspondem à curva expiratória na Fig. 2.6. Muitos estados patológicos desviam a curva para a direita (*i. e.*, para qualquer aumento na pressão transpulmonar haverá um aumento menor no volume pulmonar). Uma proliferação de tecido conjuntivo, denominada *fibrose*, pode ser visualizada na sarcoidose ou após

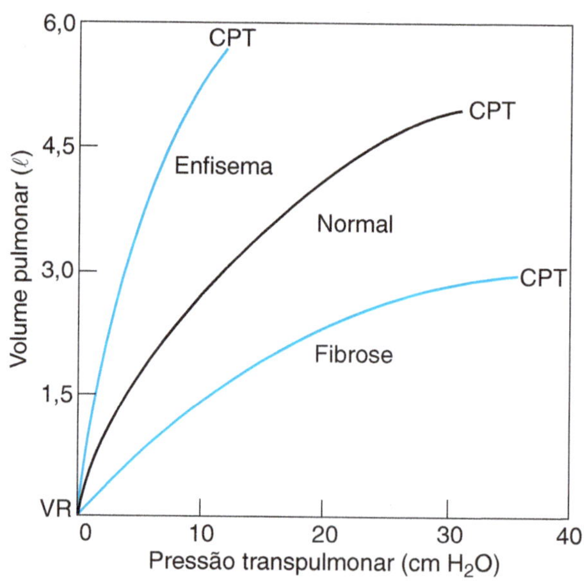


**Fig. 2.7** Curva representativa da complacência pulmonar estática para pulmões normais, fibróticos e enfisematosos. (Reproduzido, com autorização, de Murray, 1972, 1986.)

uma lesão química ou térmica dos pulmões. Essas mudanças tornarão os pulmões menos complacentes, ou "mais rígidos", e acarretam um aumento na retração elástica alveolar. De maneira semelhante, o ingurgitamento vascular pulmonar ou as áreas de alvéolos colapsados (atelectasia) também tornam o pulmão menos complacente. Outras condições que interferem na capacidade de expansão do pulmão (como a presença de ar, de líquido excessivo ou de sangue no espaço intrapleural) reduzirão efetivamente a complacência dos pulmões. O enfisema *aumenta* a complacência dos pulmões, pois destrói o tecido dos septos alveolares que normalmente se opõem à expansão pulmonar.

A complacência da parede torácica é reduzida nas pessoas obesas, para as quais a movimentação descendente do diafragma para cima e para fora do gradil costal é muito mais difícil. As pessoas que sofrem de um distúrbio musculoesquelético que acarrete mobilidade reduzida do gradil costal, tal como uma cifoescoliose, também têm complacência diminuída da parede torácica.

Levando-se em conta que precisarão gerar pressões transpulmonares maiores para inspirar o mesmo volume de ar, as pessoas com complacência reduzida dos pulmões deverão realizar mais trabalho para inspirar do que aquelas com uma complacência pulmonar normal. De maneira semelhante, deverá ser realizado mais trabalho muscular por alguém com menor complacência da parede torácica do que por uma pessoa com complacência normal dessa parede.

Como assinalamos no início desta seção, a complacência pulmonar depende do volume. É maior para os baixos volumes pulmonares e menor para os altos volumes pulmonares. Por essa razão, a expressão *complacência específica* é usada com freqüência para denotar a complacência com referência ao volume pulmonar original.

A complacência total de uma pessoa normal nas proximidades de um volume pulmonar expiratório final normal (a *capacidade residual funcional [CRF]*) é de aproximadamente 0,1 ℓ/cm $H_2O$. A complacência dos pulmões é de cerca de 0,2 ℓ/cm $H_2O$; a complacência da parede torácica também é de aproximadamente 0,2 ℓ/cm $H_2O$.

## Retração elástica do pulmão

Até aqui a retração elástica dos pulmões foi discutida como se fosse devida apenas às propriedades elásticas do próprio parênquima pulmonar. No entanto, existe outro componente da retração elástica do pulmão além da elastina, do colágeno e de outros elementos do tecido pulmonar. O outro componente é a tensão superficial na interface ar-líquido nos alvéolos.

As forças da tensão superficial ocorrem em qualquer interface gás-líquido (ou até mesmo nas interfaces entre dois líquidos imiscíveis) e são geradas pelas forças de coesão entre as moléculas do líquido. Essas forças coesivas se equilibram mutuamente dentro da fase líquida, porém não estão sujeitas a qualquer tipo de oposição na superfície do líquido. A tensão superficial é aquilo que faz a água se condensar e formar gotículas, sendo responsável também pelo "encolhimento" do líquido para formar a menor área superficial possível. A unidade de mensuração da tensão superficial é de dinas por centímetro (din/cm).

O papel das forças de tensão superficial na retração elástica do pulmão pode ser demonstrado em uma experiência como aquela mostrada na Fig. 2.8.

Nessa experiência, uma curva de volume-pressão para um pulmão excisado foi gerada como foi feito na Fig. 2.6. Pelo fato de o pulmão ter sido insuflado com ar, existia uma interface ar-líquido no pulmão, com as forças de tensão superficial contribuindo

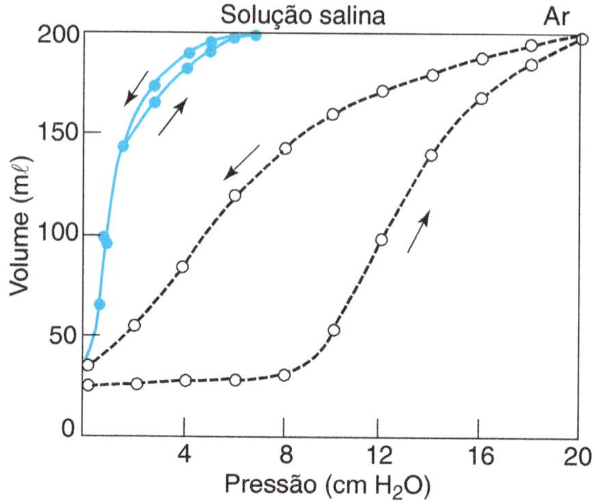


*Fig. 2.8* **Curvas de volume-pressão para pulmões excisados de gato e insuflados com ar ou solução salina.** (Reproduzido, com autorização, de Clements, 1965.)

para a retração elástica alveolar. Em seguida, todo o gás era removido do pulmão e este era insuflado novamente, dessa vez com solução salina em vez de ar. Nessa situação, as forças de tensão superficial estão ausentes, pois não existe interface ar-líquido. A retração elástica é devida apenas a retração elástica do próprio tecido pulmonar. Observe que não existe histerese pela insuflação com solução salina. Seja o que for que causa a histerese, parece estar relacionado com a tensão superficial no pulmão. Para recapitular, a curva à esquerda (insuflação com solução salina) representa a retração elástica devida apenas ao próprio tecido pulmonar. A curva à direita demonstra a retração devida tanto ao tecido pulmonar quanto às forças de tensão superficial. A diferença entre as duas curvas é a retração devida às forças de tensão superficial.

A demonstração do importante papel das forças de tensão superficial na pressão de retração do pulmão resultou na análise de como a tensão superficial afeta os alvéolos. Um pensamento tradicional acerca disso tem consistido em considerar o alvéolo como

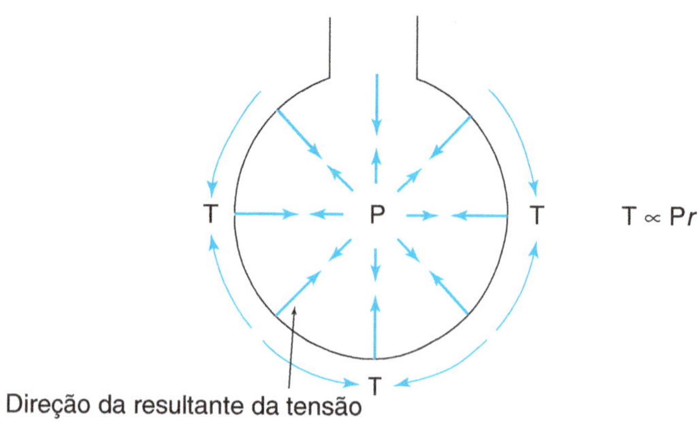


*Fig. 2.9* **Relação entre a pressão dentro de uma esfera distensível, como um alvéolo, e sua tensão parietal.**

sendo uma esfera suspensa a partir da via respiratória, como na Fig. 2.9. A relação entre a pressão dentro do alvéolo e a tensão na parede do alvéolo pode ser fornecida então pela lei de Laplace (unidades entre parênteses).

$$\text{Pressão (din/cm}^2\text{)} = \frac{2 \times \text{tensão (din/cm)}}{\text{raio (cm)}}$$

Esta pode ser assim reagrupada:

$$T = \frac{P \times r}{2}$$

A tensão superficial da maioria dos líquidos (como a água) é constante e não depende da área da interface ar-líquido. Considere-se o que isso poderia significar no pulmão, onde alvéolos de tamanhos diferentes estão conectados mutuamente por vias respiratórias comuns e vias respiratórias ventilatórias colaterais (o que foi descrito no Cap. 1). Se dois alvéolos de tamanhos diferentes são conectados por uma via respiratória comum (Fig. 2.10) e a tensão superficial dos dois alvéolos for igual, então, e em conformidade com a lei de Laplace, a pressão no alvéolo pequeno deverá ser maior que aquela no alvéolo maior e o alvéolo menor desaguará dentro do alvéolo maior. A tensão superficial independe da área superficial; quanto menor se torna o alvéolo no lado direito, mais alta será a pressão dentro dele.

Assim sendo, se o pulmão fosse constituído por alvéolos interconectados de tamanhos diferentes (o que realmente ocorre) com uma *tensão superficial constante* na interface ar-líquido, era de se esperar que fossem inerentemente instáveis, com uma tendência para os alvéolos menores serem colapsados pelos maiores. Normalmente, isso não ocorre, o que é auspicioso, pois os alvéolos colapsados exigem pressões de distensão muito grandes para serem reabertos, em parte por causa das forças coesivas na

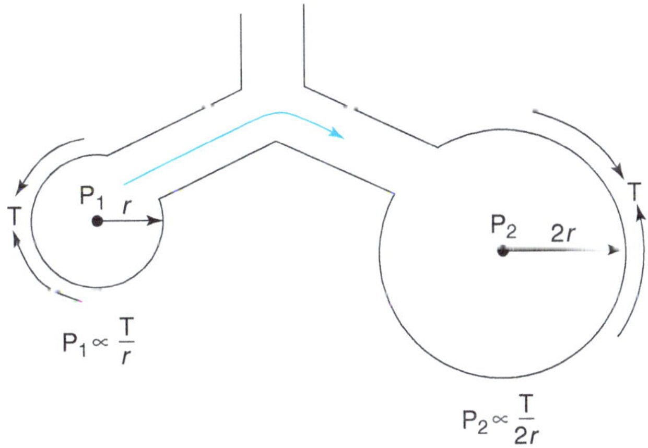


*Fig. 2.10* Representação esquemática de dois alvéolos de tamanhos diferentes conectados a uma via respiratória comum. Se a tensão superficial for a mesma em ambos os alvéolos, o alvéolo menor terá então uma pressão mais alta e desaguará dentro do alvéolo maior.

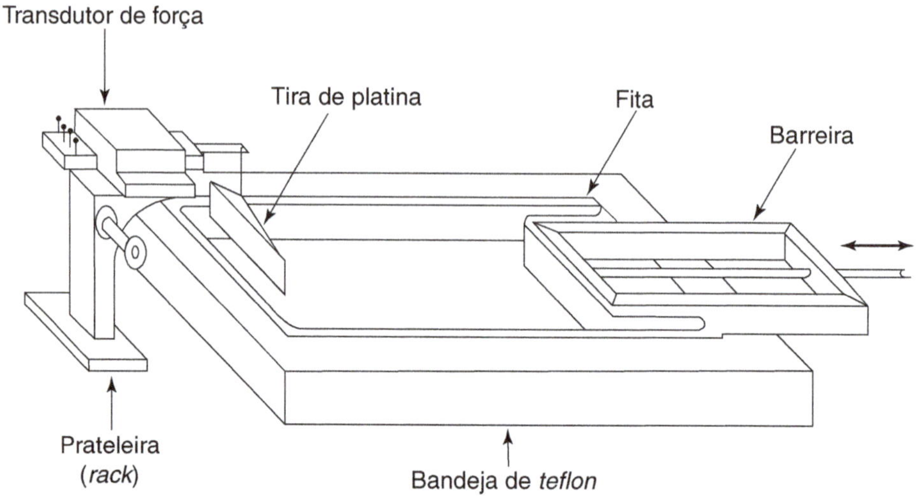


*Fig. 2.11* Balança de Langmuir-Wilhelmy para mensuração da tensão superficial. (Reproduzido, com autorização, de Clements, 1965.)

interface líquido-líquido dos alvéolos colapsados. Pelo menos dois fatores fazem com que os alvéolos sejam mais estáveis do que esta predição baseada na tensão superficial constante. O primeiro fator é uma substância denominada *surfactante pulmonar*, que é produzida por células alveolares especializadas, e o segundo é a interdependência estrutural dos alvéolos.

## Surfactante pulmonar

A tensão superficial de um líquido pode ser medida com um aparelho como aquele mostrado na Fig. 2.11.

O líquido a ser inspecionado é colocado na bandeja. A barreira móvel (denotada pela seta à direita) possibilita fazer uma determinação do papel da área superficial da interface ar-líquido sobre a tensão superficial. A tensão superficial é medida pela força descendente sobre a tira de platina, que está suspensa a partir do transdutor de força.

Os resultados de uma série dessas experiências são mostrados na Fig. 2.12. As propriedades da tensão superficial da água, da água após o acréscimo de um detergente e do extrato de pulmão são plotados com relação à área superficial relativa da bandeja mostrada na Fig. 2.11. A água tem uma tensão superficial relativamente alta (de aproximadamente 72 din/cm) que independe completamente da área superficial. O acréscimo de um detergente à água reduz a tensão superficial, mas esta ainda independe da área superficial. O "extrato de pulmão", que foi obtido removendo-se por lavagem com solução salina a camada líquida que reveste os alvéolos, exibe tanto baixa tensão superficial global quanto alto grau de dependência em relação à área. Sua tensão superficial máxima é de aproximadamente 45 din/cm, que é observada com altas áreas relativas. Para baixas áreas relativas, a tensão superficial cai para quase 0 din/cm. Ademais, o extrato de pulmão exibe também um alto grau de histerese, semelhante ao observado nas Figs. 2.6 e 2.8.

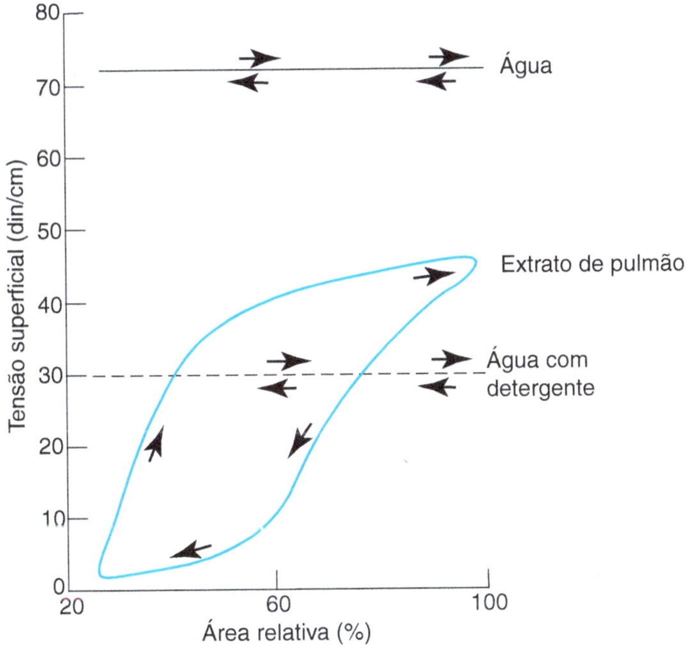


*Fig. 2.12* **Representação das relações de área superficial-tensão superficial para água, água com detergente, e extrato de pulmão.** (Reproduzido, com autorização, de Clements, 1965.)

Com base nesses dados, pode-se concluir que a superfície alveolar contém um componente líquido que reduz a retração elástica devido à tensão superficial, até mesmo para altos volumes pulmonares. Isso faz aumentar a complacência dos pulmões acima daquela prevista por uma interface ar-água e, assim sendo, reduz o trabalho inspiratório da respiração. Sabendo-se que a tensão superficial diminui drasticamente para as baixas áreas relativas, seria razoável admitir que a tensão superficial de alvéolos com dimensões diferentes *não é constante* e que os alvéolos menores têm tensões superficiais mais baixas. Isso ajuda a igualar as pressões alveolares através de todo o pulmão (assim sendo, a pressão expiratória final de todos os alvéolos é de 0 cm $H_2O$) e a estabilizar os alvéolos. Finalmente, a histerese observada nas curvas de volume-pressão do pulmão semelhantes àquelas mostradas na Fig. 2.6 parece ser uma propriedade do líquido que reveste os alvéolos, apesar de ainda não ter sido compreendida plenamente a razão físico-química precisa.

O componente superficial ativo do extrato de pulmão é denominado *surfactante pulmonar*. Trata-se de um complexo que consiste em aproximadamente 85 a 90% de lipídios e 10 a 15% de proteínas. Cerca de 85% da porção lipídica consistem em fosfolipídios, sendo aproximadamente 75% dos quais representados por dipalmitoil fosfatidilcolina. Existem quatro proteínas específicas do surfactante: SP-A, SP-B, SP-C e SP-D. Esse complexo é produzido por células alveolares especializadas conhecidas como células epiteliais alveolares tipo II (ver Caps. 1 e 10). O surfactante pulmonar parece ser produzido continuamente no pulmão, mas é também utilizado ou eliminado continuamente pelo pulmão. Parte do surfactante pulmonar retorna para as células tipo II (recaptação), onde é reciclado e secretado novamente, ou é degradado e usado para sintetizar outros fosfolipídios. Outro surfactante é removido dos alvéolos pelos macrófagos alveolares, por absorção e subseqüente penetração nos linfáticos ou por migração para as pequenas vias respiratórias e através da escada rolante mucociliar (ver Cap. 10). A superfície alveolar é geralmente considerada como sendo completamente revestida por líquido, mas alguns estudos mostraram que a superfície consiste tanto em áreas secas quanto em áreas úmidas. As células epiteliais alveolares tipo II podem ajudar também a remover o líquido da superfície alveolar bombeando ativamente o sódio e a água da superfície alveolar para dentro do interstício.

As conseqüências clínicas da falta de surfactante pulmonar funcional podem ser observadas em várias condições. O surfactante não é produzido pelo pulmão fetal até aproximadamente o quarto mês de gestação, e pode não ser plenamente funcional até o sétimo mês ou até mais tarde. Os lactentes nascidos prematuramente que não possuem surfactante pulmonar funcional terão muita dificuldade em insuflar seus pulmões, em especial nas primeiras incursões respiratórias. Até mesmo quando seus alvéolos são insuflados, será muito grande a tendência a colapso espontâneo, pois seus alvéolos são muito menos estáveis sem surfactante pulmonar. Portanto, a falta de surfactante pulmonar funcional em um recém-nascido prematuro pode ser um fator significativo na *síndrome de angústia respiratória do lactente.* O surfactante pulmonar pode ser importante também na manutenção da estabilidade das pequenas vias respiratórias.

Hipoxia ou hipoxemia (baixa concentração de oxigênio no sangue arterial), ou ambas, podem dar origem a redução na produção de surfactante ou a aumento em sua destruição. Essa condição pode ser um fator que contribui para a *síndrome de angústia respiratória aguda* (também conhecida como síndrome de angústia respiratória do adulto ou "síndrome do pulmão do choque") observada em pacientes após traumatismo ou cirurgia. Uma conduta que pode ser adotada para ajudar a manter os pacientes que apresentam a síndrome aguda ou infantil da angústia respiratória consiste em ventilar seus pulmões com ventiladores de pressão positiva e manter sua pressão alveolar acima da pressão atmosférica durante a expiração (esta é conhecida como pressão expiratória final positiva [PEFP]). Esse processo se opõe à retração elástica aumentada dos alvéolos e à tendência à ocorrência de atelectasia espontânea em virtude da falta de surfactante pulmonar. O surfactante pulmonar exógeno é administrado agora diretamente na via respiratória de recém-nascidos que apresentam a síndrome de angústia respiratória do lactante.

Em suma, o surfactante pulmonar ajuda a reduzir o trabalho da inspiração baixando a tensão superficial dos alvéolos, reduzindo assim a retração elástica do pulmão e tornando-o mais complacente. O surfactante ajuda também a estabilizar os alvéolos baixando ainda mais a tensão superficial dos alvéolos menores, igualando a pressão dentro dos alvéolos de dimensões diferentes.

## Interdependência alveolar

Um segundo fator que tende a estabilizar os alvéolos é sua interdependência mecânica, que foi abordada no início deste capítulo. Os alvéolos não ficam suspensos a partir das vias respiratórias como um "cacho de uvas" (a tradução da palavra latina *acinus*), e não representam esferas. Eles são polígonos mecanicamente interdependentes com paredes planas compartilhadas por alvéolos adjacentes. Normalmente os alvéolos não são mantidos abertos pela pressão positiva nas vias respiratórias, como mostram as Figs. 2.9 e 2.10; são mantidos abertos pela tração exercida pela parede torácica sobre a superfície externa do pulmão, como mostra a Fig. 2.2. Se um alvéolo, como aquele mostrado no meio da Fig. 2.13, começasse a sofrer colapso, aumentaria a

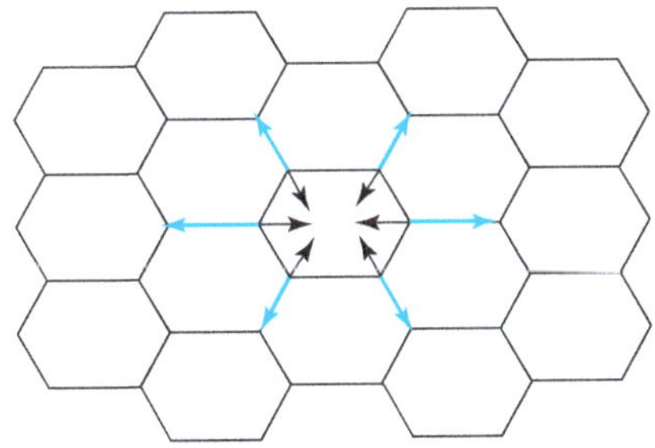

*Fig. 2.13* Representação da interdependência alveolar que ajuda a prevenir o colapso espontâneo de um alvéolo.

pressão exercida sobre as paredes dos alvéolos adjacentes, os quais tenderiam a mantê-lo aberto. Esse processo funcionaria contra o colapso espontâneo sofrido por alvéolos isolados que sofrem de uma carência relativa de surfactante pulmonar. Inversamente, se uma subdivisão inteira do pulmão (como um lóbulo) sofresse colapso, logo que o primeiro alvéolo é reinsuflado, ajudaria a manter abertos os outros alvéolos por causa de sua interdependência mecânica com eles. Assim sendo, tanto o surfactante pulmonar quanto a interdependência mecânica dos alvéolos ajudam a estabilizá-los e se opõem ao colapso alveolar (atelectasia).

## INTERAÇÃO DE PULMÃO E PAREDE TORÁCICA: A CURVA ESTÁTICA DE VOLUME-PRESSÃO

A interação entre o pulmão e a parede torácica já foi abordada neste capítulo. A retração elástica interna do pulmão normalmente se opõe à retração elástica externa da parede torácica, e vice-versa. Se a integridade do sistema pulmão-parede torácica for perturbada pela ruptura da vedação da parede torácica (p. ex., por uma ferida penetrante provocada por arma branca), a retração elástica interna do pulmão não poderá mais ser neutralizada pela retração externa da parede torácica, e sua interdependência cessa. O volume pulmonar diminui e os alvéolos mostram uma tendência muito maior ao colapso, especialmente se o ar penetra através da ferida até instalar-se uma igualdade entre a pressão intrapleural e a pressão atmosférica, com eliminação do gradiente de pressão transpulmonar. Nesse ponto, nada estará tentando manter os alvéolos abertos e sua retração elástica estará acarretando seu colapso. Outrossim, a parede torácica tende a expandir-se, pois sua retração externa nao estará mais sendo neutralizado pela retração interna do pulmão.

Quando o sistema pulmão-parede torácica está intacto e os músculos respiratórios estão relaxados, o volume de gás deixado nos pulmões é determinado pelo equilíbrio dessas duas forças. O volume de gás nos pulmões no final de uma expiração corrente normal, quando nenhum músculo respiratório está se contraindo ativamente, é conhecido como *capacidade residual funcional* (CRF). Para qualquer situação específica, a CRF será aquele volume pulmonar no qual a retração externa da parede torácica é igual à retração interna dos pulmões. A relação entre a retração elástica do pulmão e a retração elástica da parede torácica é ilustrada nas curvas de volume-pressão estáticas (ou "de relaxamento") (Fig. 2.14).

Nos estudos que proporcionaram esses dados, os participantes inalavam ar proveniente de um espirômetro, o que possibilitava que se medissem os volumes pulmonares. A pressão intrapleural era medida com um balão esofágico e a pressão era medida

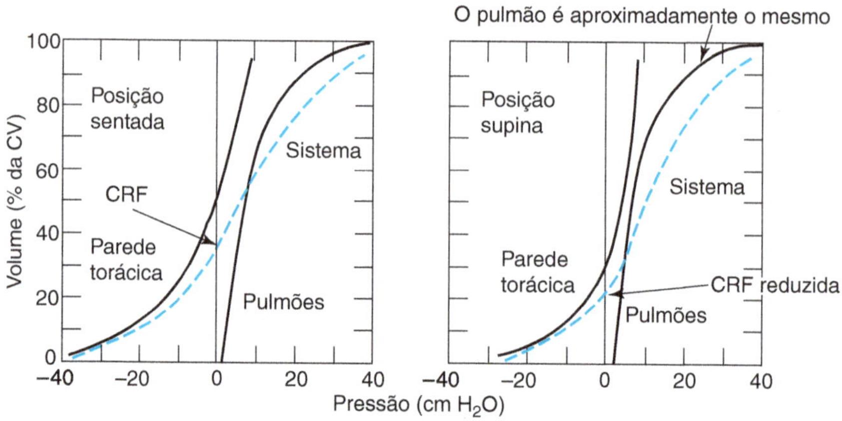


***Fig. 2.14*** **Curvas estáticas de volume-pressão do pulmão, da parede torácica e do sistema total nas posições sentada e em decúbito dorsal. CV, capacidade vital; CRF, capacidade residual funcional.** (Reproduzido, com autorização, de Agostoni, 1972.)

também na altura do nariz ou da boca da pessoa. Os indivíduos eram instruídos a inspirar ou expirar através do espirômetro, a fim de se alcançarem volumes pulmonares diferentes. Uma torneirinha no tubo do espirômetro próximo da boca do indivíduo era fechada em seguida e a pessoa era instruída a relaxar subitamente os músculos respiratórios. A pressão medida a seguir na altura do nariz ou da boca (que é igual à pressão alveolar nesse ponto quando não está ocorrendo nenhum fluxo de ar) é a soma da pressão de retração tanto dos pulmões quanto da parede torácica. Ela é representada pela linha tracejada rotulada como "sistema" (sistema respiratório) na Fig. 2.14. As pressões de retração individuais do pulmão e da parede torácica poderão ser calculadas, pois a pressão intrapleural é conhecida. A pressão de retração pulmonar é rotulada como "pulmões" nos gráficos; a pressão de retração da parede torácica é rotulada de "parede torácica" nos gráficos. O gráfico à esquerda foi desenhado com base em dados obtidos quando os participantes estavam sentados com o tronco na vertical; o gráfico à direita foi desenhado com base nos dados obtidos quando os participantes estavam deitados em decúbito dorsal.

O gráfico à esquerda na Fig. 2.14 mostra que a pressão medida na altura da boca (sistema) é igual a 0 cm $H_2O$ no ponto em que a pressão de retração do pulmão é igual e oposta à pressão de retração da parede torácica. Portanto, a pressão alveolar também é igual a 0 cm $H_2O$. Nesse ponto, o volume pulmonar é a CRF da pessoa.

À medida que a pessoa aumenta seu volume pulmonar, a pressão de retração total do sistema torna-se positiva, por causa de dois fatores: a retração elástica interna aumentada do pulmão e a retração elástica externa reduzida da parede torácica. De fato, para volumes pulmonares altos, a pressão de retração da parede torácica também é positiva (observe o ponto em que a linha da parede torácica cruza a linha da pressão 0). Isso ocorre porque, para volumes pulmonares altos, acima de aproximadamente 70% da capacidade pulmonar total (CPT), quando a pessoa fica na posição ortostática, a parede torácica também tem uma retração elástica interna. Cerca de 70% da CPT são aproximadamente iguais a 60% da capacidade vital (CV — definida adiante neste capítulo) mostrada no painel à esquerda na Fig. 2.14. Em outras palavras, se fosse possível imaginar uma parede torácica intacta relaxada sem pulmões em seu interior, o volume do tórax em repouso seria igual a cerca de 70% do volume do tórax quando os pulmões são expandidos ao máximo (voluntariamente). Para volumes torácicos abaixo de aproximadamente 70% da CPT, a retração elástica da parede torácica é externa; para volumes torácicos acima de 70% da CPT, a retração é interna. Portanto, para volumes pulmonares altos, a pressão na altura da boca é altamente positiva, pois as retrações elásticas tanto do pulmão quanto da parede torácica são internas.

Para volumes pulmonares abaixo da CRF, a pressão de relaxamento medida na altura da boca é negativa, pois a retração externa da parede torácica é maior que a retração interna reduzida dos pulmões.

O ponto principal desta discussão pode ser constatado no gráfico à direita da Fig. 2.14, em que os dados coletados foram de indivíduos na posição decúbito dorsal. Apesar de a curva da retração elástica para o pulmão ser relativamente inalterada, as curvas de retração para a parede torácica e o sistema respiratório estão desviadas para a direita. O motivo desse desvio é o efeito da gravidade sobre a mecânica da parede torácica, especialmente o diafragma. Quando a pessoa está de pé ou sentada, o conteúdo do abdome está sendo afastado do diafragma pela gravidade. Quando a pessoa está deitada, o conteúdo abdominal está sendo empurrado contra o diafragma relaxado. Essa ocorrência reduz a retração externa global da parede torácica e desloca para a direita a curva da retração elástica da parede torácica. Uma vez que a curva do sistema respiratório é a soma das curvas tanto do pulmão quanto da parede torácica, ela também é desviada para a direita.

O volume pulmonar no qual a retração externa da parede torácica é igual à retração interna do pulmão é muito menor no indivíduo na posição decúbito dorsal, como se pode ver no ponto em que a linha do sistema cruza a linha da pressão de retração 0. Em

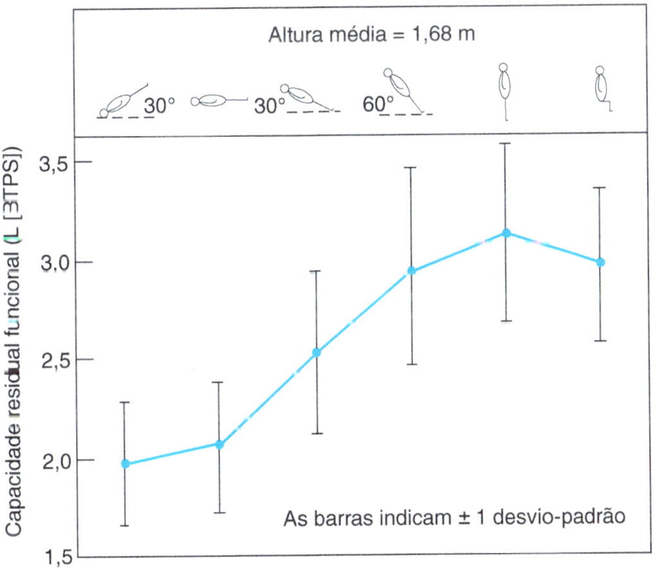


*Fig. 2.15* Alterações da capacidade residual funcional em diferentes posições corporais. (De *Nunn's Applied Respiratory Physiology*, 4ª edição, de J.F. Nunn. Reproduzido com autorização de Elsevier Science Limited.)

outras palavras, a CRF diminuiu acentuadamente apenas porque a pessoa passou da posição sentada para a posição decúbito dorsal. A Fig. 2.15 mostra o efeito da posição corporal sobre a CRF.

## RESISTÊNCIA DAS VIAS RESPIRATÓRIAS

Vários fatores além da retração elástica dos pulmões e da parede torácica deverão ser superados para que o ar possa penetrar ou sair dos pulmões. Esses fatores incluem a inércia do sistema respiratório, a resistência friccional do tecido pulmonar e da parede torácica, e a resistência friccional das vias respiratórias ao fluxo do ar. A inércia do sistema é negligenciável. A resistência do tecido pulmonar é causada pelo atrito enfrentado quando os tecidos pulmonares se movimentam uns em relação aos outros quando o pulmão se expande. A resistência das vias respiratórias mais a resistência do tecido pulmonar recebem com freqüência a designação de *resistência pulmonar.* A resistência do tecido pulmonar normalmente contribui com cerca de 20% da resistência pulmonar, sendo a resistência das vias respiratórias responsável pelos outros 80%. A resistência do tecido pulmonar pode aumentar em condições como sarcoidose e fibrose pulmonares. Como a *resistência das vias respiratórias* é o principal componente da resistência total e pode aumentar acentuadamente tanto nas pessoas sadias quanto naquelas que sofrem de várias doenças, o restante deste capítulo se concentrará na resistência das vias respiratórias.

### Fluxo laminar, turbulento e transicional

Em geral, a relação entre pressão, fluxo e resistência é assim enunciada

$$\text{Diferença de pressão} = \text{fluxo} \times \text{resistência}$$

Portanto,

$$\text{Resistência} = \frac{\text{diferença de pressão (cm } H_2O)}{\text{fluxo } (\ell/\text{s})}$$

Isto significa que a resistência é um termo significativo apenas durante o fluxo. Quando se leva em conta o fluxo de ar, em geral as unidades de resistência são em cm $H_2O/\ell/s$.

A resistência ao fluxo do ar é análoga à resistência elétrica, pois as resistências em série são somadas diretamente:

$$R_{tot} = R_1 + R_2 + \ldots$$

As resistências em *paralelo* são somadas como elementos recíprocos:

$$\frac{1}{R_{tot}} = \frac{1}{R_1} + \frac{1}{R_2} + \cdots$$

É difícil compreender e quantificar a resistência ao fluxo do ar no sistema condutor dos pulmões, por causa da natureza das próprias vias respiratórias. É relativamente fácil inspecionar a resistência ao fluxo de ar em um único tubo sem ramificações que não pode ser distendido; no entanto, o sistema distensível e compressível das vias respiratórias, com ramificações e estreitamento progressivos, torna particularmente complicada

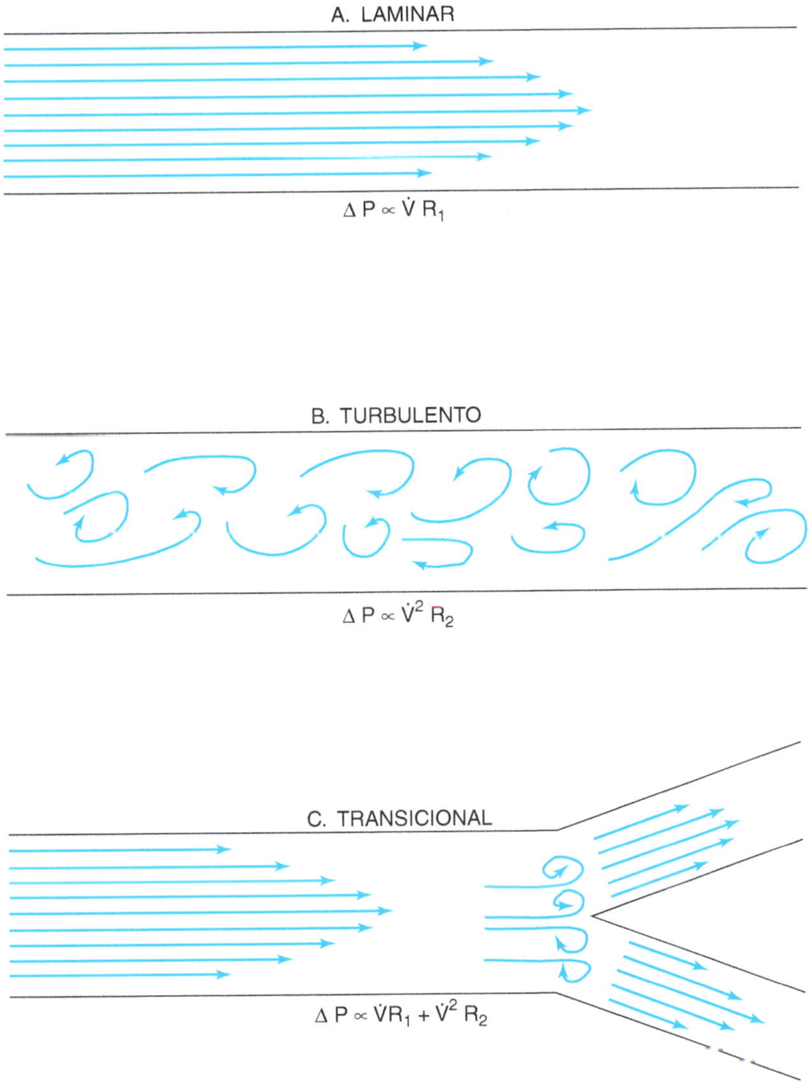


*Fig. 2.16* Ilustração do fluxo de ar laminar, turbulento e transicional.

a análise dos fatores que contribuem para a resistência das vias respiratórias. Portanto, as equações podem fornecer apenas uma idéia aproximada do que está realmente acontecendo na esfera clínica.

O fluxo de ar, como aquele de outros fluidos, pode ocorrer em forma de fluxo laminar ou turbulento.

Como vemos na Fig. 2.16, o *fluxo laminar* (ou fluxo aerodinâmico) consiste em inúmeros cilindros organizados concentricamente e que contêm ar que flui com velocidades diferentes. Esse arranjo semelhante ao telescópio é de tal natureza que o cilindro mais próximo da parede do vaso possui a velocidade mais baixa, por causa das forças friccionais com a parede; a via respiratória no centro do vaso tem a velocidade mais alta.

Quando um fluido como o ar flui através de tubos rígidos de calibre uniforme, seu comportamento é regido pela lei de Poiseuille, cuja diferença de pressão é diretamente proporcional ao fluxo multiplicado pela resistência:

$$\Delta P \propto \dot{V} R_1$$

onde $\Delta P$ = diferença de pressão
$\dot{V}$ = fluxo de ar
$R_1$ = resistência

De acordo com a lei de Poiseuille, a resistência é diretamente proporcional à viscosidade do fluido e ao comprimento do tubo e é inversamente proporcional à quarta potência de seu raio:

$$R = \frac{8\eta l}{\pi r^4}$$

onde $\eta$ = viscosidade do fluido
$l$ = comprimento do tubo
$r$ = raio do tubo

Observe que, se o raio for reduzido a metade, a resistência será multiplicada por 16, pois a resistência é inversamente proporcional à quarta potência do raio.

O fluxo muda de *laminar* para *turbulento* quando o número de Reynolds é superior a 2.000. O número de Reynolds é um número adimensional igual à densidade do fluido multiplicada por sua velocidade vezes o diâmetro do tubo dividido pela viscosidade do fluido:

$$\text{Número de Reynolds} = \frac{\rho \times Ve \times D}{\eta}$$

onde $\rho$ = densidade do fluido
Ve = velocidade linear do fluido
D = diâmetro do tubo
$\eta$ = viscosidade do fluido

Durante o fluxo turbulento, a relação entre a diferença de pressão, o fluxo e a resistência modifica-se. Como a diferença de pressão é proporcional ao fluxo elevado ao quadrado, são necessárias diferenças de pressão muito maiores para produzir o mesmo fluxo de ar. O termo resistência é influenciado muito mais pela densidade do que por sua viscosidade durante o fluxo turbulento:

$$\Delta P \propto \dot{V}^2 R_2$$

O fluxo *transicional* é uma mistura de fluxo laminar e turbulento. Com freqüência, esse tipo de fluxo é observado nos pontos de ramificação ou nos pontos distais às obstruções parciais.

O fluxo turbulento costuma ocorrer quando o fluxo de ar é alto, a densidade do gás é alta, o raio do tubo é calibroso ou quando existem todas as três condições. O fluxo laminar verdadeiro provavelmente ocorre apenas nas vias respiratórias menores, onde a velocidade linear do fluxo de ar é extremamente baixa. A velocidade linear (cm/s) é igual ao fluxo ($cm^3/s$) dividido pela área em corte transversal. A área total em corte transversal das vias respiratórias menores é muito extensa (ver Cap. 1) e, assim sendo, a velocidade linear do fluxo de ar é muito baixa. O fluxo de ar na traquéia e nas vias respiratórias maiores costuma ser turbulento ou transicional.

## Distribuição da resistência das vias respiratórias

Cerca de 25 a 40% da resistência total ao fluxo de ar estão localizados nas vias respiratórias superiores: nariz, conchas nasais, orofaringe, nasofaringe e laringe. A resistência é mais alta quando se respira pelo nariz do que quando se respira pela boca.

As cordas vocais se abrem ligeiramente durante as inspirações normais e se fecham ligeiramente durante as expirações. Durante as inspirações profundas, elas se abrem amplamente. Os músculos da orofaringe também se contraem durante as inspirações normais, o que dilata e estabiliza a via respiratória superior. Durante as inspirações forçadas profundas, a elaboração de uma pressão negativa pode fazer com que a via respiratória superior seja tracionada para dentro e obstrua completa ou parcialmente o fluxo de ar. Normalmente, a contração reflexa desses *músculos dilatadores faríngeos* mantém abertas as vias respiratórias (ver Fig. 2.25).

Como acontece com a árvore traqueobrônquica, o componente com a resistência individual mais alta é obviamente a via respiratória menor, que possui o menor raio. Não obstante, pelo fato de as vias respiratórias menores se organizarem em paralelo, suas resistências se somam como elementos recíprocos, razão pela qual a resistência total ao fluxo de ar oferecida pelas numerosas e pequenas vias respiratórias é extremamente baixa durante a respiração tranqüila normal. Portanto, em circunstâncias normais, a maior resistência ao fluxo de ar reside nos brônquios de dimensões médias.

## Controle do músculo liso brônquico

O músculo liso das vias respiratórias da traquéia até os ductos alveolares é controlado por fibras eferentes do sistema nervoso autônomo. A estimulação das fibras pós-ganglionares *parassimpáticas* colinérgicas acarreta *constrição* do músculo liso brônquico, assim como maior secreção glandular de muco. As fibras pré-ganglionares estão contidas nos nervos vagos. A estimulação das fibras *simpáticas* adrenérgicas produz dilatação do músculo liso brônquico e bronquiolar, bem como inibição da secreção glandular. Essa dilatação do músculo liso das vias respiratórias é mediada por receptores beta$_2$ ($\beta_2$), que predominam nas vias respiratórias. A estimulação seletiva dos receptores alfa ($\alpha$) com agentes farmacológicos causa broncoconstrição. Os transmissores adrenérgicos carreados no sangue podem ser tão importantes como aqueles liberados pelos nervos simpáticos no desencadeamento da broncodilatação. O músculo liso brônquico fica normalmente sob um maior tônus parassimpático do que simpático.

A inalação de irritantes químicos, de fumaça ou de poeira; a estimulação dos quimiorreceptores arteriais; e substâncias como a histamina causam *constrição reflexa* das vias respiratórias. Níveis reduzidos de $CO_2$ nos ramos do sistema condutor acarretam constrição *local* do músculo liso das vias respiratórias adjacentes; níveis aumentados de $CO_2$ ou reduzidos de $O_2$ causam dilatação local, o que pode ajudar a equilibrar ventilação e perfusão (ver Cap. 5). Muitas outras substâncias podem exercer efeitos diretos ou indiretos sobre o músculo liso das vias respiratórias (Quadro 2.2). Em geral, os leucotrienos causam broncoconstrição, e o mesmo ocorre com algumas prostaglandinas.

**Quadro 2.2** Controle ativo das vias respiratórias

| Constrição |
| --- |
| Estimulação parassimpática |
| Acetilcolina |
| Histamina |
| Leucotrienos |
| Tromboxano $A_2$ |
| Serotonina |
| Agonistas $\alpha$-adrenérgicos |
| $P_{CO_2}$ reduzida nas pequenas vias respiratórias |

| Dilatação |
| --- |
| Estimulação simpática (receptores $\beta_2$) |
| Agonistas $\beta_2$ circulantes |
| Óxido nítrico |
| $P_{CO_2}$ aumentada nas pequenas vias respiratórias |
| $P_{O_2}$ reduzida nas pequenas vias respiratórias |

## Volume pulmonar e resistência das vias respiratórias

A resistência nas vias respiratórias *diminui* com o aumento do volume pulmonar, como mostra a Fig. 2.17 (curva normal). Essa relação continua vigorando em um pulmão enfisematoso, porém no enfisema a resistência é mais alta do que aquela observada em um pulmão saudável, especialmente para baixos volumes pulmonares.

São dois os motivos dessa relação; ambas envolvem principalmente as vias respiratórias pequenas que, como descrevemos no Cap. 1, têm pouco ou nenhum apoio cartilaginoso. As vias respiratórias pequenas são, portanto, bastante distensíveis assim

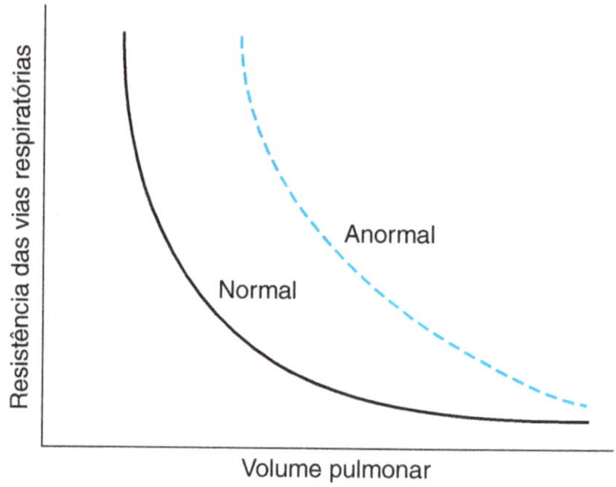


*Fig. 2.17* Relação entre volume pulmonar e resistência das vias respiratórias. A capacidade pulmonar total é mostrada à direita e o volume residual é mostrado à esquerda. Linha contínua, pulmão normal; linha tracejada, pulmão anormal (enfisematoso). (Reproduzido, com autorização, de Murray, 1972.)

como *compressíveis*. Assim sendo, o gradiente de pressão transmural através da parede das vias respiratórias pequenas constitui um importante determinante do raio das vias respiratórias: já que a resistência é inversamente proporcional à *quarta potência* do raio, mudanças nos raios das vias respiratórias pequenas podem acarretar modificações drásticas na resistência das vias respiratórias, até mesmo com um número tão grande de vias respiratórias em paralelo. Para aumentar o volume pulmonar, a pessoa que respira normalmente realiza uma "incursão respiratória profunda", ou seja, realiza um vigoroso esforço inspiratório. Esse esforço faz com que a pressão intrapleural se torne muito mais negativa que o valor de –7 ou –10 cm $H_2O$ observado em uma respiração tranqüila normal. O gradiente de pressão transmural através da parede torna-se muito mais positivo e as pequenas vias respiratórias são distendidas.

Um segundo motivo para a resistência reduzida nas vias respiratórias observada para os volumes pulmonares mais altos é que a denominada tração sobre as pequenas vias respiratórias aumenta. Como mostra o desenho esquemático na Fig. 2.18 (ver também o ducto alveolar na Fig. 1.2), as pequenas vias respiratórias espalhadas pelo pulmão formam ligações com as paredes dos alvéolos. Quando os alvéolos se expandem durante a realização de uma inspiração profunda, a retração elástica em suas paredes aumenta; essa retração elástica é transmitida às ligações na via respiratória, que será mantida aberta.

## Compressão dinâmica das vias respiratórias

A resistência das vias respiratórias é extremamente alta para os baixos volumes pulmonares, como se pode ver na Fig. 2.17. Para conseguir baixos volumes pulmonares, a pessoa deve realizar um esforço expiratório forçado contraindo os músculos da expiração, principalmente os músculos abdominais e intercostais internos. Esse esforço gera uma pressão intrapleural *positiva*, que pode alcançar um valor altíssimo de até 120 cm $H_2O$ durante um esforço expiratório forçado máximo. (As pressões intrapleurais inspiratórias máximas podem ser de apenas –80 cm $H_2O$.)

O efeito dessa alta pressão intrapleural positiva sobre o gradiente de pressão transmural durante uma expiração forçada pode ser visto à direita na Fig. 2.19, que é um desenho esquemático de um único alvéolo e de uma única via respiratória.

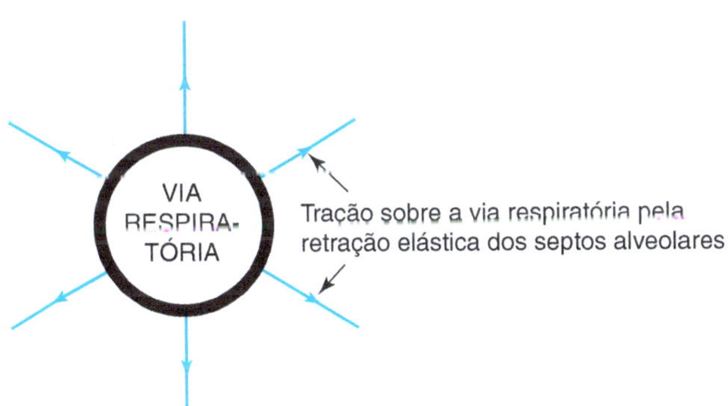


*Fig. 2.18* Representação da "tração" dos septos alveolares sobre uma pequena via respiratória distensível. Compare essa figura com o desenho do ducto alveolar na Fig. 1.2.

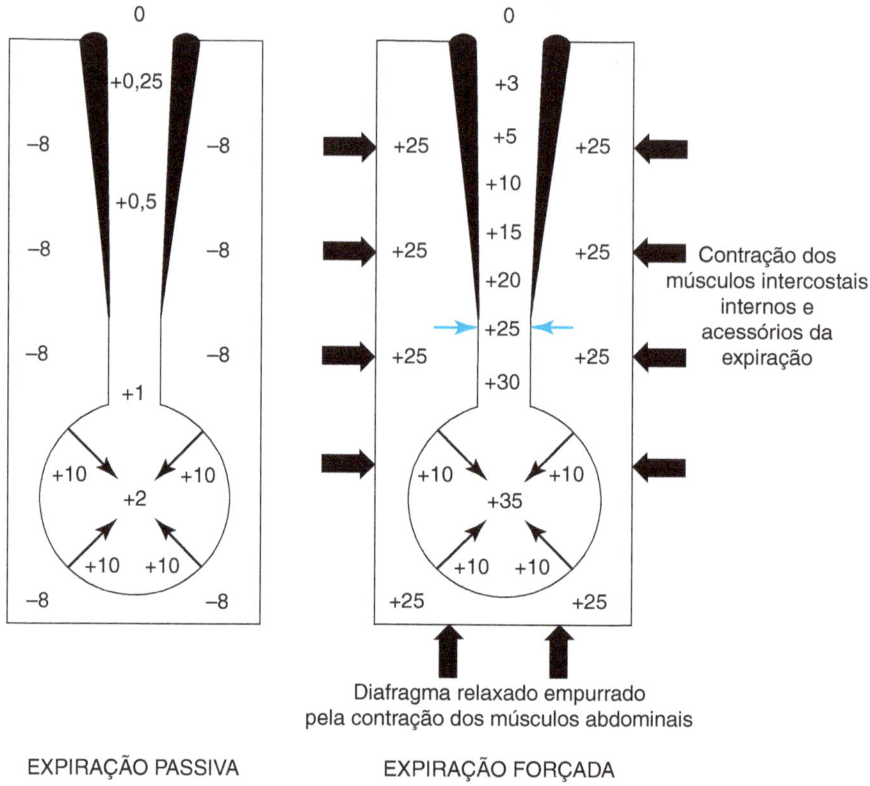


*Fig. 2.19* Diagrama esquemático ilustrando a compressão dinâmica das vias respiratórias e a hipótese do ponto de pressão igual durante uma expiração forçada. *Esquerda*: expiração passiva (eupnéica). A pressão intrapleural é de –8 cm $H_2O$, a pressão da retração elástica alveolar é de +10 cm $H_2O$ e a pressão alveolar é de +2 cm $H_2O$. *Direita*: expiração forçada *para o mesmo volume pulmonar*. A pressão intrapleural é de +25 cm $H_2O$, a pressão da retração elástica alveolar é de +10 cm $H_2O$ e a pressão alveolar é de +35 cm $H_2O$.

Os músculos da expiração estão gerando uma pressão intrapleural positiva de +25 cm $H_2O$. A pressão no alvéolo é mais alta que a pressão intrapleural, por causa da pressão da retração elástica alveolar de +10 cm $H_2O$ que, juntamente com a pressão intrapleural, produz uma pressão alveolar de +35 cm $H_2O$. A pressão da retração elástica alveolar diminui com os volumes pulmonares mais baixos, pois o alvéolo não fica tão distendido. Na figura, foi estabelecido um gradiente da pressão alveolar de +35 cm $H_2O$ para a pressão atmosférica de 0 cm $H_2O$. Se a via respiratória fosse rígida e resistente à compressão, o grande gradiente de pressão expiratória geraria velocidades de fluxo aéreo muito altas. No entanto, as vias respiratórias não são uniformemente rígidas e as vias respiratórias menores, que carecem de um apoio cartilaginoso e dependem da tração exercida pelos septos alveolares para ajudá-las a permanecer abertas, podem ser comprimidas ou até mesmo podem sofrer colapso. A ocorrência ou não de um colapso verdadeiro depende do gradiente de pressão transmural através das paredes das vias respiratórias menores.

A situação observada durante uma expiração passiva normal para o mesmo volume pulmonar (observe a mesma pressão de retração elástica alveolar) é mostrada à esquerda da Fig. 2.19. O gradiente de pressão transmural através das vias respiratórias menores é

$$+1 \text{ cm } H_2O - (-8) \text{ cm } H_2O = +9 \text{ cm } H_2O$$

que tende a manter abertas as vias respiratórias. Durante a expiração forçada à direita, o gradiente de pressão transmural é de 30 cm $H_2O$ – 25 cm $H_2O$, ou de apenas 5 cm $H_2O$ para manter abertas as vias respiratórias. Assim sendo, a via respiratória pode ser comprimida levemente e sua resistência ao fluxo aéreo será ainda maior do que durante a expiração passiva. A resistência aumentada durante uma expiração forçada é denominada *compressão dinâmica* das vias respiratórias.

Considere-se o que precisa ocorrer durante uma expiração forçada máxima. À medida que o esforço expiratório é aumentado para se alcançar um volume pulmonar cada vez menor, a pressão intrapleural estará se tornando cada vez mais positiva e ocorrerá uma compressão maior e mais dinâmica. Ademais, quando o volume pulmonar diminui, haverá uma menor pressão de retração elástica alveolar e a diferença entre a pressão alveolar e a pressão intrapleural diminuirá.

Uma maneira de interpretar esse processo é através da *hipótese do ponto de pressão igual*. (Outra explicação para a limitação do fluxo durante a expiração forçada, o *mecanismo limitante da velocidade da onda de fluxo*, é por demais complexa para ser abordada aqui.) A qualquer momento durante uma expiração forçada, existe um ponto ao longo das vias respiratórias em que a pressão dentro da via respiratória é exatamente igual à pressão fora da via respiratória. Nesse ponto, o gradiente de pressão transmural é igual a 0 (observe as setas na Fig. 2.19). Acima desse ponto, o gradiente da pressão transmural é negativo: a pressão fora da via respiratória é maior que a pressão em seu interior, e a via respiratória sofrerá colapso se o apoio cartilaginoso ou a tração exercida pelos septos alveolares forem insuficientes para mantê-la aberta.

Com a continuação do esforço expiratório forçado, é provável que o ponto de pressão igual se *desloque ao longo da via respiratória* das unidades maiores para as unidades menores. Esse movimento acontece porque, quando o esforço muscular aumenta, a pressão intrapleural aumenta e também porque, quando o volume pulmonar diminui, a pressão de retração elástica pulmonar também diminui. À medida que o ponto de pressão igual se desloca ao longo da via respiratória, a compressão dinâmica aumenta e, finalmente, as vias respiratórias começam a sofrer colapso. Esse fechamento das vias respiratórias só poderá ser demonstrado com volumes pulmonares particularmente baixos em indivíduos sadios, porém o *volume de fechamento* pode ocorrer para volumes pulmonares mais altos nos pacientes com enfisema, o que será abordado no final deste capítulo. O teste do volume de fechamento propriamente dito será abordado no Cap. 3.

É importante levar em conta o gradiente de pressão para o fluxo de ar quando se pensa acerca de uma expiração forçada. Durante uma expiração passiva, o gradiente de pressão para o fluxo de ar (o $\Delta P$ em $\Delta P = \dot{V}R$) é simplesmente a pressão alveolar menos a pressão atmosférica. Contudo, se ocorre compressão dinâmica, o gradiente de pressão efetiva é a *pressão alveolar menos a pressão intrapleural* (que é igual à pressão da retração elástica alveolar), pois a pressão intrapleural é mais alta que a pressão atmosférica e porque a pressão intrapleural pode exercer seus efeitos sobre a porção compressível das vias respiratórias.

Assim sendo, durante uma expiração forçada, quando a pressão intrapleural torna-se positiva e ocorre compressão dinâmica, a pressão propulsora efetiva para o fluxo do ar a partir do pulmão é a pressão de retração elástica alveolar. A retração elástica alveolar é importante também para se *opor* à compressão dinâmica das vias respiratórias, em virtude do seu papel na tração dos septos alveolares sobre as pequenas vias respiratórias, como mostra a Fig. 2.18. Os efeitos da retração elástica alveolar sobre o fluxo de ar durante uma expiração forçada são ilustrados na Fig. 2.20.

## Avaliação da resistência das vias respiratórias

A resistência ao fluxo de ar não pode ser medida diretamente, mas deverá ser calculada a partir do gradiente de pressão e do fluxo de ar durante uma incursão respiratória:

$$R = \frac{\Delta P}{\dot{V}}$$

Esta fórmula representa uma simples aproximação, pois pressupõe que todo o fluxo de ar seja laminar, o que não é verdade. Existe porém um segundo problema: como se pode determinar o gradiente de pressão? Para se conhecer o gradiente de pressão deverá ser conhecida a pressão alveolar — que também não pode ser medida diretamente. A pressão alveolar pode ser calculada utilizando-se um pletismógrafo corporal, um equipamento caro descrito em detalhes no próximo capítulo, mas esse procedimento não é realizado com freqüência. Pelo contrário, em geral a resistência das vias respiratórias é determinada indiretamente. Será enfatizada a avaliação da resistência das vias respiratórias durante a expiração, pois esse fator é de grande interesse em pacientes com enfisema, bronquite crônica e asma.

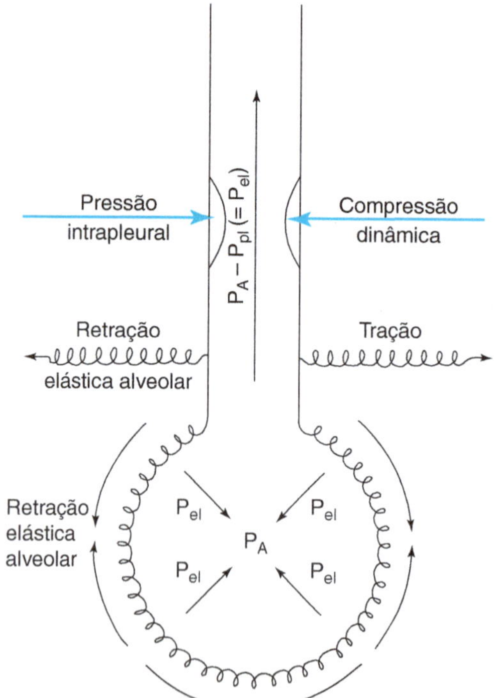


*Fig. 2.20* Representação dos efeitos da retração elástica alveolar sobre o fluxo de ar durante uma expiração forçada. Quando ocorre a compressão dinâmica, a retração elástica alveolar ajuda a neutralizá-la pela tração sobre as pequenas vias respiratórias. A pressão da retração elástica alveolar passa a representar a pressão propulsora efetiva para o fluxo de ar proveniente do pulmão. $P_A$, pressão alveolar; $P_{pl}$, pressão intrapleural; $P_{el}$, pressão da retração elástica alveolar.

## CAPACIDADE VITAL FORÇADA

Uma maneira de determinar a resistência das vias respiratórias expiratórias consiste em analisar os resultados de uma expiração forçada dentro de um espirômetro, como mostra a Fig. 2.21. Essa mensuração é denominada *capacidade vital forçada* (CVF). A *capacidade vital* (CV) é o volume de ar que um indivíduo é capaz de expirar após uma inspiração máxima, ou seja, a partir da capacidade pulmonar total (CPT). Uma CVF significa que foi realizado um esforço expiratório máximo durante essa manobra de volemia residual.

Em um teste para se determinar a CVF, a pessoa realiza uma inspiração máxima até a CPT. Logo em seguida, realiza um esforço expiratório forçado máximo, soprando para fora dos pulmões o máximo possível de ar. Nesse ponto, apenas um *volume residual* (VR) de ar é deixado nos pulmões. (Os volumes pulmonares serão descritos em detalhe no próximo capítulo.) Esse procedimento leva apenas alguns segundos, como se pode ver na escala temporal.

A parte da curva mais sensível a mudanças na resistência das vias respiratórias expiratórias é o primeiro segundo da expiração. O volume de ar expirado no primeiro segundo da expiração (o $VEF_1$, ou volume expiratório forçado em 1 segundo), especialmente quando enunciado como uma relação com a quantidade total de ar expirado durante a CVF, é um bom indicador da resistência das vias respiratórias expiratórias. Em indivíduos normais, a $VEF_1/CVF$ é maior que 0,80; ou seja, pelo menos 80% da CVF são expirados durante o primeiro segundo. O paciente com obstrução das vias respiratórias causada por um episódio de asma, por exemplo, pode apresentar um $VEF_1/CVF$ muito abaixo de 0,80, como mostra os painéis médio e inferior na Fig. 2.21.

O painel inferior da Fig. 2.21 mostra curvas semelhantes de CVF que poderiam ser obtidas de um espirômetro com cilindro selado (de selo móvel) comumente utilizado. As curvas são invertidas da direita para a esquerda e de cima para baixo quando são comparadas com aquelas nos painéis superior e médio. A CPT fica na parte esquerda inferior e os VR ficam na parte direita superior. A escala temporal é da esquerda para a direita. Observar os cálculos para as relações de $VEF_1$ para CVF.

Outra maneira de expressar a mesma informação é o $FEF_{25\text{-}75\%}$, fluxo mesoexpiratório (antigamente denominado MMFR, ou fluxo mesoexpiratório máximo). Esta variável é simplesmente a inclinação de uma linha traçada entre os pontos na curva expiratória para 25 e 75% da CVF. Nos casos de obstrução das vias respiratórias, essa linha nem de longe é tão íngreme como o é em uma curva obtida de alguém que apresente resistência normal das vias respiratórias. Assim sendo, *uma resistência elevada nas vias respiratórias leva tempo para ser superada.*

## CURVA ISOVOLUMÉTRICA DE PRESSÃO-FLUXO

Essa técnica não é usada com freqüência na clínica, pois é extremamente cansativa a plotagem dos dados obtidos. A análise dos resultados proporcionados por esse teste, porém, mostra vários pontos que já foram abordados. As curvas isovolumétricas de pressão-fluxo são obtidas pedindo-se ao indivíduo que realize manobras expiratórias repetidas com diferentes graus de esforço. As pressões intrapleurais são determinadas com um balão esofágico, os volumes pulmonares são determinados com um espirômetro e as velocidades do fluxo de ar são determinadas utilizando-se um pneumotacógrafo. A relação de pressão-fluxo para cada uma das manobras expiratórias de vários esforços é plotada sobre uma curva para um determinado volume pulmonar. Por exemplo,

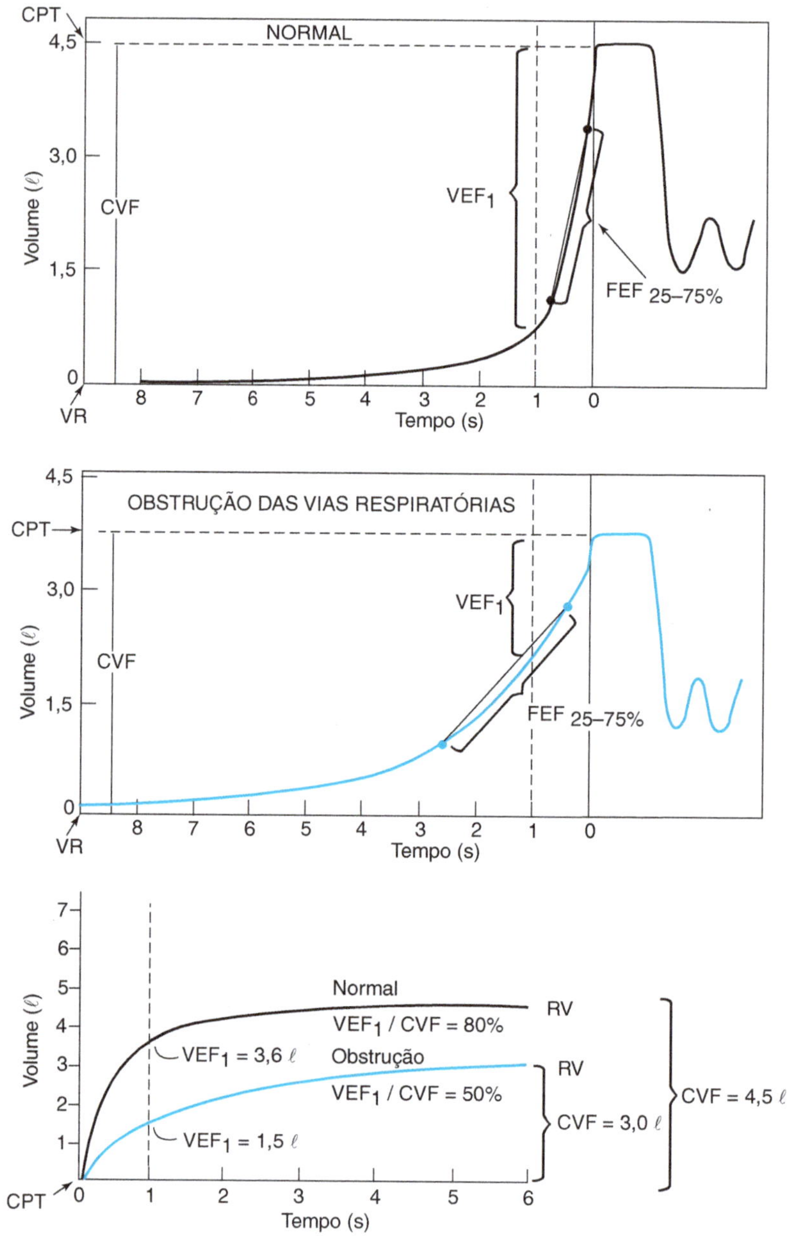


***Fig. 2.21*** Capacidade vital forçada (manobra para a CVF com utilização de um espirômetro). (Ver Fig. 3.4 para o diagrama de um espirômetro.) *Traçado superior*: CVF de um indivíduo normal. *Traçado inferior*: CVF de um paciente com doença obstrutiva. $VEF_1$, volume expiratório forçado no primeiro segundo; $FEF_{25\text{-}75\%}$, fluxo expiratório forçado entre 25 e 75% da capacidade vital forçada. *Traçados mais baixos*: curvas semelhantes obtidas de um espirômetro com cilindro selado usado mais comumente. Observe que a capacidade pulmonar total (CPT) é mostrada na parte mais baixa das curvas e os volumes residuais (VR) são mostrados na parte mais alta; portanto, volume refere-se ao volume exalado para dentro do espirômetro no traçado mais baixo. A escala temporal é da esquerda para a direita.

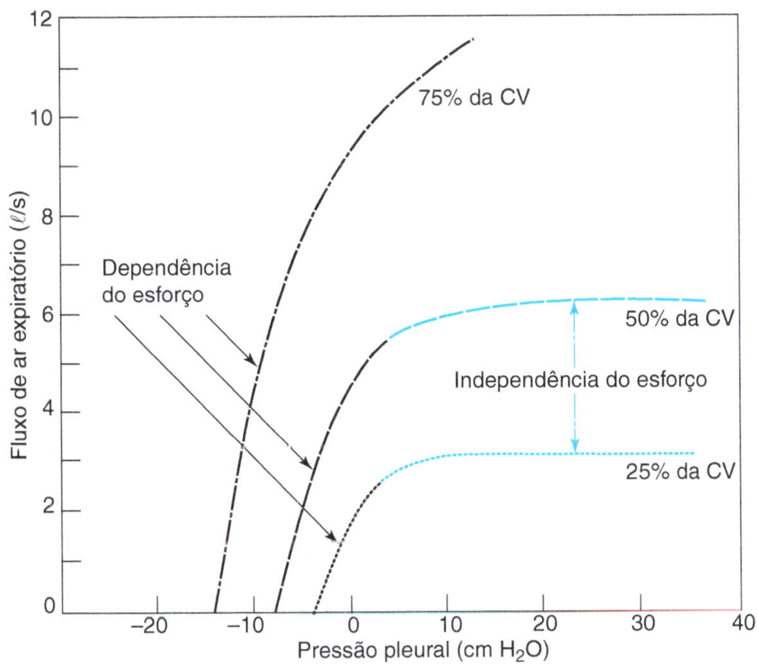


*Fig. 2.22* Curvas isovolumétricas de pressão-fluxo para três volumes pulmonares diferentes: 75, 50 e 25% da capacidade vital (CV). (Reproduzido, com autorização, de Hyatt, 1965.)

a curva média da Fig. 2.22 foi construída determinando-se a pressão intrapleural e o fluxo de ar para cada manobra expiratória quando o volume pulmonar do indivíduo passava através de 50% da capacidade vital (CV). Portanto, nenhuma das três curvas na Fig. 2.22 é realmente uma linha contínua; cada curva é construída a partir de pontos de dados individuais.

A curva média na Fig. 2.22 mostra a compressão dinâmica e confirma a hipótese do ponto de pressão igual. Para esse volume pulmonar, no qual a retração elástica dos alvéolos deveria ser a mesma seja qual for o esforço expiratório, com um aumento no esforço expiratório o fluxo de ar aumenta *até um determinado ponto*. Além desse ponto, a geração de uma pressão intrapleural mais positiva não faz aumentar o fluxo de ar: isso *independe do esforço*. A resistência nas vias respiratórias deve aumentar com um aumento no esforço expiratório. O fluxo de ar tornou-se independente do esforço, por causa da compressão dinâmica maior com pressões intrapleurais mais positivas. O ponto de pressão igual deslocou-se para as vias respiratórias pequenas e compressíveis e fixou-se nesse local. Observe que, com volumes pulmonares até mesmo mais baixos (25% da CV), para os quais existe menos retração elástica alveolar, isso ocorre com velocidades máximas mais baixas do fluxo de ar. Em outras palavras, levando-se em conta que a pressão alveolar é igual à soma da pressão intrapleural e da pressão da retração elástica alveolar durante uma expiração forçada para um determinado volume pulmonar, a pressão propulsora para o fluxo de ar torna-se independente do esforço dos músculos expiratórios, pois um aumento na pressão intrapleural acarreta um aumento igual na pressão alveolar. Apenas a retração elástica alveolar, que é constante para um determinado volume pulmonar, impele o ar para fora do pulmão. Para volumes pulmonares altos (75% da CV), o fluxo de ar aumenta inexoravelmente com a intensificação do esforço. Isso é inteiramente *dependente do esforço*, pois a pressão de retração elástica alveolar é alta (o que faz aumentar tanto a tração exercida pelos septos alveolares sobre as pequenas vias respiratórias quanto o gradiente de pressão para o fluxo de ar) e as pressões intrapleurais altamente positivas não poderão ser obtidas para esses volumes pulmonares tão altos com as vias respiratórias amplamente abertas.

## Curvas de Fluxo-Volume

Esses mesmos princípios são mostrados na porção expiratória das curvas de fluxo-volume (Fig. 2.23).

Uma família de curvas de fluxo-volume, como aquelas representadas na Fig. 2.23, é obtida da mesma maneira que os dados mostrados na Fig. 2.22, só que neste caso as velocidades do fluxo são plotadas contra os volumes pulmonares para esforços expiratórios de intensidades diferentes. As pressões intrapleurais são desnecessárias. Como essas curvas podem ser plotadas instantaneamente quando se possui uma plotadora X-Y, esse teste é usado com freqüência na clínica. Existem dois elementos interessantes acerca dessa família de curvas, que corresponde às três curvas na Fig. 2.22. Para altos volumes pulmonares, a velocidade do fluxo de ar depende do esforço, o que pode ser visto na porção das curvas à esquerda. Para baixos volumes pulmonares, porém, os esforços expiratórios de intensidades iniciais diferentes se fundem todos na mesma curva independente do esforço, como se pode ver na porção à direita da curva. Novamente, essa diferença deve-se ao fato de serem necessárias pressões intrapleurais suficientemente altas para acarretar a compressão dinâmica a fim de se obterem volumes pulmonares muito baixos, seja qual for o esforço expiratório inicial. Além disso, para baixos volumes pulmonares existe menos pressão de retração elástica alveolar e, assim sendo, haverá menos tração sobre as mesmas vias respiratórias assim como um gradiente de pressão ainda menor para o fluxo de ar.

A curva fluxo-volume máxima é usada com freqüência como instrumento diagnóstico, conforme mostra a Fig. 2.24, pois ajuda a estabelecer a diferença entre duas importantes classes de doenças pulmonares — doenças *obstrutivas* e doenças *restritivas* das vias respiratórias, como fibrose. Doenças obstrutivas são aquelas que interferem no fluxo de ar; doenças restritivas são aquelas que restringem a expansão do pulmão (ver a árvore decisória acerca das provas de função pulmonar no Apêndice).

A Fig. 2.24 mostra que tanto a obstrução quanto a restrição podem acarretar uma diminuição na velocidade máxima do fluxo que o paciente consegue alcançar, o *fluxo expiratório máximo* (*peak flow*) (FEM; mostrado na Fig. 2.23), mas que essa doença ocorre por motivos diferentes. As doenças restritivas, que implicam habitualmente uma retração elástica alveolar elevada, podem evidenciar uma FEM reduzida, pois a CPT (e, em conseqüência, a CV) é reduzida. A parte da curva que independe do esforço é semelhante àquela obtida de uma pessoa com pulmões normais. De fato, em geral a relação $VEF_1/CVF$ é normal ou até mesmo acima do normal, pois tanto o $VEF_1$ quanto a CVF estão reduzidos, porque o pulmão tem um volume baixo e também porque a pressão de retração elástica alveolar pode estar aumentada. Por outro lado, nos pacientes com doenças obstrutivas, o FEM e a relação $VEF_1/CVF$ são ambos baixos.

As doenças obstrutivas — tais como asma, bronquite e enfisema — estão muitas vezes associadas a altos volumes pulmonares, o que é útil porque os altos volumes fazem aumentar a pressão de retração elástica. O VR pode ser bastante aumentado se o fechamento das vias respiratórias ocorre com volumes pulmonares relativamente altos.

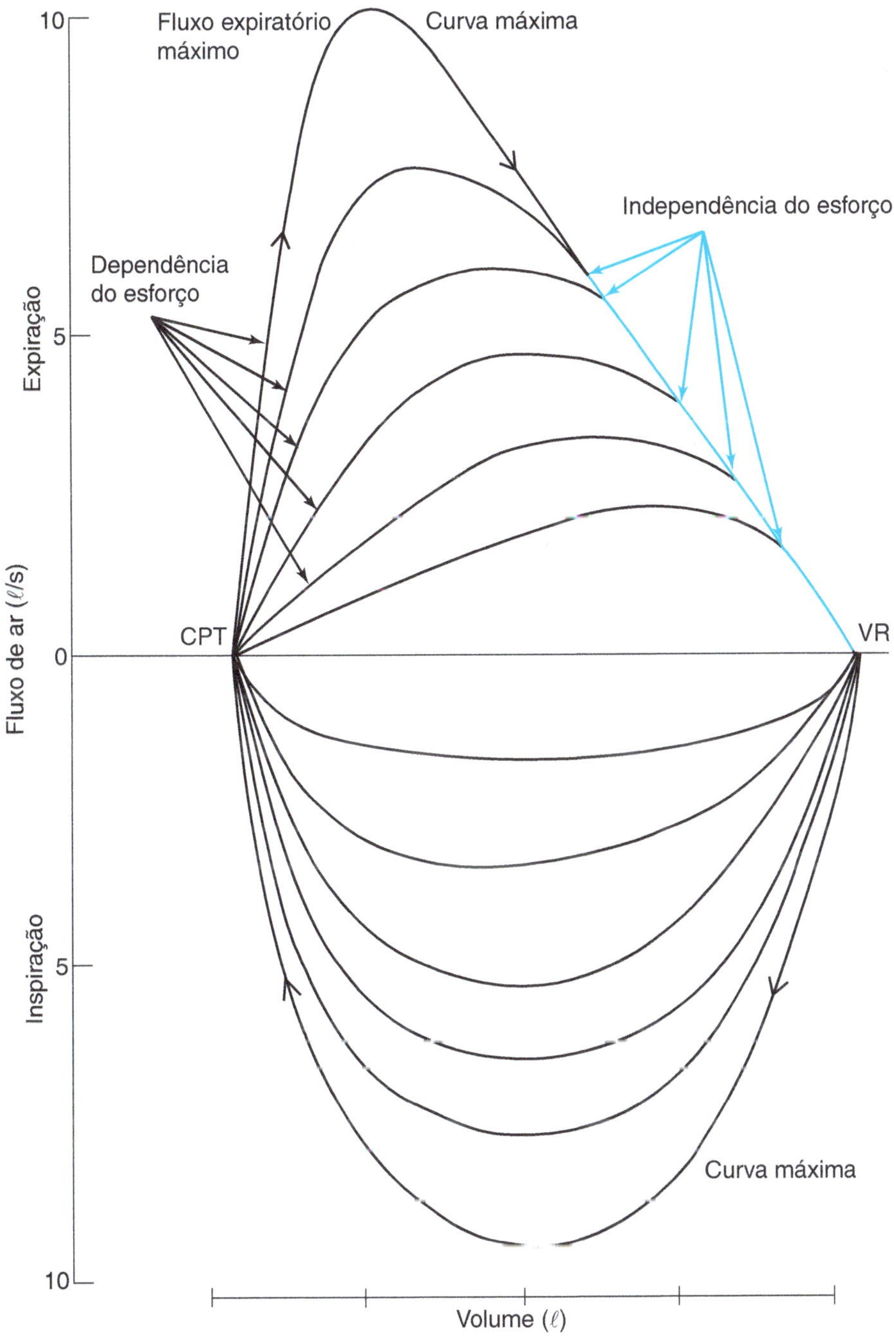


*Fig. 2.23* Curvas de fluxo-volume de intensidades variáveis mostrando a dependência em relação ao esforço para volumes pulmonares altos e a independência em relação ao esforço para volumes pulmonares baixos. Observe que não existe independência em relação ao esforço na inspiração. O fluxo expiratório máximo (FEM) é rotulado para a curva expiratória máxima. CPT, capacidade pulmonar total; VR, volume residual.

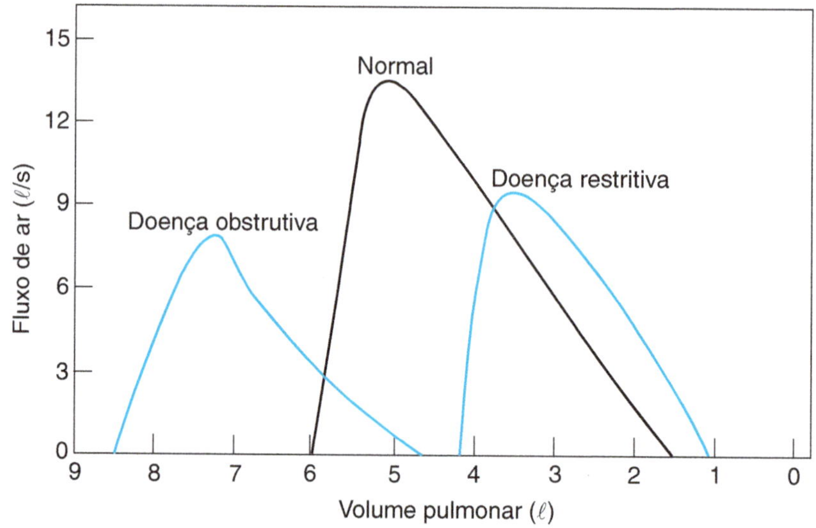


*Fig. 2.24* Curvas de fluxo-volume máximas expiratórias representativas de doenças obstrutivas e restritivas.

Uma segunda característica importante da curva de fluxo-volume de um paciente com doença obstrutiva é a porção da curva que independe do esforço, que é deprimida para dentro: as velocidades do fluxo são *baixas* para qualquer volume relativo.

As curvas de fluxo-volume são muito úteis para se avaliarem obstruções das vias respiratórias superiores e da traquéia. As alças de fluxo-volume podem ajudar a estabelecer a diferença entre *obstruções fixas* (aquelas que não são afetadas pelo esforço inspiratório ou expiratório) e *obstruções variáveis* (as mudanças no gradiente de pressão transmural causadas pelo esforço inspiratório ou expiratório resultam em mudanças na área em corte transversal da obstrução). Se a obstrução for variável, as alças de fluxo-volume poderão mostrar se a obstrução é extratorácica ou intratorácica (Fig. 2.25). Uma obstrução fixa afeta o fluxo de ar tanto expiratório quanto inspiratório (Fig. 2.25A). As curvas de fluxo-volume tanto expiratórias quanto inspiratórias são truncadas, com reduções nos picos dos fluxos expiratórios e inspiratórios. A alça de fluxo-volume não consegue distinguir as obstruções extratorácicas fixas das obstruções intratorácicas fixas, o que geralmente deve ser determinado com um broncoscópio. As obstruções fixas podem ser causadas por corpos estranhos ou pela fibrose que torna uma região da via respiratória por demais rígida para poder ser afetada pelo gradiente de pressão transmural.

Durante uma expiração forçada, a área em corte transversal de uma obstrução extratorácica variável aumenta quando a pressão dentro da via respiratória aumenta (Fig. 2.25B). A curva de fluxo-volume expiratória é, portanto, quase normal ou não é afetada. Entretanto, durante uma inspiração forçada, a pressão dentro da via respiratória superior diminui até abaixo da pressão atmosférica e, a menos que a estabilidade da via respiratória superior seja mantida pela contração reflexa dos músculos faríngeos ou por outras estruturas, a área em corte transversal da via respiratória superior diminuirá. Portanto, a curva fluxo-volume inspiratória é truncada nos pacientes que apresentam obstruções extratorácicas variáveis, as quais podem ser causadas por tumores, depósitos

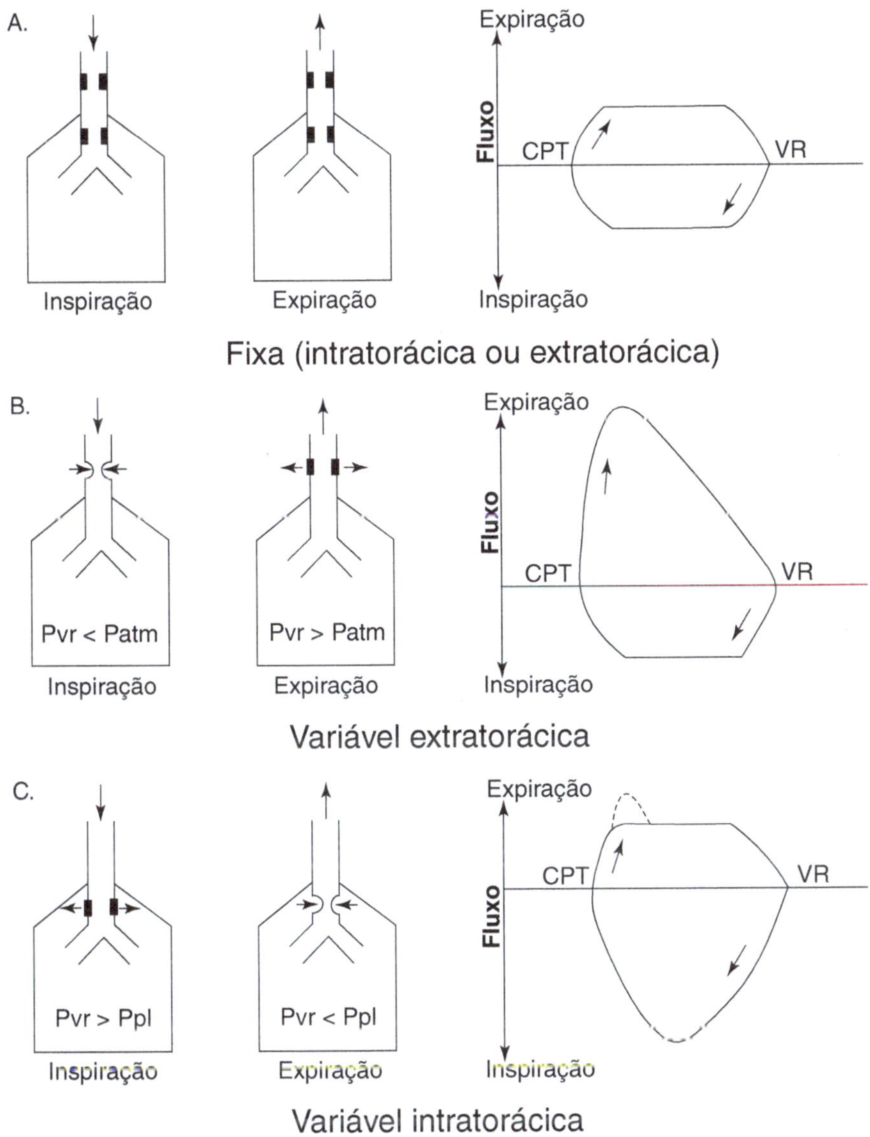


*Fig. 2.25* Curvas de fluxo-volume inspiratório e expiratório que representam os padrões em. **A.** Obstrução intratorácica ou extratorácica fixa. **B.** Obstrução extratorácica variável. **C.** Obstrução intratorácica variável. CPT, capacidade pulmonar total; VR, volume residual; Pvr, pressão nas vias respiratórias; Patm, pressão atmosférica; Ppl, pressão intrapleural. (Reproduzido, com autorização, de Burrows B, Knudson RJ, Quan SF, Kettel LJ: *Respiratory Disorders: A Pathophysiologic Approach*, 2ª ed. *Copyright* © 1983 by Year Book Medical Publishers, Chicago.)

de gordura, músculos faríngeos enfraquecidos ou amolecidos (como ocorre na apnéia obstrutiva do sono), cordas vocais paralisadas, linfonodos aumentados de volume ou inflamação.

Durante uma expiração forçada, a pressão intrapleural positiva acarreta uma redução no gradiente de pressão transmural através de uma obstrução traqueal intratorácica variável, reduzindo sua área em corte transversal assim como o fluxo expiratório máximo (FEM) (Fig. 2.25C). Durante uma inspiração forçada, são geradas grandes pressões intrapleurais negativas, e o gradiente de pressão transmural através da obstrução intratorácica variável aumenta, o mesmo ocorrendo com sua área em corte transversal. Assim sendo, a curva de fluxo-volume inspiratória é quase normal ou não é afetada. As obstruções intratorácicas variáveis da traquéia são causadas mais comumente por tumores.

## Complacência dinâmica

Neste ponto, deve-se levar em conta a *complacência dinâmica* dos pulmões, que é a mudança no volume dos pulmões dividida pela mudança na pressão de distensão alveolar *durante a realização de uma incursão respiratória.* Para baixas freqüências respiratórias, de aproximadamente 15 incursões respiratórias por minuto e até mais baixas, a complacência dinâmica é aproximadamente igual à complacência estática, e a relação da complacência dinâmica para a complacência estática é igual a 1 (Fig. 2.26).

Nas pessoas normais, essa relação continua sendo próxima de 1 até mesmo com freqüências respiratórias muito mais altas. Entretanto, nos pacientes com resistência elevada ao fluxo de ar em algumas de suas pequenas vias respiratórias, a relação da

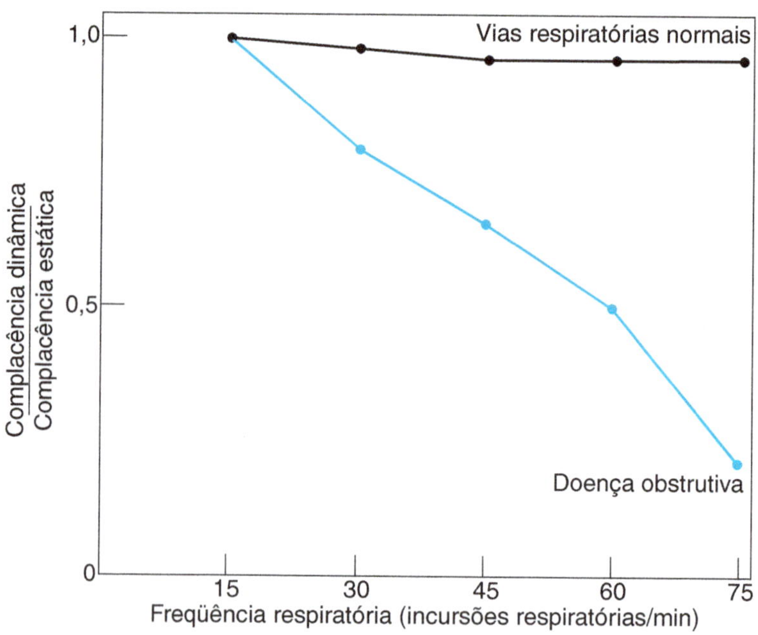


*Fig. 2.26* Ilustração das mudanças na relação da complacência dinâmica para complacência estática com freqüências respiratórias cada vez mais altas. A relação modifica-se muito pouco nos indivíduos normais, mas cai drasticamente nos pacientes com doenças obstrutivas das pequenas vias respiratórias.

complacência dinâmica para a complacência estática cai drasticamente à medida que aumenta a freqüência respiratória. Isso indica que as mudanças na complacência dinâmica refletem mudanças na resistência das vias respiratórias assim como mudanças na complacência dos alvéolos.

Os efeitos da freqüência respiratória aumentada sobre a complacência dinâmica podem ser explicados imaginando-se um par de hipotéticos alvéolos supridos pela mesma via respiratória. Convém considerar as seqüências temporais de suas mudanças no volume em resposta a um aumento brusco na pressão das vias respiratórias (um aumento "por etapas") em uma situação na qual a complacência de cada alvéolo ou a resistência no ramo da via respiratória que irá supri-lo pode ser alterada arbitrariamente.

Se as resistências e as complacências das duas unidades fossem iguais, os dois alvéolos se encheriam ao longo de seqüências temporais idênticas. Se as resistências fossem iguais, porém a complacência de uma unidade fosse igual a metade da outra, nesse caso seria possível esperar que os alvéolos se enchessem com seqüências temporais quase idênticas, mas que a unidade menos complacente receberia apenas metade do volume recebido pela outra. Se as complacências das duas unidades fossem iguais porém uma delas estivesse sendo suprida por uma via respiratória com duas vezes a resistência ao fluxo de ar daquela que supre a outra unidade, seria possível então esperar-se que as duas unidades acabariam por se encher com o mesmo volume. No entanto, a unidade suprida pela via respiratória com resistência elevada se enche mais lentamente que a outra, por causa de sua resistência elevada. Essa diferença significa que, para as altas freqüências respiratórias, a unidade que se enche mais rapidamente que a outra poderá acomodar um maior volume de ar por incursão respiratória.

Essa situação pode dar origem também a uma redistribuição do ar alveolar depois que a pressão de insuflação já cessou, pois um alvéolo tem mais ar que o outro, apesar de ambos terem características de complacência iguais. Portanto, aquele mais distendido possui uma pressão de retração elástica mais alta e, levando-se em conta que ambos estão unidos por uma via respiratória comum, é provável que algum ar acompanhe o gradiente de pressão e se desloque na direção do outro.

Convém agora extrapolar essa situação de duas unidades para um pulmão com milhões de vias respiratórias suprindo milhões de alvéolos. Em um paciente com doença das pequenas vias respiratórias, muitos alvéolos podem ser supridos por vias respiratórias com uma resistência mais alta ao fluxo de ar do que o normal. Às vezes esses alvéolos recebem a designação de "alvéolos lentos" ou alvéolos com longas "constantes temporais". À medida que o paciente aumenta a freqüência respiratória, os alvéolos mais lentos não terão tempo suficiente para se encher e acabarão não contribuindo para a complacência dinâmica. À medida que a freqüência aumenta, mais e mais alvéolos lentos deixarão de funcionar e a complacência dinâmica continuará caindo.

## O TRABALHO DA RESPIRAÇÃO

Os principais pontos abordados neste capítulo podem ser resumidos através de uma análise do trabalho da respiração. O trabalho realizado na respiração é proporcional à mudança de pressão multiplicada pela mudança de volume. A mudança de volume é o volume de ar que entra e sai dos pulmões — o *volume corrente*. A mudança de pressão é a mudança na pressão transpulmonar necessária para superar o trabalho *elástico* da respiração e o trabalho *resistivo* da respiração.

## Trabalho elástico

O trabalho elástico da respiração é aquele realizado para superar a retração elástica da parede torácica e do parênquima pulmonar e o trabalho realizado para superar a tensão superficial dos alvéolos. As doenças restritivas são aquelas nas quais o trabalho elástico da respiração é aumentado. Por exemplo, o trabalho da respiração é elevado nos pacientes obesos (que exibem maior retração elástica interna da parede torácica) e nos pacientes com fibrose pulmonar ou com ausência relativa de surfactante pulmonar (que apresentam maior retração elástica dos alvéolos).

## Trabalho resistivo

O trabalho resistivo da respiração é aquele realizado para superar a resistência tecidual e a resistência das vias respiratórias. A resistência tecidual pode ser elevada em condições como a sarcoidose. A resistência elevada nas vias respiratórias é muito mais comum e é observada em doenças obstrutivas como asma, bronquite e enfisema; obstrução da via respiratória superior; e aspirações acidentais de objetos estranhos. Normalmente, a maior parte do trabalho resistivo é aquele realizado para superar a resistência das vias respiratórias.

O trabalho resistivo da respiração pode ser extremamente significativo durante uma *expiração forçada*, quando ocorre a compressão dinâmica. Isso é particularmente verdadeiro nos pacientes que já apresentam uma resistência elevada nas vias respiratórias durante a respiração tranqüila normal. Por exemplo, nos pacientes com enfisema, uma doença que ataca e oblitera as paredes alveolares, o trabalho da respiração pode ser enorme, por causa da destruição do apoio tecidual elástico de suas pequenas vias respiratórias, o que torna possível que a compressão dinâmica se processe sem qualquer oposição. Além disso, a retração elástica reduzida dos alvéolos dá origem a um menor gradiente de pressão para a expiração.

O custo em oxigênio da respiração tranqüila normal (eupnéica) normalmente é inferior a 5% da captação corporal total de oxigênio. Esse percentual pode aumentar para até 30% nas pessoas normais durante o exercício máximo. Nos pacientes com doença pulmonar obstrutiva, porém, o trabalho da respiração pode ser o fator que limita a realização de exercícios.

## PONTOS-CHAVE

1. *Deve ser estabelecido um gradiente de pressão entre a atmosfera e os alvéolos para que o ar possa entrar e sair dessas estruturas.*

2. *Durante a inspiração, os alvéolos se expandem passivamente em resposta a um **gradiente de pressão transmural** aumentado; durante a expiração tranqüila normal, a retração elástica dos alvéolos lhes restitui seu volume original.*

3. *O volume de gás nos pulmões no final de uma expiração corrente normal (a CRF), quando nenhum músculo respiratório está se contraindo ativamente, é determinado pelo ponto de equilíbrio da retração interna dos pulmões e da retração externa da parede torácica.*

4 *Para a CRF, a pressão intrapleural é **negativa**, pois o líquido pleural fica entre as forças oponentes da retração interna dos pulmões e da retração externa da parede torácica.*

5 *Os alvéolos são mais complacentes (e têm menos retração elástica) para os baixos volumes; os alvéolos são menos complacentes (e têm mais retração elástica) para os altos volumes.*

6 *O surfactante pulmonar faz aumentar a complacência alveolar e ajuda a prevenir atelectasia por reduzir a tensão superficial nos alvéolos.*

7 *Durante a expiração forçada, quando a pressão intrapleural torna-se positiva, as pequenas vias respiratórias são comprimidas (**compressão dinâmica**) e podem até sofrer colapso.*

8 *Os dois principais componentes **do trabalho da respiração** são a retração elástica dos pulmões e da parede torácica e a resistência ao fluxo de ar.*

## PROBLEMAS CLÍNICOS

2.1 *Uma mulher inspira 500 mℓ de um espirômetro. A pressão intrapleural, determinada com a utilização de um balão esofágico, era de −5 cm $H_2O$ antes do esforço inspiratório e de −10 cm $H_2O$ no final da inspiração. Qual é a complacência pulmonar?*

2.2 *Um paciente em pós-operatório cujos músculos respiratórios foram paralisados com brometo de pancurônio, um agente semelhante ao curare, é mantido por um respirador com pressão positiva. No final da expiração (quando a pressão alveolar é igual a 0), a pressão intrapleural, quando medida por um balão esofágico, é igual a −3 cm $H_2O$. Por ocasião do pico da inspiração, a pressão alveolar é de +20 cm $H_2O$ e a pressão intrapleural é de +10 cm $H_2O$. O volume corrente é de 500 mℓ.*

- a. *Qual é a complacência pulmonar do paciente?*
- b. *Qual é a complacência total do paciente?*
- c. *Qual é a complacência da parede torácica do paciente?*

2.3 *Quais das condições a seguir representam explicações razoáveis para a complacência pulmonar estática reduzida do paciente (a curva de volume-pressão para os pulmões desviou-se para a direita)?*

- a. *Quantidade reduzida de surfactante pulmonar funcional.*
- b. *Fibrose dos pulmões.*
- c. *Remoção cirúrgica de um lobo.*
- d. *Congestão vascular pulmonar.*
- e. *Todas as respostas acima.*

2.4 *Qual dos seguintes itens tende a aumentar a resistência das vias respiratórias?*

- a. *Estimulação das fibras pós-ganglionares parassimpáticas que inervam os músculos lisos brônquicos e bronquiolares.*
- b. *Baixos volumes pulmonares.*
- c. *Expirações forçadas.*
- d. *Respirar pelo nariz em vez de fazê-lo pela boca.*
- e. *Todas as respostas acima.*

2.5 *Qual(is) das seguintes afirmações acerca da pressão alveolar é(são) correta(s)?*

a. *A pressão alveolar é mais baixa que a pressão atmosférica durante uma inspiração normal com pressão negativa.*

b. *A pressão alveolar é maior que a pressão atmosférica durante uma expiração forçada.*

c. *A pressão alveolar é igual à soma da pressão intrapleural com a pressão da retração elástica alveolar.*

d. *A pressão alveolar é igual à pressão atmosférica no final de uma expiração corrente normal.*

e. *Todas as respostas acima.*

2.6 *Qual(is) das seguintes declarações acerca das pequenas vias respiratórias é(são) verdadeira(s)?*

a. *A resistência total ao fluxo de ar diminui com as gerações sucessivas de vias respiratórias, pois passam a existir números cada vez maiores de unidades organizadas em paralelo.*

b. *A velocidade linear do fluxo de ar diminui à medida que as vias respiratórias reduzem seu tamanho, pois sua área total em corte transversal aumenta.*

c. *A retração elástica alveolar desempenha um importante papel no sentido de determinar a resistência ao fluxo de ar nas pequenas vias respiratórias, pois a tração exercida sobre os septos alveolares ajuda a neutralizar a compressão dinâmica.*

d. *Em geral, o fluxo de ar nas pequenas vias respiratórias é laminar.*

e. *Todas as respostas acima.*

2.7 *Qual(is) das seguintes afirmações acerca da mecânica pulmonar durante a parte inicial de uma expiração forçada, quando o volume pulmonar ainda é alto, é(são) correta(s)?*

a. *Existe menos retração elástica alveolar para os altos volumes pulmonares do que para os baixos volumes pulmonares.*

b. *A resistência das vias respiratórias é maior para os altos volumes pulmonares do que para os baixos volumes pulmonares.*

c. *Existe mais compressão dinâmica das vias respiratórias para os altos volumes pulmonares do que para os baixos volumes pulmonares.*

d. *O gradiente de pressão efetiva para o fluxo de ar é maior com os altos volumes pulmonares do que com os baixos volumes pulmonares.*

## BIBLIOGRAFIA

Agostoni E. Mechanics of the pleural space. *Physiol Rev.* 1972;52:57–128.

Agostoni E, Hyatt RE. Static behavior of the respiratory system. In: Macklem PT, Mead J, eds. *Mechanics of Breathing, part 1, Handbook of Physiology, sec 3: The Respiratory System.* Bethesda, Md: American Physiological Society; 1986;3:113–130.

Boggs DS, Kinasewitz GT. Review: pathophysiology of the pleural space. *Am J Med Sci.* 1995;309:53–59.

Burrows B, Knudson RJ, Quan SF, Kettel LJ. *Respiratory Disorders: A Pathophysiologic Approach.* 2nd ed. Chicago, Ill: Year Book; 1983:78–93.

Carney D, DiRocco J, Nieman G. Dynamic alveolar mechanics and ventilator-induced lung injury. *Crit Care Med.* 2005;33[Suppl]:S122–S128.

Clements JA, Tierney DF. Alveolar instability associated with altered surface tension. In: Fenn WO, Rahn H, eds. *Handbook of Physiology, sec 3: Respiration.* Washington, DC: American Physiological Society; 1965;2:1567–1568.

Comroe JH. *Physiology of Respiration.* 2nd ed. Chicago: Year Book; 1974:94–141.

Decramer M. The respiratory muscles. In: Fishman AP et al, eds. *Pulmonary Diseases and Disorders,* 3rd ed. New York: McGraw-Hill; 1998:63–71.

De Troyer A, Kirkwood PA, Wilson TA. Respiratory action of the intercostal muscles. *Physiol Rev.* 2005;85: 717–756.

Dorrington KL, Young JD. Development of a concept of a liquid pulmonary alveolar lining layer (editorial). *Brit J Anaesth.* 2001;86:614–617.

Griese M. Pulmonary surfactant in health and human lung diseases: state of the art. *Eur Respir J.* 1999; 13:1455–1476.

Hyatt RE. Dynamic lung volumes. In: Fenn WO, Rahn H, eds. *Handbook of Physiology, sec 3: Respiration.* Washington, DC: American Physiological Society; 1965;2:1381–1398.

Hyatt RE. Forced expiration. In: Macklem PT, Mead J, eds. *Mechanics of Breathing, part 1, Handbook of Physiology, sec 3: The Respiratory System.* Bethesda, Md: American Physiological Society; 1986;3:295–314.

Ingram RH Jr, Pedley TJ. Pressure-flow relationships in the lungs. In: Macklem PT, Mead J, eds. *Mechanics of Breathing, part 1, Handbook of Physiology, sec 3: The Respiratory System.* Bethesda, Md: American Physiological Society; 1986;3:277–293.

Lai Fook SJ. Pleural mechanics and fluid exchange. *Physiol Rev.* 2004;84:385–410.

Levitzky MG, Cairo JM, Hall SM. *Introduction to Respiratory Care.* Philadelphia, PA: WB Saunders and Company; 1990.

Mead J, Takashima T, Leith D. Stress distribution in lungs: A model of pulmonary elasticity. *J Appl Physiol.* 1970;28:596–608.

Mead J, Turner JM, Macklem PT, Little JB. Significance of the relationship between lung recoil and maximum expiratory flow. *J Appl Physiol.* 1967;22:95–108.

Murray JF. *The Normal Lung.* 2nd ed. Philadelphia, PA: WB Saunders and Company; 1986:83–138.

Murray JF, Greenspan RH, Gold WM, Cohen AB. Early diagnosis of chronic obstructive lung disease. *Calif Med.* 1972;116:37–55.

Nunn JF. *Nunn's Applied Respiratory Physiology.* 4th ed. Oxford: Butterworth-Heinemann; 1993:36–90, 117–134.

Osmond DG. Functional anatomy of the chest wall. In: Roussos C, Macklem PT, eds. *The Thorax, part A.* New York: Marcel Dekker; 1985:199–233.

Poole DC, Sexton WL, Farkas GA, Powers SK, Reid MB. Diaphragm structure and function in health and disease. *Med Sci Sports Exerc.* 1997;29:738–754.

Prange HD. Laplace's law and the alveolus: A misconception of anatomy and a misapplication of physics. *Adv Physiol Educ.* 2003;27:34–40.

Weibel ER. *The Pathway for Oxygen: Structure and Function in the Mammalian Respiratory System.* Cambridge, Mass: Harvard University Press; 1984.

Wetzel RC, Herold CJ, Zerhouni EA, Robotham JL. Hypoxic bronchodilation. *J Appl Physiol.* 1992;73:1202–1206.

# Ventilação alveolar

3

## OBJETIVOS

*O leitor compreende a ventilação dos alvéolos.*

- *Define ventilação alveolar.*
- *Define os volumes pulmonares padronizados e compreende sua mensuração.*
- *Prevê os efeitos das alterações no pulmão e na mecânica da parede torácica, devidas a processos normais ou patológicos, sobre os volumes pulmonares.*
- *Define o espaço morto anatômico e relaciona esse espaço, assim como o volume corrente, com a ventilação alveolar.*
- *Compreende a mensuração do espaço morto anatômico e a determinação da ventilação alveolar.*
- *Define o espaço morto fisiológico e alveolar e compreende sua determinação.*
- *Prevê os efeitos das alterações da ventilação alveolar sobre os níveis alveolares de dióxido de carbono e de oxigênio.*
- *Descreve as diferenças regionais na ventilação alveolar observadas no pulmão normal e explica essas diferenças.*
- *Prevê os efeitos das mudanças no volume pulmonar, no envelhecimento e nos processos patológicos sobre a distribuição regional da ventilação alveolar.*
- *Define o volume de fechamento e explica como pode ser demonstrado.*
- *Prevê os efeitos das mudanças na mecânica pulmonar sobre o volume de fechamento.*

Ventilação alveolar é a troca dos gases entre os alvéolos e o ambiente externo. É o processo pelo qual o oxigênio é levado até os pulmões a partir da atmosfera e pelo qual o dióxido de carbono levado até os pulmões, misturado no sangue venoso, é expelido do corpo. Apesar de a ventilação alveolar ser habitualmente definida como o volume de ar fresco que *entra* nos alvéolos a cada minuto, nessa definição está implícito um volume semelhante de ar alveolar que deixa o corpo por minuto.

## VOLUMES PULMONARES

O volume de gás nos pulmões em qualquer momento depende da mecânica dos pulmões e da parede torácica, assim como da atividade dos músculos da inspiração e da expiração. O volume pulmonar, em qualquer conjunto especificado de condições, pode ser alterado por processos patológicos e fisiológicos normais. A padronização das condições nas quais os volumes pulmonares são medidos possibilita fazer comparações entre indivíduos ou pacientes. O tamanho dos pulmões de uma pessoa depende de sua altura e de seu peso ou da sua área superficial corporal, assim como de sua idade e seu sexo. Portanto, os volumes pulmonares para um determinado paciente geralmente são comparados com os dados existentes em um quadro de volumes pulmonares "previstos" equivalentes para idade, sexo e dimensões corporais. Os volumes pulmonares são enunciados normalmente para a temperatura corporal e a pressão ambiente e saturados com vapor de água (BTPS, na sigla em inglês).

## Volumes e capacidades pulmonares padronizados

Existem quatro *volumes* pulmonares padronizados (que não são subdivididos) e quatro capacidades pulmonares padronizadas, que consistem em dois ou mais volumes pulmonares padronizados em combinação (Fig. 3.1).

### Volume Corrente

O volume corrente (Vc) é o volume de ar que entra ou sai pelo nariz ou pela boca a cada incursão respiratória. É determinado pela atividade dos centros de controle respiratório no cérebro, com efeito nos músculos respiratórios, e pela mecânica do pulmão e da parede torácica. Durante a respiração tranqüila normal (eupnéia), o Vc de um adulto que pese 70 kg é de aproximadamente 500 mℓ por incursão respiratória, mas esse volume pode aumentar drasticamente, por exemplo, durante o exercício.

### Volume Residual

O volume residual (VR) é o volume de gás deixado nos pulmões após uma expiração forçada máxima. É determinado pela força gerada pelos músculos da expiração e a retração elástica interna dos pulmões no que se opõe à retração elástica externa da parede torácica. A compressão dinâmica das vias respiratórias durante o esforço expiratório forçado pode ser também um importante determinante do VR quando ocorre colapso das vias respiratórias, encarcerando assim o gás nos alvéolos. O VR de um adulto sadio de 70 kg é de aproximadamente 1,5 ℓ, mas pode ser muito maior em um estado patológico como o enfisema, em que a retração elástica alveolar interna é diminuída e ocorre muito colapso das vias respiratórias e encarceramento de gás. O VR é importante para uma pessoa sadia, pois previne o colapso dos pulmões para os volumes pulmonares muito baixos. Tais alvéolos colapsados poderiam exigir esforços expiratórios extremamente grandes para serem reinsuflados.

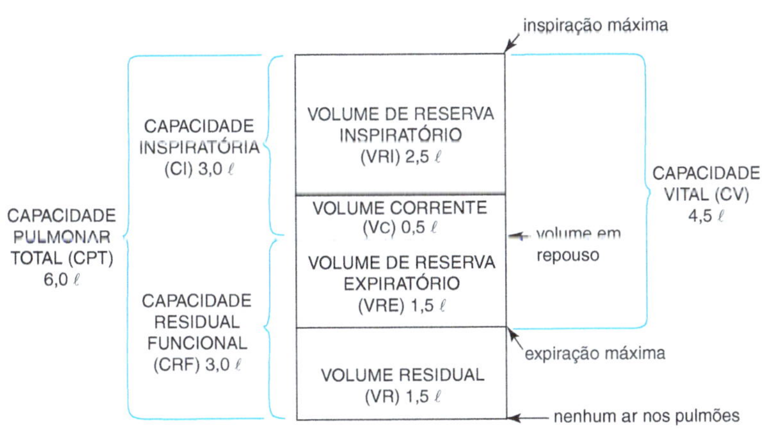


*Fig. 3.1* Volumes e capacidades pulmonares padronizados. São mostrados os valores típicos para um adulto de 70 kg.

## Volume de Reserva Expiratório

O volume de reserva expiratório (VRE) é o volume de gás que é expelido pelos pulmões durante uma expiração forçada máxima que *começa* no final de uma expiração corrente normal. É determinado, portanto, pela diferença entre a capacidade residual funcional (CRF) e o volume residual (VR). O VRE é de aproximadamente 1,5 ℓ em um adulto sadio que pese 70 kg.

## Volume de Reserva Inspiratório

O volume de reserva inspiratório (VRI) é o volume de gás que é inalado para dentro dos pulmões durante uma inspiração forçada máxima que *começa* no final de uma inspiração corrente normal. É determinado pela força da contração dos músculos inspiratórios, pela retração elástica do pulmão e da parede torácica, e pelo ponto de partida, que é a CRF mais o Vc. O VRI de um adulto normal de 70 kg é de aproximadamente 2,5 ℓ.

## Capacidade Residual Funcional

A capacidade residual funcional (CRF) é o volume de gás que permanece nos pulmões no final de uma expiração corrente normal. Por se admitir tradicionalmente que nenhum músculo da respiração está se contraindo no final de uma expiração corrente normal, geralmente a CRF é considerada como representando o ponto de equilíbrio entre a retração elástica interna dos pulmões e a retração elástica externa da parede torácica, como discutimos no Cap. 2.

Entretanto, os músculos respiratórios podem apresentar um tônus significativo para a CRF e, em certas circunstâncias, a CRF pode ser maior ou até mesmo menor que o volume pulmonar do sistema respiratório totalmente relaxado. Assim sendo, o volume pulmonar no qual a retração elástica interna dos pulmões é igual e oposta à retração elástica externa da parede torácica às vezes recebe a designação de *volume de relaxamento* do sistema respiratório. A CRF pode ser maior que o volume de relaxamento se a próxima inspiração ocorre antes de ser alcançado o volume de relaxamento, seja em virtude das altas freqüências respiratórias ou da alta resistência ao fluxo de ar expiratório na laringe ou nas vias respiratórias periféricas, seja em virtude da contração ativa dos músculos inspiratórios no final da expiração. Cada um desses eventos, ou ambos, pode ocorrer em bebês, que têm CRF mais altas que aquelas que poderiam ser previstas com base na enorme retração elástica interna de seus pulmões e da pequena retração externa de suas paredes torácicas. Durante o exercício, a CRF pode ser mais baixa que o volume de relaxamento, em virtude da contração ativa dos músculos expiratórios.

A CRF, como se vê na Fig. 3.1, consiste no VR mais o VRE. Portanto, é de cerca de 3 ℓ em um adulto sadio de 70 kg.

## Capacidade Inspiratória

A capacidade inspiratória (CI) é o volume de ar que é inalado para dentro dos pulmões durante um esforço inspiratório máximo que *começa* no final de uma expiração corrente normal (a CRF). Portanto, é igual ao Vc mais o VRI, como mostra a Fig. 3.1. A CI de um adulto normal de 70 kg é de aproximadamente 3 ℓ.

## Capacidade Pulmonar Total

A capacidade pulmonar total (CPT) é o volume de ar nos pulmões após um esforço inspiratório máximo. É determinada pela força de contração dos músculos inspiratórios e pela retração elástica interna dos pulmões e da parede torácica. A CPT consiste em quatro volumes pulmonares: o VR, o Vc, o VRI e o VRE. A CPT é de cerca de 6 ℓ em um adulto sadio de 70 kg.

### Capacidade Vital

A capacidade vital (CV), abordada no Cap. 2, é o volume de ar expelido pelos pulmões durante uma expiração forçada máxima que começa após uma inspiração forçada máxima. Portanto, a CV é igual à CPT menos o VR, ou aproximadamente 4,5 ℓ em um adulto sadio de 70 kg. A CV também é igual à soma do Vc com o VRI e o VRE. É determinada pelos fatores que determinam a CPT e o VR.

## MENSURAÇÃO DOS VOLUMES PULMONARES

A mensuração dos volumes pulmonares é clinicamente importante, pois muitos estados patológicos podem alterar os volumes pulmonares específicos ou suas relações mútuas. No entanto, os volumes pulmonares podem também sofrer modificações por motivos fisiológicas normais. A passagem da posição ereta para uma postura supina reduz a CRF, pois a gravidade deixa de puxar o conteúdo abdominal para afastá-lo do diafragma. Isso reduz a retração elástica externa da parede torácica, como assinalamos no Cap. 2, Fig. 2.14. O VR e a CTP não se modificam de maneira significativa quando uma pessoa passa da posição ereta para a posição supina. Se houver uma redução da CRF, o VRE também diminuirá (Fig. 3.2) e o VRI aumentará. A CV, o VR e a CPT podem sofrer uma ligeira redução, pois parte do sangue venoso que se coleta nas extremidades inferiores e no abdome quando a pessoa fica de pé retorna para a cavidade torácica quando a pessoa fica deitada.

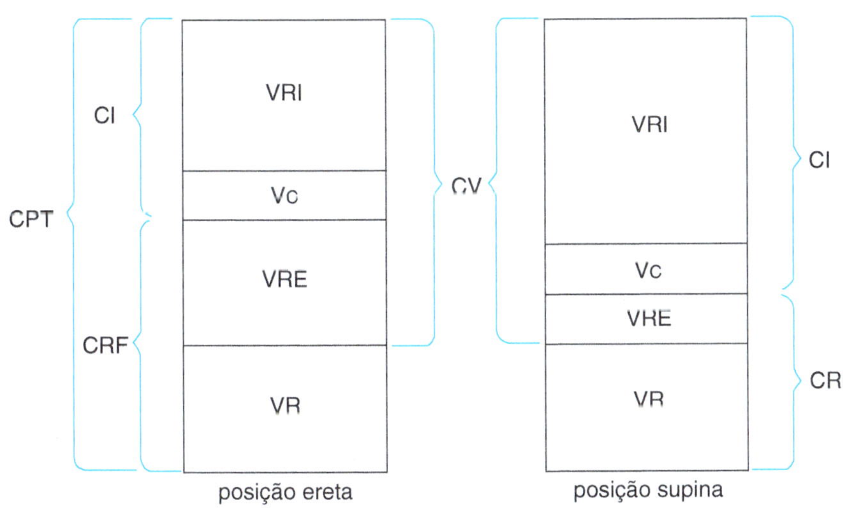


*Fig. 3.2* Ilustração das alterações nos volumes e nas capacidades pulmonares que ocorrem quando o indivíduo passa da posição ereta para a posição supina. CI, capacidade inspiratória; CPT, capacidade pulmonar total; CRF, capacidade residual funcional; VRI, volume de reserva inspiratória; Vc, volume corrente; VRE, volume de reserva expiratória; VR, volume residual; CV, capacidade vital.

A determinação dos volumes pulmonares pode ser útil do ponto de vista diagnóstico para se diferençarem os dois principais tipos de distúrbios pulmonares — as doenças restritivas e as doenças obstrutivas. As doenças restritivas, assim como a fibrose alveolar, que reduzem a complacência dos pulmões, são responsáveis por volumes pulmonares comprimidos (Fig. 3.3). A retração elástica aumentada dos pulmões dá origem a uma CRF e uma CPT mais baixas, uma VC mais baixa e um VRI e um VRE mais baixos e pode até mesmo reduzir o VR. O VC também pode ser reduzido, com um aumento correspondente na freqüência respiratória, para minimizar o trabalho da respiração.

As doenças obstrutivas, como o enfisema e a bronquite crônica, induzem uma maior resistência ao fluxo de ar. As vias respiratórias podem tornar-se completamente obstruídas em virtude das rolhas de muco, assim como por causa das altas pressões intrapleurais geradas para superar a resistência elevada nas vias respiratórias durante uma expiração forçada. Isso constitui um problema especialmente no enfisema, no qual a destruição dos septos alveolares acarreta uma diminuição na retração elástica dos alvéolos assim como uma menor tração radial, que normalmente ajudam a manter abertas as pequenas vias respiratórias. Por essas razões, o VR, a CRF e a CPT podem aumentar acentuadamente nas doenças obstrutivas, como vemos na Fig. 3.3. A CV e o

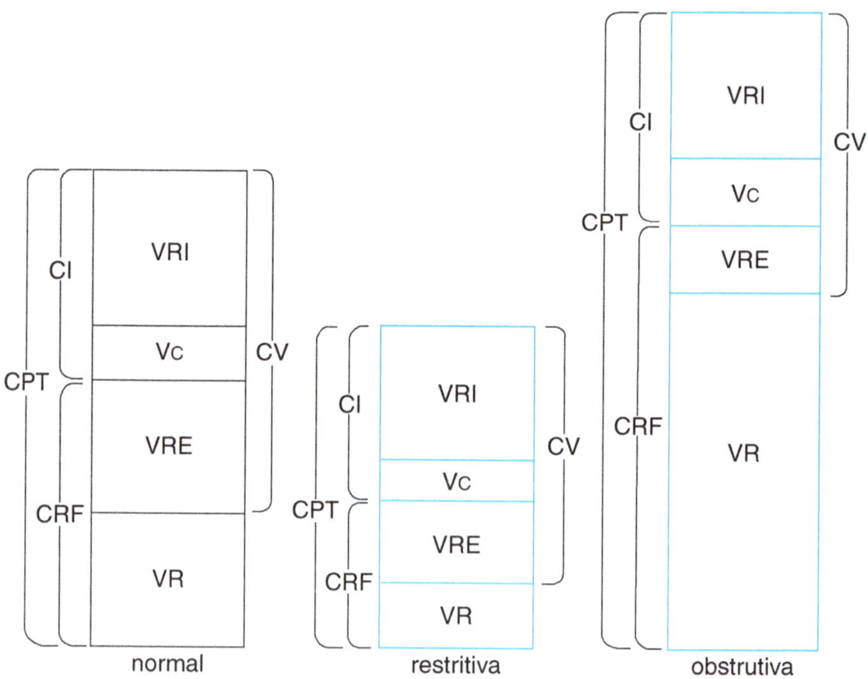


*Fig. 3.3* Ilustração das alterações típicas nos volumes e nas capacidades pulmonares nas doenças restritivas e obstrutivas. O padrão mostrado para as doenças obstrutivas é mais característico para enfisema e asma do que para bronquite crônica. CI, capacidade inspiratória; CPT, capacidade pulmonar total; CRF, capacidade residual funcional; VRI, volume de reserva inspiratório; Vc, volume corrente; VRE, volume de reserva expiratório; VR, volume residual; CV, capacidade vital.

VRE em geral diminuem. A freqüência respiratória pode cair a fim de reduzir o trabalho empreendido para superar a resistência das vias respiratórias, com um aumento correspondente no Vc.

## Espirometria

O espirômetro é um dispositivo simples utilizado para medir os volumes dos gases. O espirômetro de água, usado com freqüência, mostrado na Fig. 3.4, consta de uma campânula invertida, ou "sino", que flutua em um espaço cheio de água entre dois cilindros organizados concentricamente. O espaço dentro do tambor interno, que é fechado e isolado da atmosfera pelo sino, é conectado a um tubo que se estende até uma peça bucal dentro da qual a pessoa respira. À medida que a pessoa inspira e expira, o gás entra e sai do espirômetro e, em seguida, o sino flutua em uma posição mais alta (durante a expiração) e em uma posição mais baixa (durante a inspiração). O topo do sino é conectado por uma polia a uma caneta que escreve sobre um tambor giratório, traçando assim o padrão respiratório da pessoa.

Como é evidenciado pela Fig. 3.4, o espirômetro pode medir apenas os volumes pulmonares que o indivíduo consegue permutar com ele. Como acontece com muitos testes de função pulmonar, o indivíduo deve estar consciente e ser cooperativo e compreender as instruções para a realização do teste. O Vc, o VRI, o VRE, a CI e a CV podem todos ser medidos com um espirômetro (e o mesmo ocorre com o volume expiratório forçado em 1 s [$VEF_1$], a capacidade vital forçada [CVF] e o fluxo expiratório forçado [$FEF_{25-75\%}$], como discutimos no Cap. 2). No entanto, o VR, a CRF e a CPT não podem ser determinados com um espirômetro, pois o indivíduo não consegue exalar todo o gás existente nos pulmões. O gás em um espirômetro está à temperatura ambiente, a pressão e saturação de vapor de água, e os volumes de gás coletados em um espirômetro deverão ser transformados para volumes equivalentes no corpo. Outros tipos de espirômetro são aqueles de selo móvel (*rolling seal*) e os do tipo foles. Esses espirômetros não são cheios com água e são mais portáteis.

## Mensuração dos volumes pulmonares que não podem ser medidos por espirometria

Os volumes pulmonares que não podem ser medidos por espirometria podem ser determinados pela técnica de remoção do nitrogênio, pela técnica de diluição com hélio e por pletismografia corporal. Em geral determina-se a CRF, e o VR (que é igual à CRF menos o VRE) e a CPT (que é igual à CV mais o VR) são calculados em seguida a partir dos volumes obtidos por espirometria.

### Técnica de Remoção do Nitrogênio

Na técnica de remoção do nitrogênio, a pessoa respira oxigênio a 100% através de uma válvula unidirecional, para que todo o gás *expirado* possa ser coletado. A concentração de nitrogênio no ar expirado é monitorada com um analisador de nitrogênio até alcançar um nível zero. Nesse ponto, todo o nitrogênio é removido dos pulmões da pessoa. Determina-se o volume total de *todo* o gás que a pessoa expirou e essa quantidade é multiplicada pelo percentual de nitrogênio no ar misto expirado, que pode ser determinado com o analisador de nitrogênio. Assim, o volume total de nitrogênio nos pulmões da pessoa *no início do teste* pode ser determinado. O nitrogênio constitui cerca de 80% do volume pulmonar inicial da pessoa e, assim sendo, ao se multiplicar o

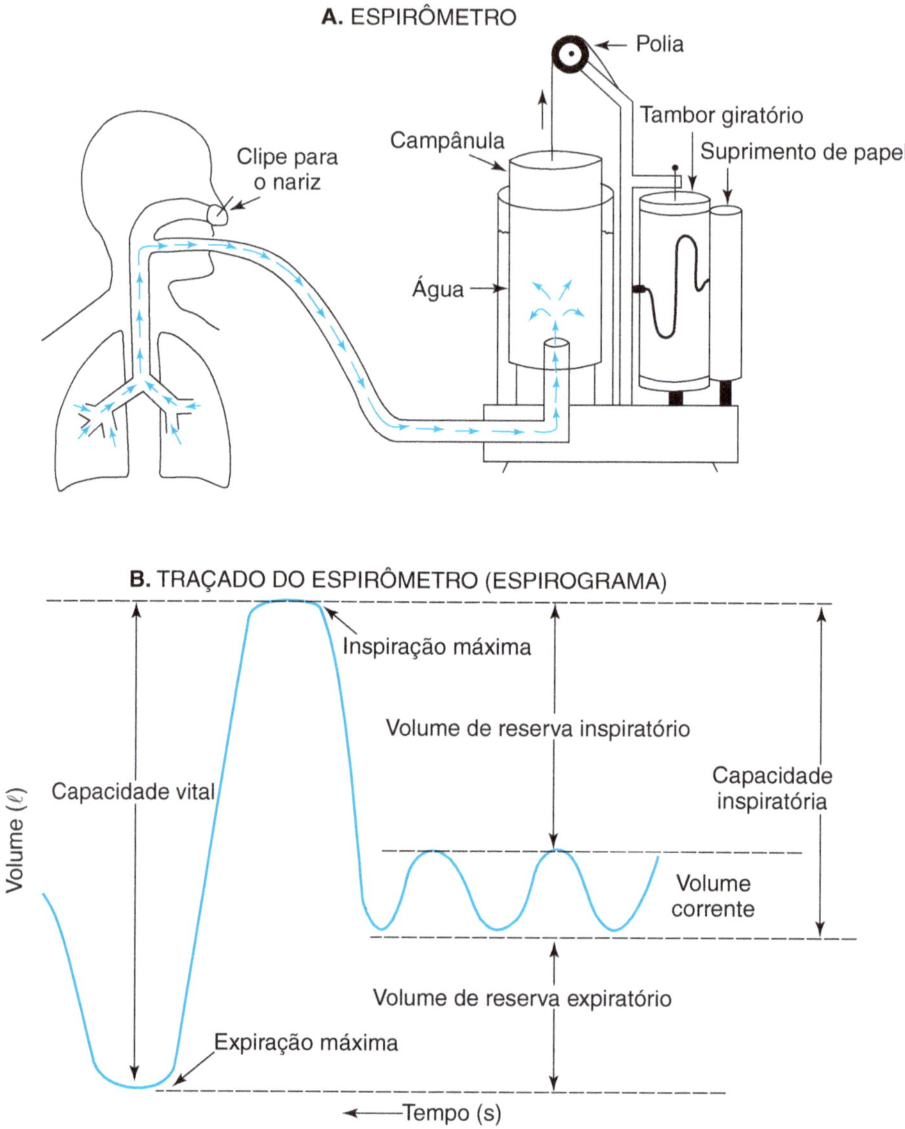


*Fig. 3.4* Determinação de volumes e capacidades pulmonares com um espirômetro. **A.** Representação esquemática de um espirômetro cheio de água. **B.** Determinação do volume corrente, da capacidade vital, da capacidade inspiratória, do volume de reserva inspiratório e do volume de reserva expiratório a partir de um traçado espirométrico.

volume inicial de nitrogênio por 1,25 obtém-se o volume pulmonar inicial da pessoa. Se o teste é *iniciado* no final de uma expiração corrente normal, o volume determinado será a CRF:

Volume total expirado × % de $N_2$ = volume original de $N_2$ nos pulmões
Volume original de $N_2$ nos pulmões × 1,25 = volume pulmonar original

## Técnica de Diluição do Hélio

A técnica de diluição do hélio utiliza a seguinte relação: se a *quantidade* total de uma substância dissolvida em um volume conhecido e sua *concentração* puderem ser medidas, poderá ser determinado o *volume* no qual a substância foi dissolvida. Por exemplo, se uma quantidade conhecida de um soluto é dissolvida em um volume desconhecido de solvente, e a concentração do soluto puder ser determinada, pode-se calcular então o volume de solvente:

Quantidade de soluto (mg) = concentração do soluto (mg/mℓ) × volume do solvente (mℓ)

Na técnica de diluição do hélio, o hélio é dissolvido no gás nos pulmões e sua concentração é determinada com um medidor de hélio, o que torna possível calcular o volume do pulmão. O hélio é usado para esse teste porque não é captado pelo sangue capilar pulmonar e porque não se difunde para fora do sangue e, assim sendo, a *quantidade* total de hélio não se modifica durante o teste. A pessoa inspira e expira em um espirômetro cheio com uma mistura de hélio e oxigênio, como mostra a Fig. 3.5. A concentração de hélio é monitorada continuamente com um medidor de hélio até que sua concentração no ar inspirado seja igual à sua concentração no ar expirado da pessoa. Nesse ponto, a concentração de hélio será a mesma nos pulmões da pessoa e no espirômetro, com o teste sendo *interrompido* no final de uma expiração corrente normal — em outras palavras, ao ser alcançada a CRF.

A CRF pode ser então determinada pela seguinte fórmula (quantidade total de He antes do teste = quantidade total de He no final do teste):

$$F_{HE_i} \, Vsp_i = F_{HE_f}(Vsp_f + V_{L_f})$$

Ou seja, inicialmente a quantidade *total* de hélio no sistema é igual à sua concentração fracional inicial ($F_{HE_i}$) vezes o volume inicial do espirômetro ($Vsp_i$). Este deve ser igual à quantidade *total* de hélio nos pulmões e no espirômetro ao final do teste, que é igual à concentração fracional final (mais baixa) de hélio ($F_{HE_f}$) vezes o volume final do espirômetro ($Vsp_f$) *e* o volume dos pulmões no final do teste ($V_{L_f}$). Levando-se em conta que poderão ser necessários alguns minutos para que a concentração do hélio estabeleça um equilíbrio entre os pulmões e o espirômetro, na prática o $CO_2$ é absorvido a partir do sistema e o oxigênio é acrescentado ao espirômetro à velocidade com que é usado pela pessoa. Os métodos tanto de lavagem do nitrogênio quanto de diluição do hélio podem ser usados em pacientes inconscientes.

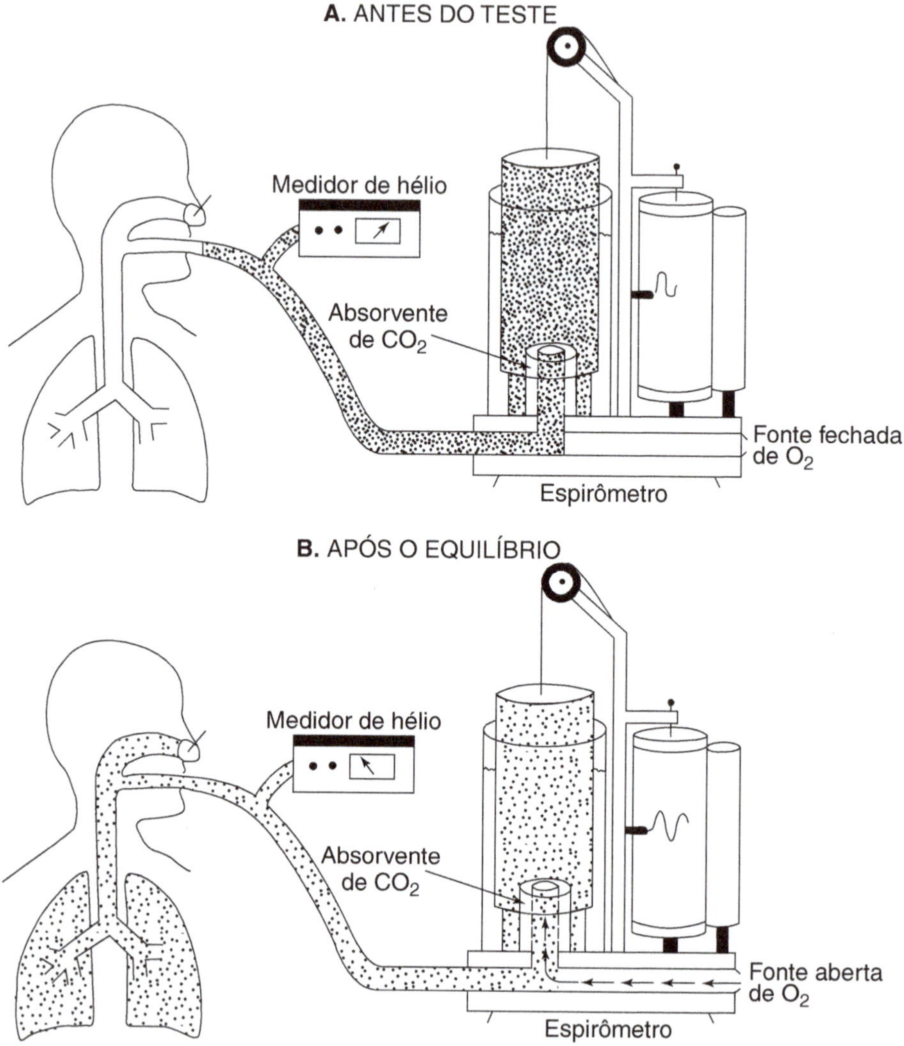


*Fig. 3.5* A técnica de diluição do hélio para a determinação da capacidade residual funcional. **A.** Antes do teste, o espirômetro é cheio com uma mistura de hélio (denotado pelos pontos) e oxigênio. A concentração de hélio é determinada pelo medidor de hélio. **B.** O indivíduo respira a partir do espirômetro até haver equilíbrio entre a concentração de hélio nos pulmões e aquela existente no espirômetro. Durante o período de equilíbrio, o dióxido de carbono expirado do indivíduo é absorvido e acrescenta-se oxigênio ao espirômetro em conformidade com o ritmo de consumo de oxigênio pelo indivíduo. A concentração do hélio e o volume do espirômetro são determinados após o equilíbrio, quando o indivíduo encontra-se em sua capacidade residual funcional.

## Pletismografia Corporal

Um problema comum à técnica tanto de eliminação do nitrogênio quanto de diluição com hélio é que nenhuma delas consegue medir o gás encarcerado, pois o nitrogênio que fica preso nos alvéolos abastecidos por vias respiratórias fechadas não poderá ser removido e porque o hélio não consegue penetrar nos alvéolos supridos por vias respiratórias fechadas. Além disso, se os pulmões do paciente têm muitos alvéolos abastecidos por vias respiratórias com alta resistência ao fluxo de ar (os "alvéolos lentos" discutidos no final do Cap. 2), poderá ser necessário um tempo muito longo para que todo o nitrogênio seja removido dos pulmões do paciente ou para que haja um equilíbrio entre as concentrações inspiradas e expiradas de hélio. Nesses pacientes, as mensurações dos volumes pulmonares com um pletismógrafo corporal são muito mais precisas, pois incluem o gás que ficou preso.

O pletismógrafo corporal utiliza a lei de Boyle, a qual estabelece que, para um recipiente fechado a uma temperatura constante, a pressão multiplicada pelo volume é constante. O pletismógrafo corporal, que é um equipamento dispendioso, é mostrado esquematicamente na Fig. 3.6.

Como podemos ver na figura, o pletismógrafo é uma câmara hermética suficientemente ampla para que o paciente possa ficar sentado dentro dela. O paciente fica sentado no pletismógrafo fechado, ou câmara, e respira através de uma peça bucal e um tubo. O tubo contém um dispositivo lateral conectado a um transdutor de pressão ("pressão da boca"), um obturador controlado eletricamente que pode ocluir a via respiratória quando ativado pela pessoa que realiza o teste e um pneumotacógrafo para medir o fluxo de ar, o que possibilita ao operador acompanhar o padrão respiratório do indivíduo. Um segundo transdutor de pressão, que deve ser extremamente sensível, monitora a pressão no pletismógrafo ("pressão na câmara").

Depois que o indivíduo respira através do tubo aberto por um curto tempo a fim de estabelecer um padrão respiratório normal, o operador fecha o obturador na via respiratória no final de uma expiração corrente normal. Nesse ponto, o indivíduo *inspira* por um curto tempo contra uma via respiratória fechada. À medida que o indivíduo inspira contra a via respiratória fechada, o tórax continua se expandindo e a pressão medida pelo transdutor no pletismógrafo ($P_{câmara}$) *aumenta*, pois o volume de ar no pletismógrafo ($V_{câmara}$) diminui na mesma quantidade do volume torácico aumentado do paciente ($\Delta V$).

$$P_{câmara\,i} \times V_{câmara\,i} = P_{câmara\,f} \times (V_{câmara\,i} - \Delta V) \qquad (1)$$

onde $(V_{câmara\,i} - \Delta V) = V_{câmara\,f}$

Ou seja, o produto da pressão inicial na câmara vezes o volume inicial da câmara deve ser igual à pressão final na câmara vezes seu volume final (o volume inicial da câmara menos uma mudança no volume), em conformidade com a lei de Boyle. Evidentemente, a mensuração direta do volume da câmara, que é realmente igual ao volume do pletismógrafo *menos o volume ocupado pelo paciente*, é impossível e, assim sendo, o pletismógrafo é calibrado com o paciente dentro dele injetando-se volumes conhecidos de ar dentro do pletismógrafo e determinando-se o aumento na pressão. Após ter sido construído esse tipo de gráfico das mudanças de pressão com modificações conhecidas no volume, poderá ser determinado o $\Delta V$ na Equação (1).

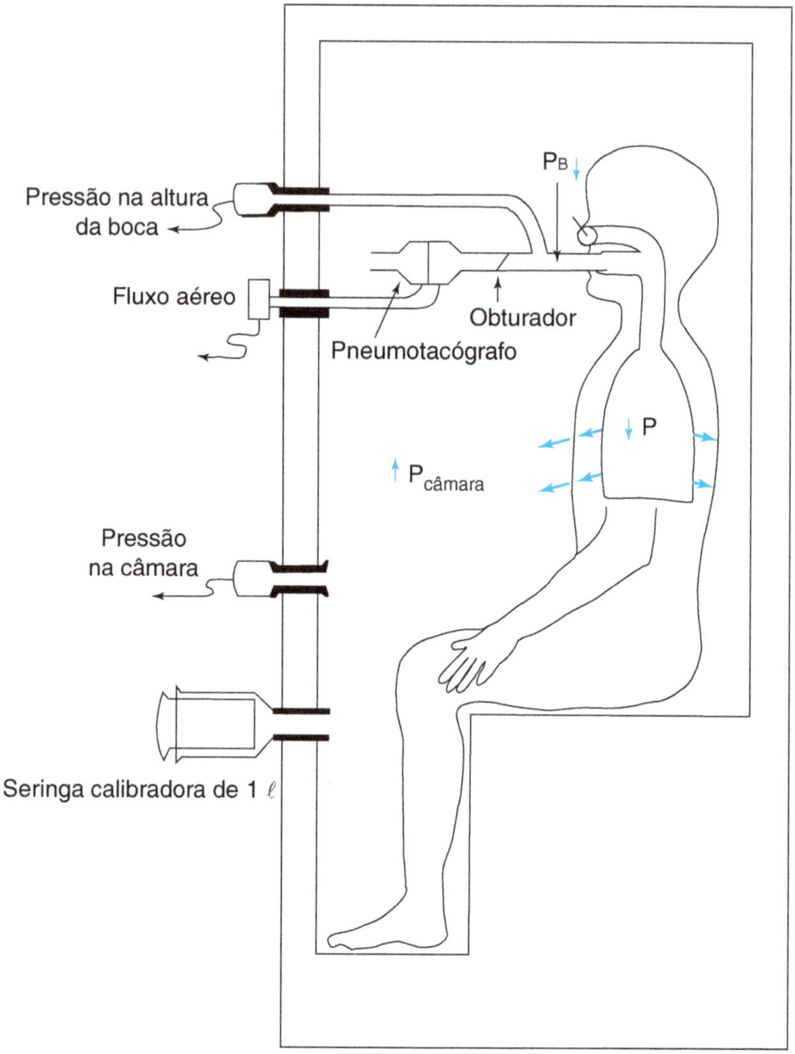


*Fig. 3.6* Utilização do pletismógrafo corporal para determinação da capacidade residual funcional. O indivíduo está sentado na pequena câmara hermética e respira através do aparelho mostrado. Pelo monitoramento do fluxo aéreo do indivíduo com um pneumotacógrafo, o operador consegue ocluir rapidamente a via respiratória do indivíduo no final da expiração. À medida que o indivíduo realiza um esforço inspiratório contra a via respiratória fechada, a pressão na câmara ($P_{câmara}$) aumenta e a pressão na altura da boca do indivíduo (PB) diminui. Pode ser calculada então a capacidade residual funcional do indivíduo.

O produto da pressão medida na altura da boca (PB) multiplicado pelo volume dos pulmões do paciente (VP) também deve ser constante durante a inspiração contra uma via respiratória fechada. Quando o paciente inspira, o volume dos pulmões aumenta por uma grandeza igual à redução no volume da câmara determinado na Equação (1)

($\Delta V$). À medida que o volume do pulmão aumenta, a pressão medida na altura da boca diminui, conforme prevê a lei de Boyle:

$$P_{B_i} \times V_{P_i} = P_{B_f} \times (V_{P_i} + \Delta V) \qquad (2)$$

onde $(V_{P_i} + \Delta V) = V_{P_f}$

O $\Delta V$ na Equação (2) é igual ao evidenciado na Equação (1) e agora o $V_{P_i}$ já terá sido solucionado, sendo a CRF, pois a via respiratória estava ocluída no final de uma expiração corrente normal. Na prática atual o paciente realiza vários esforços inspiratórios ofegantes contra a via respiratória fechada, e todos os cálculos descritos anteriormente serão feitos de modo automático por um computador que recebe influxos provenientes dos transdutores de pressão.

## ESPAÇO MORTO ANATÔMICO E VENTILAÇÃO ALVEOLAR

O volume de ar que entra e sai pelo nariz ou pela boca por minuto, que é o *volume-minuto*, não é igual ao volume de ar que entra e sai dos alvéolos a cada minuto. A *ventilação alveolar* é *menor* que o volume-minuto, pois a última parte de cada inspiração permanece nas vias respiratórias condutoras e não alcança os alvéolos. Outrossim, a última parte de cada expiração permanece nas vias respiratórias condutoras e não será expelida do corpo. Nenhuma permuta de gás ocorre nas vias condutoras, por motivos anatômicos. As paredes das vias respiratórias condutoras são por demais espessas para que possa ocorrer um grau significativo de difusão: o sangue venoso misto não entra em contato com o ar. Portanto, as vias respiratórias condutoras recebem a designação de *espaço morto anatômico*.

O espaço morto anatômico é ilustrado na Fig. 3.7. O indivíduo inspira a partir de um balão cheio com 500 mℓ de um gás-teste, como o hélio, que não é captado nem liberado pelo sangue dos capilares pulmonares. Inicialmente (Fig. 3.7A), nenhuma quantidade do gás-teste estará presente nas vias respiratórias ou nos pulmões do indivíduo, o qual em seguida (Fig. 3.7B) inspira todos os 500 mℓ do gás. Entretanto, nem todo o gás alcança os alvéolos. A porção final do gás inspirado permanece nas vias respiratórias condutoras, enchendo-as completamente. O volume do gás-teste que alcança os alvéolos é igual ao volume inspirado do balão menos o volume do espaço morto anatômico, neste caso de 500 mℓ a 150 mℓ, ou 350 mℓ. Os 350 mℓ de gás-teste misturam-se com o ar já existente nos alvéolos e serão diluídos. Durante a expiração (Fig. 3.7C) o primeiro gás expirado para dentro do balão é o gás-teste sem qualquer diluição que permaneceu no espaço morto anatômico. Em seguida, o gás-teste não-diluído passa a fazer parte do gás que alcançou os alvéolos e que foi diluído pelo ar alveolar. Os últimos 150 mℓ de gás alveolar expirados permanecem no espaço morto anatômico. A concentração do gás-teste coletado no balão após a expiração é mais baixa do que era antes da incursão respiratória, porém mais alta que a concentração deixada nos alvéolos e nas vias condutoras, pois esse ar é constituído pelo gás-teste puro proveniente do espaço morto anatômico e pelo gás-teste diluído proveniente dos alvéolos.

Portanto, para qualquer ciclo respiratório, nem todo o volume corrente alcança os alvéolos, pois a última parte de cada inspiração e de cada expiração permanece no espaço morto. A relação entre o Vc inalado e exalado através do nariz ou da boca, o

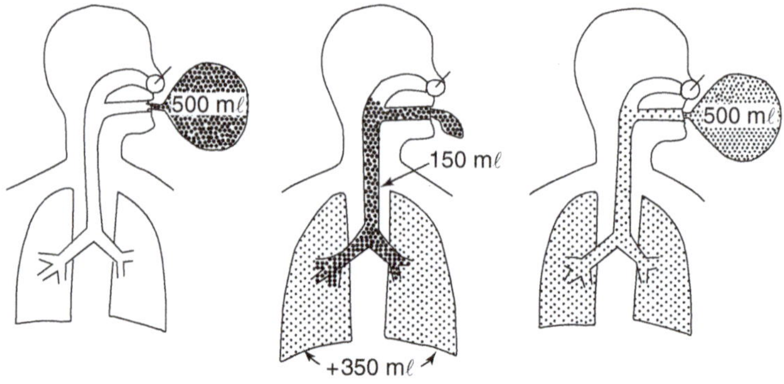


*Fig. 3.7* Ilustração do espaço morto anatômico. **A.** O indivíduo inspira 500 mℓ a partir de um balão cheio com uma alta concentração de um gás-teste (denotado pelos pontos). **B.** No final da inspiração, apenas 350 mℓ do gás-teste alcançaram os alvéolos. Esses 350 mℓ são acrescentados aos 2 a 3 ℓ de gás alveolar já existentes nos pulmões para a capacidade residual funcional e, assim sendo, sua concentração é diluída. Os outros 150 mℓ do gás-teste permanecem praticamente inalterados no espaço morto anatômico do indivíduo. **C.** No final da expiração, o gás-teste diluído permanece praticamente inalterado no espaço morto anatômico do indivíduo e permanece igualmente concentrado no ar alveolar e no espaço morto anatômico. O gás-teste no balão é uma mistura do gás não-diluído proveniente do espaço morto e do gás alveolar diluído.

volume do espaço morto ($V_M$) e o volume do gás que entra e sai dos alvéolos em cada incursão respiratória ($V_A$) é:

$$V_C = V_M + V_A$$

ou

$$V_A = V_C - V_M$$

Assim sendo, se a pessoa com um espaço morto anatômico de 150 mℓ possui um $V_C$ de 500 mℓ por incursão respiratória, então apenas 350 mℓ do gás penetram e deixam os alvéolos a cada incursão respiratória.

A ventilação alveolar (por minuto) pode ser determinada multiplicando-se ambos os lados da equação acima pela freqüência respiratória ($n$) em incursões respiratórias por minuto:

$$n(V_A) = n(V_C) - n(V_M)$$

Assim, se $n = 12$ incursões respiratórias por minuto no exemplo anterior:

$$4.200 \frac{m\ell}{min} = 6.000 \frac{m\ell}{min} - 1.800 \frac{m\ell}{min}$$

A ventilação alveolar ($\dot{V}_A$) em litros por minuto é igual ao volume-minuto ($\dot{V}_E$) menos o volume desperdiçado para ventilar a cada minuto o espaço morto ($\dot{V}_M$):

$$\dot{V}_A = \dot{V}_E - \dot{V}_M$$

O ponto sobre a letra V indica *por minuto*. O símbolo $\dot{V}_E$ é usado porque em geral é coletado o gás expirado. Existe uma diferença entre o volume de gás inspirado e o volume de gás expirado, porque, quando o ar é inspirado, será aquecido até a temperatura corporal e umedecido, e também porque é produzido normalmente menos dióxido de carbono que a quantidade de oxigênio consumida.

## MENSURAÇÃO DA VENTILAÇÃO ALVEOLAR

A ventilação alveolar não pode ser medida diretamente, mas deverá ser determinada com base no VC, na freqüência respiratória e na ventilação do espaço morto, como assinalamos na seção precedente.

### Mensuração do espaço morto anatômico

Para um indivíduo sadio normal, o espaço morto anatômico pode ser determinado consultando-se um quadro de valores padronizados equivalentes para sexo, idade, altura e peso ou área superficial corporal. Uma estimativa razoável do espaço morto anatômico é de 1 mℓ de espaço morto por libra (454 g) de peso corporal ideal. Não obstante, poderá ser importante determinar o espaço morto anatômico em um determinado paciente. Isso pode ser feito por meio do método de Fowler, que utiliza um medidor de nitrogênio para analisar a concentração do nitrogênio expirado após uma única inspiração de oxigênio a 100%. O volume do gás expirado é medido simultaneamente. O método de Fowler é sintetizado na Fig. 3.8.

O indivíduo realiza uma única inspiração de oxigênio a 100% através de uma válvula unidirecional, prende a respiração por um segundo e, em seguida, expira através da válvula unidirecional. A *concentração de nitrogênio* na altura da boca e o *volume expirado* são monitorados simultaneamente. No início, a concentração de nitrogênio na altura da boca é de 80%, igual àquela da atmosfera ambiente. Quando a válvula reguladora é aberta e o indivíduo começa a inspirar oxigênio a 100%, a concentração de nitrogênio na altura da boca cai para zero. O indivíduo prende a respiração por cerca de um segundo e, em seguida, expira através da válvula para dentro de um espirômetro ou pneumotacógrafo. A primeira parte do gás expirado registra 0% de nitrogênio, pois representa o oxigênio a 100% sem qualquer diluição proveniente do espaço morto anatômico. No período transicional subseqüente, o gás expirado registra uma lenta elevação na concentração de nitrogênio. Durante esse período, o gás expirado é uma mistura do gás do espaço morto e do gás alveolar, em virtude de uma transição gradual entre as vias respiratórias condutoras e os bronquíolos respiratórios, como foi visto na Fig. 1.5. A porção final do gás expirado provém exclusivamente dos alvéolos e recebe a designação de *platô alveolar*. Sua concentração de nitrogênio é inferior a 80%, pois parte da inalação de oxigênio a 100% alcançou os alvéolos e diluiu a concentração alveolar de nitrogênio, como mostra a Fig. 3.7. O volume do espaço morto anatômico é o volume expirado entre o início da expiração e o ponto médio da fase transicional, como mostra a Fig. 3.8.

### Espaço morto fisiológico: equação de Bohr

O método de Fowler é particularmente útil para a determinação do espaço morto *anatômico*. No entanto, não nos permite fazer o cálculo de outra forma de ventilação desperdiçada no pulmão — o *espaço morto alveolar*, que é o volume de gás que penetra nos alvéolos que *não são perfundidos* a cada incursão respiratória. Portanto, o espaço morto alveolar é ventilado, porém sem ser perfundido.

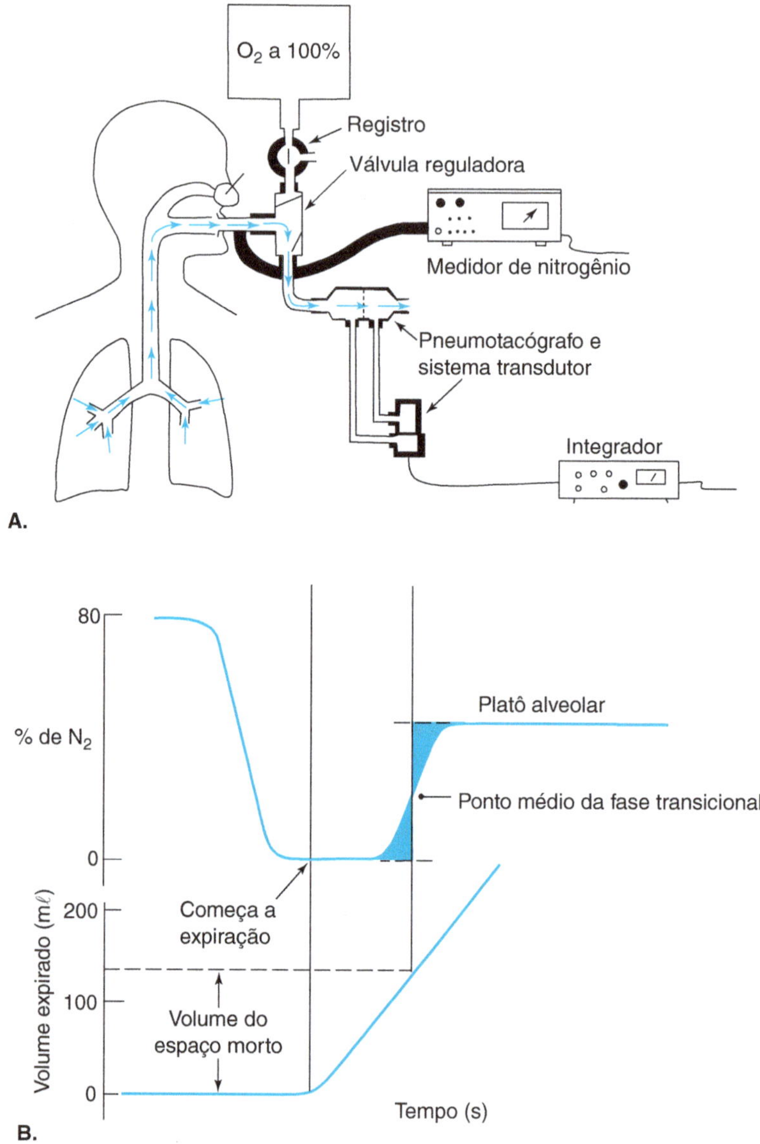


*Fig. 3.8* Método de Fowler para determinação do espaço morto anatômico. **A.** O indivíduo realiza uma única inspiração de oxigênio a 100%, prende a respiração por um segundo e, em seguida, expira. A concentração de nitrogênio é monitorada juntamente com o volume de gás expirado, nesse caso pela integração com o tempo do fluxo de ar (ℓ/s) determinado pelo sistema de pneumotacógrafo transdutor de pressão do ar diferencial. **B.** O volume de gás expirado entre o início da expiração e o ponto médio da fase ascendente da curva de concentração de nitrogênio expirado representa o espaço morto anatômico. (O ponto médio deve ser determinado de modo que as duas áreas sombreadas sejam iguais.)

Nenhuma troca gasosa ocorre nesses alvéolos por motivos muito mais fisiológicos do que anatômicos. Uma pessoa sadia possui pouco ou nenhum espaço morto alveolar, porém uma pessoa com baixo débito cardíaco pode ter um enorme espaço morto alveolar, pelas razões que serão explicadas no próximo capítulo.

A equação de Bohr nos permite fazer a determinação da soma dos espaços mortos anatômico e alveolar. O espaço morto anatômico *mais* o espaço morto alveolar são conhecidos como o *espaço morto fisiológico*:

Espaço morto fisiológico = espaço morto anatômico + espaço morto alveolar

A equação de Bohr baseia-se em um conceito muito simples: qualquer volume mensurável de dióxido de carbono encontrado no gás *expirado* misto deve provir de alvéolos que são *tanto ventilados quanto perfundidos*, pois existem quantidades negligenciáveis de dióxido de carbono no ar inspirado. O ar inspirado que permanece no espaço morto anatômico ou que penetra nos alvéolos que não são perfundidos deixará o corpo tal como entrou (exceto quanto ao fato de ter sido aquecido até a temperatura corporal e umedecido), contribuindo com pouco ou nenhum dióxido de carbono para o ar expirado misto:

| $F\bar{E}_{CO_2} \times VC$ | = | $FI_{CO_2} \times VM_{CO_2}$ | + | $FA_{CO_2} \times VA$ |
|---|---|---|---|---|
| Volume de $CO_2$ no ar expirado misto | | Volume de $CO_2$ proveniente do espaço morto | | Volume de $CO_2$ proveniente dos alvéolos |

onde F = concentração fracional
$\bar{E}$ = expirado misto
I = inspirado
A = alveolar
$VM_{CO_2}$ = espaço morto para $CO_2$ (espaço morto fisiológico)
$FA_{CO_2}$ = concentração fracional de $CO_2$ nos alvéolos que são tanto ventilados quanto perfundidos

Como $FI_{CO_2}$ é aproximadamente igual a zero, o termo $FI_{CO_2} \times VM_{CO_2}$ deixa de existir. Substituindo VA por ($VC - VM_{CO_2}$), temos:

$$F\bar{E}_{CO_2} \times VC = FA_{CO_2}(VC - VM_{CO_2})$$

$$F\bar{E}_{CO_2} \times VC = FA_{CO_2} \times VC - FA_{CO_2} \times VM_{CO_2}$$

$$VM_{CO_2} \times FA_{CO_2} = VC(FA_{CO_2} - F\bar{E}_{CO_2})$$

$$\frac{VM_{CO_2}}{VC} = \frac{FA_{CO_2} - F\bar{E}_{CO_2}}{FA_{CO_2}}$$

$$\text{Uma vez que } F_{CO_2} = \frac{P_{CO_2}}{P_{tot}}$$

$$\text{então } \frac{VM_{CO_2}}{VC} = \frac{PA_{CO_2} - P\bar{E}_{CO_2}}{PA_{CO_2}}$$

A $P_{CO_2}$ do gás expirado misto coletado pode ser determinada com um medidor de $CO_2$, o qual é usado também com freqüência para se estimar a $P_{CO_2}$ alveolar através da análise do gás expelido no final de uma expiração corrente normal, que constitui o "$CO_2$ corrente final" (Fig. 3.9). Contudo, em uma pessoa com um espaço morto alveolar significativo, a $P_{CO_2}$ alveolar estimada assim obtida pode não refletir a $P_{CO_2}$ dos alvéolos que são ventilados e perfundidos, pois parte desse gás corrente final misto provém de alvéolos que não são perfundidos. Esse gás dilui o $CO_2$ proveniente de alvéolos que são tanto ventilados quanto perfundidos. Existe, porém, um equilíbrio entre a $P_{CO_2}$ dos alvéolos perfundidos e sua $P_{CO_2}$ capilar final (ver Cap. 6 para uma discussão mais detalhada), razão pela qual, nos pacientes sem derivações arteriovenosas significativas, a $P_{CO_2}$ arterial representa a $P_{CO_2}$ média dos alvéolos perfundidos. Portanto, a equação de Bohr deve ser reescrita assim:

$$\frac{V_{M_{CO_2}}}{V_C} = \frac{P_{A_{CO_2}} - P_{\bar{E}_{CO_2}}}{P_{A_{CO_2}}}$$

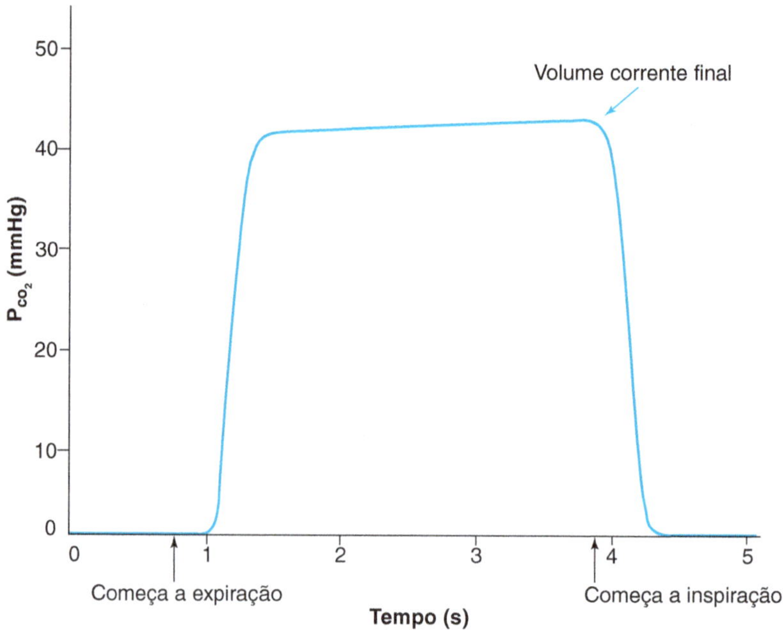


*Fig. 3.9* Um capnógrafo normal: pressão parcial do dióxido de carbono na altura da boca, conforme determinada por um medidor infravermelho de dióxido de carbono ou um espectrômetro de massa. Durante a *inspiração* a $P_{CO_2}$ diminui rapidamente até próximo de zero (0,3 mmHg). O primeiro gás expirado provém do espaço morto anatômico e, portanto, também possui uma $P_{CO_2}$ próximo de zero. Após a expiração de uma mistura de gás proveniente dos alvéolos e do espaço morto anatômico, o gás expirado é uma mistura proveniente de todos os alvéolos ventilados. Normalmente a inclinação do platô alveolar sobe ligeiramente, pois a $P_{CO_2}$ alveolar aumenta uns poucos mmHg entre as inspirações. O último gás alveolar expirado antes da inspiração é denominado *volume corrente final*.

O Vc é determinado com um espirômetro e o espaço morto fisiológico é calculado em seguida. Se a $P_{CO_2}$ arterial for mais alta que a $P_{CO_2}$ alveolar mista determinada por amostragem do $CO_2$ corrente final, então o espaço morto fisiológico provavelmente será maior que o espaço morto anatômico; ou seja, uma *diferença arterial-alveolar de $CO_2$* significativa demonstra a existência de um espaço morto alveolar significativo. Como já foi assinalado, essa diferença é determinada a partir da $P_{CO_2}$ de uma amostra da gasometria arterial e da $P_{CO_2}$ corrente final. Situações em que os alvéolos são ventilados porém não são perfundidos incluem aquelas nas quais porções da vasculatura pulmonar foram ocluídas por coágulos sanguíneos no sangue venoso (êmbolos pulmonares), as situações nas quais existe um baixo retorno venoso que acarreta débito ventricular direito também baixo (hemorragia) e as situações em que a pressão alveolar é alta (ventilação com pressão positiva e com pressão expiratória final positiva).

O espaço morto anatômico pode ser alterado por broncoconstrição, que reduz o VM; por broncodilatação, que aumenta o VM; ou por tração ou compressão das vias respiratórias, que aumenta e reduz o VM, respectivamente.

## VENTILAÇÃO ALVEOLAR E NÍVEIS ALVEOLARES DE OXIGÊNIO E DE DIÓXIDO DE CARBONO

Os níveis de oxigênio e de dióxido de carbono no gás alveolar são determinados pela ventilação alveolar, pelo consumo de oxigênio ($\dot{V}o_2$) do corpo e pela produção de dióxido de carbono do corpo ($\dot{V}co_2$). Cada inspiração acrescenta aos 3 ℓ de gás já existentes nos pulmões aproximadamente 350 mℓ de ar fresco contendo cerca de 21% de oxigênio, e cada expiração remove aproximadamente 350 mℓ de ar contendo cerca de 5 a 6% de dióxido de carbono. Nesse ínterim, cerca de 250 mℓ de dióxido de carbono por minuto se difundem do sangue nos capilares pulmonares para os alvéolos, e cerca de 300 mℓ de oxigênio por minuto se difundem do ar alveolar para dentro do sangue existente nos capilares pulmonares.

### Pressões parciais dos gases respiratórios

Em conformidade com a lei de Dalton, em uma mistura gasosa a pressão exercida por cada gás individual independe das pressoes de outros gases existentes na mistura. A pressão parcial de um determinado gás é igual à sua concentração fracional vezes a pressão total de todos os gases existentes na mistura. Assim sendo, para qualquer gás em uma mistura (gás$_1$) sua pressão parcial é

$$P_{gás_1} = \%\text{ de gás total} \times P_{tot}$$

O oxigênio constitui 20,93% do ar atmosférico seco. Para uma pressão barométrica padronizada de 760 mmHg,

$$P_{O_2} = 0{,}2093 \times 760\text{ mmHg} = 159\text{ mmHg}$$

(As unidades em mmHg são enunciadas também como torr, em homenagem a Evangelista Torricelli, o inventor do barômetro.) O dióxido de carbono constitui apenas cerca de 0,04% do ar atmosférico seco e, assim sendo,

$$P_{CO_2} = 0{,}0004 \times 760 \text{ mmHg} = 0{,}3 \text{ mmHg}$$

| Gás atmosférico seco a pressão barométrica padronizada | |
|---|---|
| $P_{O_2}$ | 159,0 mmHg |
| $P_{CO_2}$ | 0,3 mmHg |
| $P_{N_2}$ | 600,6 mmHg |

À medida que o ar é inspirado através das vias respiratórias superiores, acaba sendo aquecido e umedecido, como veremos no Cap. 10. A pressão parcial do vapor de água é relativamente constante em 47 mmHg à temperatura corporal e, assim sendo, a umidificação de 1 ℓ de gás seco *em um recipiente fechado* com 760 mmHg faria aumentar sua pressão total para 760 mmHg + 47 mmHg = 807 mmHg. No corpo, o gás se expandirá simplesmente em conformidade com a lei de Boyle, fazendo com que 1 ℓ de gás a 760 mmHg seja *diluído* pelo vapor de água acrescentado. A $P_{O_2}$ do ar inspirado, ou $PI_{O_2}$ (saturada com vapor de água a uma pressão barométrica padronizada), é igual à concentração fracional de oxigênio inspirado (a $FI_{O_2}$) vezes a pressão barométrica menos a pressão do vapor de água:

$$PI_{O_2} = FI_{O_2} (P_B - P_{H_2O})$$

onde $P_B$ = pressão barométrica e $P_{H_2O}$ = pressão do vapor de água

$$0{,}2093 \ (760 - 47) \text{ mmHg} = 149 \text{ mmHg}$$

A $P_{CO_2}$ do ar inspirado (a $PI_{CO_2}$) é igual à $FI_{CO_2}$ $(P_B - P_{H_2O})$ ou 0,0004 (760 – 47) mmHg = 0,29 mmHg. Esse valor pode ser arredondado para 0,3 mmHg.

| Gás inspirado a pressão barométrica padronizada | |
|---|---|
| $PI_{O_2}$ | 149,0 mmHg |
| $PI_{CO_2}$ | 0,3 mmHg |
| $PI_{N_2}$ | 564,0 mmHg |
| $PI_{H_2O}$ | 47,0 mmHg |

O gás alveolar é constituído pelos 2,5 a 3 ℓ de gás já existentes nos pulmões para a CRF e os cerca de 350 mℓ por incursão respiratória que penetram e saem dos alvéolos. Cerca de 300 mℓ de oxigênio se difundem continuamente dos alvéolos para o sangue dos capilares pulmonares por minuto em repouso e estão sendo substituídos pela ventilação alveolar. De modo semelhante, cerca de 250 mℓ de dióxido de carbono estão se difundindo do sangue venoso misto nos capilares pulmonares para os alvéolos a cada minuto e, em seguida, são removidos pela ventilação alveolar. (A $P_{O_2}$ e a $P_{CO_2}$ do sangue venoso misto são de aproximadamente 40 mmHg e 45 a 46 mmHg, respectivamente.) Por causa desses processos, as pressões parciais de oxigênio e de dióxido de carbono no ar alveolar são determinadas pela ventilação alveolar, pela perfusão dos capilares pulmonares, pelo consumo de oxigênio e pela produção de dióxido de carbono. Normalmente, a ventilação alveolar é ajustada pelo centro de controle respiratório no cérebro de forma a manter a $P_{CO_2}$ arterial e alveolar média em aproximadamente 40 mmHg (ver Cap. 9). A $P_{O_2}$ alveolar média é de aproximadamente 104 mmHg.

| Gás alveolar a pressão barométrica padronizada | |
|---|---|
| $P_{A_{O_2}}$ | 104 mmHg |
| $P_{A_{CO_2}}$ | 40 mmHg |
| $P_{A_{N_2}}$ | 569 mmHg |
| $P_{A_{H_2O}}$ | 47 mmHg |

A $P_{O_2}$ alveolar aumenta em 2 a 4 mmHg a cada inspiração corrente normal e cai lentamente até a inspiração seguinte. De maneira semelhante, a $P_{CO_2}$ alveolar cai em 2 a 4 mmHg a cada inspiração e aumenta lentamente até a inspiração seguinte. O ar expirado é uma mistura de aproximadamente 350 m$\ell$ de ar alveolar e de 150 m$\ell$ de ar proveniente do espaço morto. Portanto, a $P_{O_2}$ do ar expirado misto é mais alta que a $P_{O_2}$ alveolar e mais baixa que a $P_{O_2}$ inspirada, ou de aproximadamente 120 mmHg. Assim também, a $P_{CO_2}$ do ar expirado misto é muito mais alta que a $P_{CO_2}$ inspirada, porém mais baixa que a $P_{CO_2}$ alveolar, ou cerca de 27 mmHg.

| Ar expirado misto a pressão barométrica padronizada | |
|---|---|
| $P_{E_{O_2}}$ | 120 mmHg |
| $P_{E_{CO_2}}$ | 27 mmHg |
| $P_{E_{N_2}}$ | 566 mmHg |
| $P_{E_{H_2O}}$ | 47 mmHg |

## Ventilação alveolar e dióxido de carbono

A concentração de dióxido de carbono no gás alveolar depende, como já foi dito, da ventilação alveolar e do ritmo de produção do dióxido de carbono pelo corpo (e de seu fornecimento ao pulmão no sangue venoso misto). O volume de dióxido de carbono expirado por unidade de tempo ($\dot{V}_{E_{CO_2}}$) é igual à ventilação alveolar($\dot{V}_A$) multiplicada pela concentração fracional alveolar do $CO_2$ ($F_{A_{CO_2}}$). Nenhum dióxido de carbono provém do espaço morto:

$$\dot{V}_{E_{CO_2}} = \dot{V}_A \times F_{A_{CO_2}}$$

De modo semelhante, a concentração fracional do dióxido de carbono nos alvéolos é diretamente proporcional à produção de dióxido de carbono pelo corpo ($\dot{V}_{CO_2}$) e inversamente proporcional à ventilação alveolar:

$$F_{A_{CO_2}} \propto \frac{\dot{V}_{CO_2}}{\dot{V}_A}$$

Levando-se em conta que $F_{A_{CO_2}} \times (P_B - P_{H_2O}) = P_{A_{CO_2}}$

teremos então $P_{A_{CO_2}} \propto \dfrac{\dot{V}_{CO_2}}{\dot{V}_A}$

Nas pessoas sadias, a $P_{CO_2}$ alveolar está em equilíbrio com a $P_{CO_2}$ arterial ($P_{A_{CO_2}}$). Assim sendo, se a ventilação alveolar for duplicada (e a produção de dióxido de carbono se mantiver inalterada), as $P_{CO_2}$ alveolar e arterial serão reduzidas a metade. Se a ventilação alveolar for reduzida a metade, ou aproximadamente 40 mmHg, nesse caso as $P_{CO_2}$ alveolar e arterial serão duplicadas. Isso pode ser observado na parte superior da Fig. 3.10.

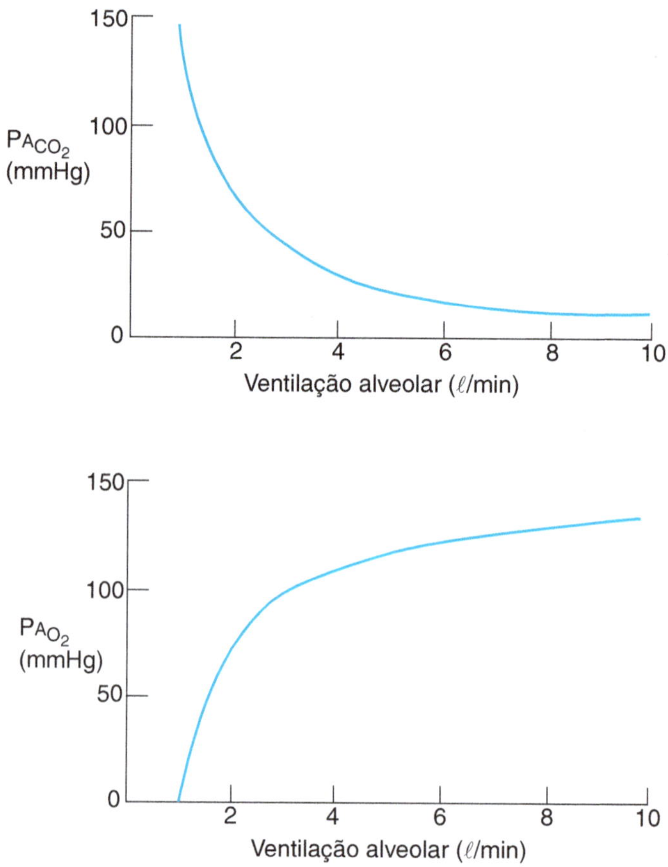


**Fig. 3.10** Tensões previstas do gás alveolar para diferentes níveis de ventilação alveolar. (De *Applied Respiratory Physiology*, 4ª edição, por J.F. Nunn, 1993. Reproduzido, com autorização, de Elsevier Science Limited.)

### Ventilação alveolar e oxigênio

É evidente que, à medida que a ventilação alveolar aumenta, a $P_{O_2}$ alveolar também aumentará. A duplicação da ventilação alveolar, porém, não será capaz de duplicar a $P_{AO_2}$ em uma pessoa cuja $P_{O_2}$ alveolar já é de 104 mmHg, pois a $P_{AO_2}$ mais alta que poderia ser alcançada (respirando ar ao nível do mar) seria a $P_{O_2}$ inspirada de aproximadamente 149 mmHg. A $P_{O_2}$ alveolar pode ser calculada por meio da *equação do ar alveolar.* (A derivação dessa fórmula está além do alcance deste livro.)

$$P_{A_{O_2}} = P_{I_{O_2}} - \frac{P_{A_{CO_2}}}{R} + F$$

onde R = relação de troca respiratória, $\frac{\dot{V}_{CO_2}}{\dot{V}_{O_2}}$

F = um pequeno fator de correção

Como já foi assinalado, $P_{I_{O_2}} = F_{I_{O_2}} (P_B - P_{H_2O})$. Em geral, F é ignorado. Portanto:

$$P_{A_{O_2}} = F_{I_{O_2}} (P_B - P_{H_2O}) - \frac{P_{A_{CO_2}}}{R}$$

À medida que a ventilação alveolar aumenta, a $P_{CO_2}$ alveolar diminui, trazendo a $P_{O_2}$ alveolar para mais perto da $P_{O_2}$ inspirada, como se pode ver na parte inferior da Fig. 3.10. Observe que a $P_{O_2}$ alveolar obtida quando se utiliza a equação do ar alveolar é uma $P_{O_2}$ alveolar média calculada em condições idealizadas. Representa aquilo que a $P_{O_2}$ alveolar *deveria ser*, e não necessariamente o que ela é.

## DISTRIBUIÇÃO REGIONAL DA VENTILAÇÃO ALVEOLAR

Como já foi assinalado, uma pessoa de 70 kg tem cerca de 2,5 a 3 ℓ de gás nos pulmões para a CRF. Cada incursão respiratória traz cerca de 350 mℓ de ar fresco para dentro dos alvéolos e remove aproximadamente 350 mℓ de ar alveolar do pulmão. Embora seja razoável pressupor que a ventilação alveolar se distribui de maneira bastante uniforme nos alvéolos espalhados pelos pulmões, na verdade isso não ocorre. Estudos realizados em indivíduos normais sentados com o tronco na posição vertical mostraram que os alvéolos nas regiões mais baixas dos pulmões recebem mais ventilação por unidade de volume que aqueles localizados nas regiões superiores do pulmão.

### Demonstração das diferenças entre as regiões dependentes e não-dependentes da influência da gravidade

Se um indivíduo normal, sentado na postura vertical e respirando normalmente (inspirando a partir da CRF), realiza uma única incursão respiratória de uma mistura de oxigênio e $Xe^{133}$ radioativo, pode-se determinar a ventilação relativa das várias regiões do pulmão colocando-se contadores de cintilação sobre as áreas apropriadas do tórax, como mostra a Fig. 3.11.

Admite-se que, se o oxigênio e o $Xe^{133}$ forem bem misturados, a quantidade de radioatividade medida pelos contadores de cintilação em cada região será diretamente proporcional à ventilação relativa (a ventilação por unidade de volume) em cada região.

Os resultados de uma série dessas experiências são mostrados no gráfico no lado direito da Fig. 3.11. Em um indivíduo sentado na postura vertical e respirando normalmente

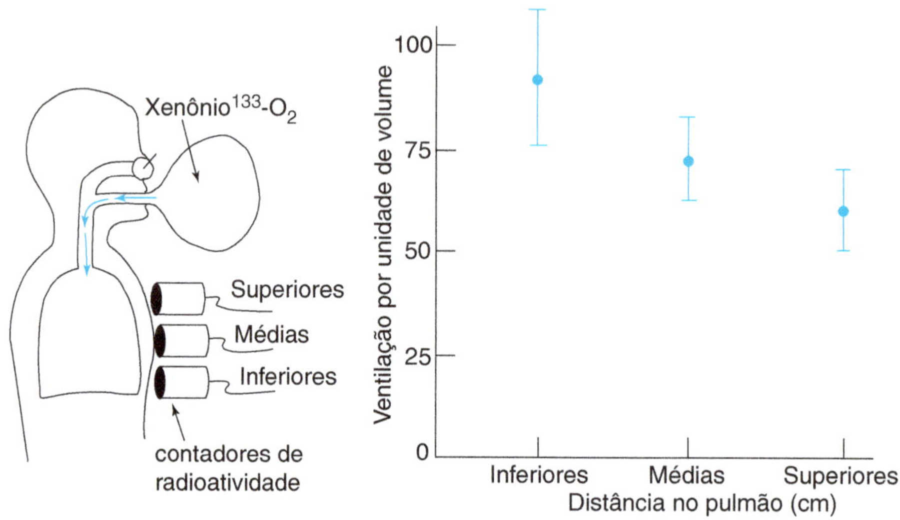


*Fig. 3.11* Distribuição regional da ventilação alveolar, conforme determinada por uma incursão respiratória de uma mistura de $Xe^{133}$ e $O_2$. (Dados de Bryan, 1964. Reproduzidos com autorização.)

a partir da CRF, as regiões mais baixas do pulmão são relativamente mais bem ventiladas do que as regiões mais altas do pulmão.

Se um estudo semelhante for realizado em um indivíduo deitado em decúbito lateral esquerdo, as diferenças regionais na ventilação entre as regiões *anatômicas* superiores, médias e inferiores do pulmão desaparecem, porém observa-se uma melhor ventilação relativa do pulmão esquerdo do que do pulmão direito. Assim sendo, as diferenças regionais na ventilação parecem ser influenciadas pela gravidade, com as regiões do pulmão mais baixa com relação à gravidade (as regiões dependentes) sendo relativamente mais bem ventiladas do que as regiões acima delas (as regiões não-dependentes).

## Explicação para as diferenças na ventilação alveolar regional

No Cap. 2, a pressão superficial intrapleural foi discutida como se fosse uniforme em todo o tórax. Mensurações precisas feitas para determinar as pressões superficiais intrapleurais de tórax intactos na posição ereta mostraram que isso não ocorre: a pressão superficial intrapleural é *menos negativa* nas regiões mais baixas do tórax dependentes da gravidade do que nas regiões superiores não-dependentes. Existe um gradiente da pressão superficial intrapleural, de modo que, para cada centímetro de deslocamento descendente vertical através do pulmão (das regiões não-dependentes para as regiões dependentes), a pressão superficial intrapleural aumenta em cerca de +0,2 a 0,5 cm $H_2O$. Esse gradiente é causado aparentemente pela gravidade e pelas interações mecânicas entre o pulmão e a parede torácica.

A influência desse gradiente da pressão superficial intrapleural sobre a ventilação alveolar regional pode ser explicada pela previsão de seu efeito sobre os gradientes de pressão transpulmonar nas regiões superiores e inferiores do pulmão. O lado esquerdo da Fig. 3.12 mostra que a pressão *alveolar* é igual a zero em ambas as regiões do pulmão para a CRF. Já que a pressão intrapleural é *mais negativa nas regiões superiores* do

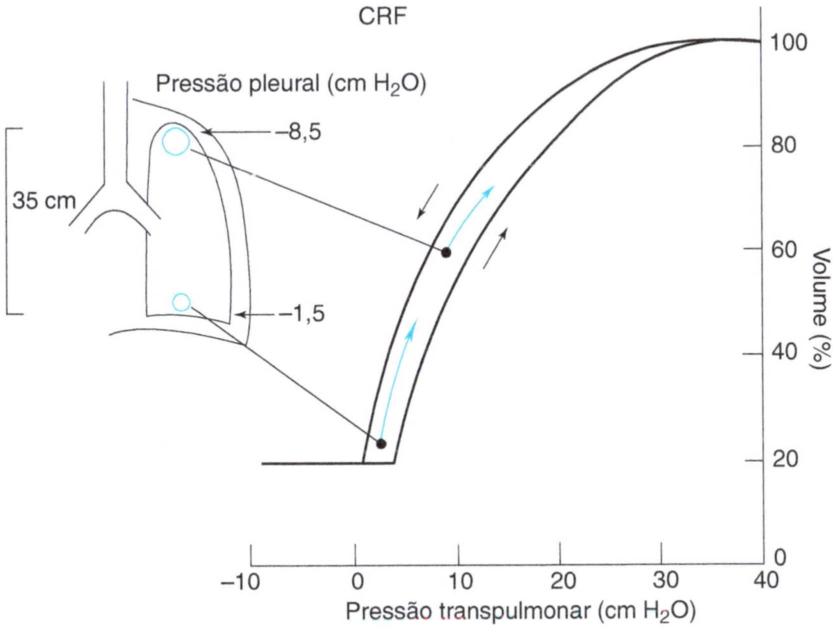


*Fig. 3.12* Efeito do gradiente da pressão superficial pleural sobre a distribuição do gás inspirado para a *capacidade residual funcional (CRF)*. (Extraído de Milic-Emili, 1977.)

pulmão do que em suas regiões inferiores, a *pressão transpulmonar* (alveolar menos intrapleural) é maior nas regiões superiores do pulmão do que em suas regiões inferiores. Levando-se em conta que os alvéolos nas regiões superiores do pulmão estão sujeitos a maiores pressões de distensão do que aqueles localizados nas regiões mais dependentes do pulmão, eles têm *volumes* maiores do que os alvéolos localizados nas regiões mais dependentes.

É essa diferença no *volume* que acarreta a diferença na *ventilação* entre os alvéolos localizados nas regiões dependentes e não-dependentes do pulmão. Isso pode ser visto na hipotética curva de volume-pressão mostrada no lado direito da Fig. 3.12. Essa curva é semelhante à curva de volume pressão para todo o pulmão mostrada na Fig. 2.6, exceto quanto ao fato de que essa curva é traçada tendo se em mente as características de volume-pressão de cada alvéolo. A abscissa é a pressão transpulmonar (pressão alveolar menos pressão intrapleural). A ordenada é o volume do alvéolo enunciado como um percentual de seu máximo.

O alvéolo na região superior não-dependente do pulmão exibe uma pressão transpulmonar mais elevada que o alvéolo na região mais dependente, pois a pressão intrapleural nas regiões superiores não-dependentes do pulmão é mais negativa do que nas regiões mais dependentes. Por causa dessa pressão transpulmonar mais elevada, o alvéolo na região superior do pulmão tem um maior volume que o alvéolo na região do pulmão que depende mais da gravidade. Para a CRF, o alvéolo na parte superior do pulmão fica em uma *porção menos íngreme* da curva de pressão alveolar-volume (*i. e.*, é *menos complacente*) na Fig. 3.12 que o alvéolo mais complacente na região mais baixa do pulmão. Portanto, qualquer mudança na pressão transpulmonar durante um ciclo respiratório normal acarretará maior *mudança no volume* do alvéolo na região do pulmão mais baixa que depende da gravidade do que no alvéolo localizado na região não-dependente do pulmão, como mostram as setas na figura. Como os alvéolos nas partes inferiores do pulmão sofrem maior mudança no volume para cada inspiração e expiração, eles são mais bem *ventilados* que os alvéolos nas regiões não-dependentes (durante a respiração eupnéica a partir da CRF).

Um segundo efeito do gradiente de pressão intrapleural em uma pessoa sentada com o tronco ereto é observado sobre o volume pulmonar estático regional, conforme evidencia a discussão precedente. Para a CRF, a maior parte do ar alveolar fica nas regiões superiores do pulmão, pois os volumes desses alvéolos são maiores. A maior parte do VRE também fica nas porções superiores do pulmão. Por outro lado, a maior parte do VRI e da CI ficam nas regiões inferiores do pulmão.

## Alterações da distribuição para diferentes volumes pulmonares

Como discutimos na seção precedente, a maior parte do ar inspirado durante uma incursão respiratória corrente iniciada com a CRF penetra nos alvéolos dependentes. Se uma inspiração lenta for iniciada com o VR, porém, a parte inicial da incursão respiratória (volume inspiratório menor que o VRE) penetra nos alvéolos superiores não-dependentes e os alvéolos dependentes começam a encher-se nos períodos subseqüentes da incursão respiratória. O gradiente da pressão intrapleural das partes superiores do pulmão para as partes inferiores também é a causa dessa ventilação preferencial dos alvéolos não-dependentes para os baixos volumes pulmonares.

As pressões intrapleurais positivas são geradas pelos músculos expiratórios durante uma expiração forçada até o VR. Isso resulta em compressão dinâmica das pequenas vias respiratórias, como descrevemos no Cap. 2. Para as pressões intrapleurais mais altas, essas vias respiratórias se fecham e o gás fica preso em seus alvéolos. Por causa do gradiente da pressão intrapleural observado no pulmão na posição ereta, para baixos volumes pulmonares a pressão superficial pleural é mais positiva nas regiões inferiores do pulmão do que em suas regiões superiores. Além disso, os alvéolos nas regiões pulmonares inferiores têm menos retração elástica alveolar para ajudá-los a manter abertas as pequenas vias respiratórias, pois têm menores volumes que os alvéolos localizados nas regiões superiores. Isso significa que o fechamento das vias respiratórias ocorrerá *primeiro* nas vias respiratórias localizadas nas regiões inferiores do pulmão, como se pode ver na hipotética curva de pressão alveolar-volume para o VR mostrada na Fig. 3.13. O esforço expiratório já terminou e o esforço inspiratório acabou de começar. As vias respiratórias nas regiões inferiores do pulmão ainda estão fechadas e a pressão superficial pleural local ainda é ligeiramente positiva. Nenhum ar penetra nesses alvéolos durante a primeira parte do esforço inspiratório (conforme indica a seta horizontal) até que uma pressão negativa suficiente tenha sido gerada para abrir essas vias respiratórias fechadas.

Ao contrário da situação que vigora para a CRF, para o VR os alvéolos nas regiões superiores dos pulmões agora se localizam em uma porção muito mais íngreme da curva de volume-pressão. Agora exibem uma mudança muito maior no volume para cada mudança na pressão transpulmonar. Eles são mais complacentes para esse volume pulmonar mais baixo. Portanto, recebem a maior parte do ar inspirado inicialmente a partir do VR.

Já foi assinalado que, até mesmo para os baixos volumes pulmonares, os alvéolos superiores têm maior volume que os alvéolos inferiores que dependem da gravidade e, portanto, constituem a maior parte do VR.

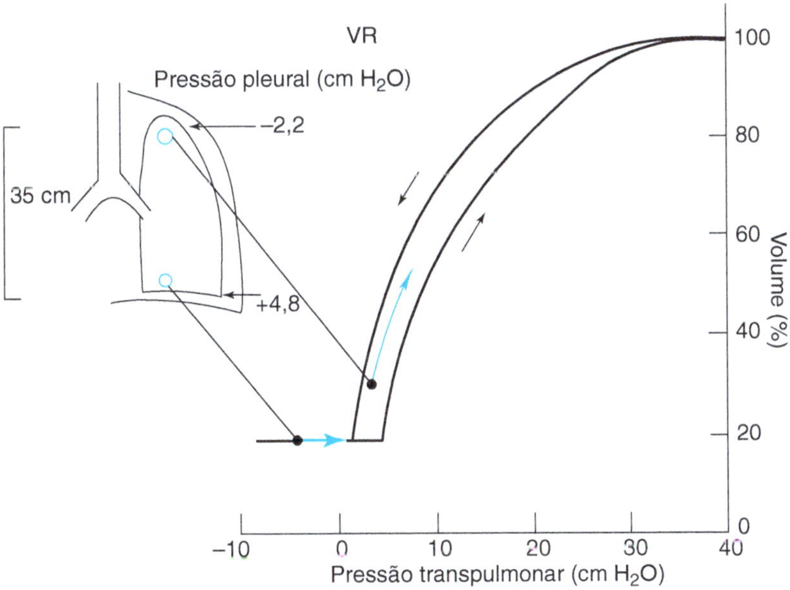


*Fig. 3.13* Efeito do gradiente da pressão superficial pleural sobre a distribuição do gás inspirado para o *volume residual (VR)*. (Extraído de Milic-Emili, 1977.)

Os pacientes com enfisema têm uma retração elástica alveolar extremamente reduzida, dando origem a CRF mais altas, VR extremamente altas e fechamento das vias respiratórias nas partes dependentes do pulmão, até mesmo com altos volumes pulmonares. Portanto, recebem relativamente mais ventilação dos alvéolos não-dependentes.

## VOLUME DE FECHAMENTO

O volume pulmonar no qual *começa* a ocorrer o fechamento das vias respiratórias é conhecido como *volume de fechamento*. Isso pode ser demonstrado pela utilização do mesmo equipamento usado no método de Fowler para quantificação do espaço morto anatômico visto na Fig. 3.8. Esse método pode demonstrar também certas distribuições inadequadas da ventilação alveolar.

O indivíduo, sentado com o tronco na vertical, *começa a partir do VR* e realiza uma única inspiração de oxigênio a 100% até ser alcançada a CPT. Em seguida a pessoa expira durante o período necessário para ser alcançado o VR. A concentração de nitrogênio na altura da boca e o volume de gás expirado são monitorados simultaneamente durante todo o período da segunda expiração.

Considere o que ocorre durante a *primeira* expiração até o VR. Por causa do gradiente da pressão intrapleural da parte superior do pulmão para sua parte mais inferior, os alvéolos nas áreas pulmonares superiores são maiores que aqueles localizados nas regiões mais baixas. Qualquer gás deixado nos pulmões ao final dessa expiração forçada inicial até o VR é constituído por cerca de 80% de nitrogênio e, assim sendo, a maior parte do nitrogênio (e a maior parte do VR) fica nas partes superiores do pulmão. Os alvéolos nas porções mais baixas do pulmão têm menores volumes e, assim sendo, contêm menos nitrogênio. Na parte mais baixa do pulmão, as vias respiratórias estão fechadas, retendo nesses alvéolos qualquer volume de gás residual, por menor que seja.

O indivíduo em seguida inspira oxigênio a 100% até a CPT. Apesar de a parte inicial dessa incursão respiratória penetrar provavelmente nos alvéolos superiores, como descrevemos previamente, a maior parte do oxigênio a 100% penetrará nos alvéolos mais dependentes. (De qualquer forma, a *primeiríssima* parte, que penetra de fato nos alvéolos superiores, é representada por gás do espaço morto, que corresponde a 80% de nitrogênio.) Se a concentração de nitrogênio dos alvéolos em diferentes partes do pulmão pudesse ser medida nesse ponto, seria mais alta nas regiões superiores do pulmão e mais baixa nas regiões inferiores.

Em seguida, o indivíduo expira até o VR enquanto estão sendo monitorados a concentração do nitrogênio expirado e o volume dos gases. O traçado da concentração de nitrogênio expirado é mostrado na Fig. 3.14.

O primeiro gás que o indivíduo expira (fase I) é um gás puro proveniente do espaço morto anatômico, sendo constituído ainda virtualmente por 100% de oxigênio ou 0% de nitrogênio. A segunda porção do gás expirado pelo indivíduo (fase II) é uma mistura de gás do espaço morto e gás alveolar. A terceira porção do gás expirado pelo indivíduo é representada por gás alveolar misto proveniente das regiões superiores e inferiores (fase III, ou o "platô alveolar").

Observe que, em uma pessoa sadia, a inclinação da fase III é quase horizontal. Nos pacientes com certos tipos de distribuição inadequada da resistência das vias respiratórias, a inclinação da fase III sobe rapidamente. Isso ocorre porque os alvéolos que são abastecidos por vias respiratórias de alta resistência se enchem mais lentamente do que aqueles abastecidos pelas vias respiratórias normais durante a inspiração com oxigênio a 100%. Assim sendo, eles têm uma concentração de nitrogênio relativamente mais alta.

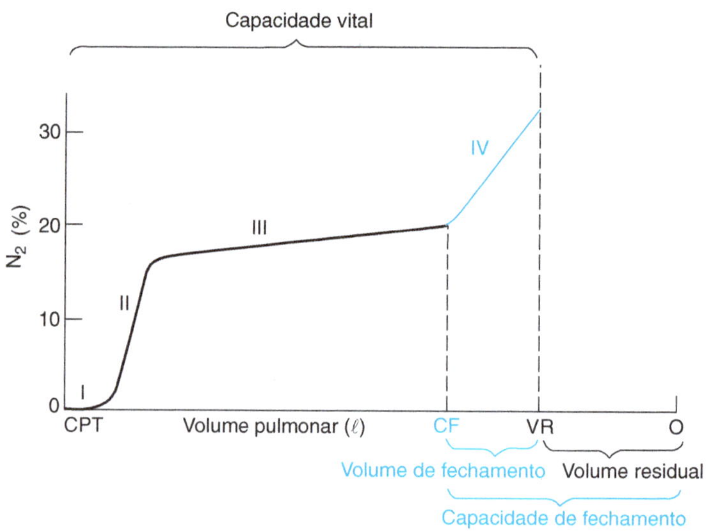


***Fig. 3.14*** Concentração do nitrogênio expirado após a inalação de uma única incursão respiratória de oxigênio a 100% desde o volume residual até a capacidade pulmonar total. O indivíduo expira até o volume residual. *Fase I:* 0% de nitrogênio do espaço morto anatômico. *Fase II:* mistura de gás do espaço morto anatômico e dos alvéolos. *Fase III:* gás proveniente dos alvéolos, "platô alveolar". Uma inclinação íngreme da fase III indica distribuição não-uniforme do gás alveolar. *Fase IV:* volume de fechamento. O ponto de partida (capacidade de fechamento) da fase IV denota o início do fechamento das vias respiratórias nas porções dependentes do pulmão.

Durante a expiração, eles se esvaziam mais lentamente e, nesse processo, a concentração do nitrogênio expirado aumenta.

Com a continuação da expiração até o VR, a pressão superficial pleural positiva causa compressão dinâmica e, finalmente, fechamento das vias respiratórias. Por causa do gradiente de pressão intrapleural das partes superiores do pulmão para suas partes mais inferiores e pelo fato de os alvéolos menores nas partes mais baixas do pulmão terem menos retração elástica, o fechamento das vias respiratórias ocorre primeiro nas regiões mais baixas do pulmão, onde a concentração de nitrogênio é a mais baixa. Assim sendo, com o início do fechamento das vias respiratórias, a concentração do nitrogênio expirado aumenta bruscamente, pois uma quantidade cada vez maior do gás expirado provém agora dos alvéolos localizados nas regiões superiores do pulmão. Esses alvéolos têm a mais alta concentração de nitrogênio. O ponto em que o traçado da concentração de nitrogênio expirado sobe bruscamente é o volume no qual começa o fechamento das vias respiratórias nas partes dependentes do pulmão. Nesse ponto, o indivíduo terá alcançado sua *capacidade de fechamento*, que é igual ao VR mais o volume expirado entre o início do fechamento das vias respiratórias e o VR. Esse volume é denominado *volume de fechamento*. (Lamentavelmente, muitas pessoas, entre as quais se inclui o autor, costumam utilizar as expressões volume de fechamento e capacidade de fechamento como sinônimas.)

## EFEITOS DO ENVELHECIMENTO

O envelhecimento induz importantes modificações na estrutura e na função do sistema respiratório, que incluem perda da retração elástica alveolar, alterações na estrutura da parede torácica responsáveis por uma maior retração elástica externa, discrepância na força dos músculos respiratórios e perda da área superficial alveolar e no volume de sangue nos capilares pulmonares.

A perda progressiva de retração elástica alveolar, combinada com a calcificação das cartilagens costais, os menores espaços entre as vértebras e um maior grau da curvatura vertebral, resulta em aumento da complacência pulmonar estática e diminuição da complacência da parede torácica. Isso geralmente evolui para um aumento na CRF com o envelhecimento, como mostra a Fig. 3.15. A CPT, se for ajustada para a diminuição na altura observada nas pessoas mais idosas, se mantém razoavelmente constante com o avançar da idade.

A perda de retração elástica alveolar resulta em menor tração sobre as pequenas vias respiratórias para neutralizar a compressão dinâmica durante as respirações forçadas, assim como em pressões propulsoras reduzidas para o fluxo de ar. Isso acarreta o fechamento das vias respiratórias com volumes pulmonares mais altos, como mostra a capacidade de fechamento em elevação ilustrada na Fig. 3.15 e, combinada com uma queda na força dos músculos expiratórios, acarreta aumento no VR e menores velocidades do fluxo aéreo expiratório máximo, tal como $FEF_{25-75\%}$ e $VEF_1$. Como mostra a Fig. 3.15, o fechamento das vias respiratórias pode ocorrer nas regiões mais dependentes dos idosos até mesmo com volumes pulmonares acima da CRF. Essas pessoas mais velhas podem, portanto, evidenciar relativamente mais ventilação das vias respiratórias superiores do que os indivíduos mais jovens. Se o fluxo sanguíneo para essas regiões dependentes precariamente ventiladas não for reduzido, isso dará origem a uma menor tensão do oxigênio arterial, o que será abordado no Cap. 5. A perda de área superficial alveolar e a redução no volume sanguíneo dos capilares pulmonares resultam em menor capacidade difusora pulmonar, o que será abordado no Cap. 6. Isso também pode contribuir para uma diminuição progressiva na tensão do oxigênio arterial observada com o envelhecimento.

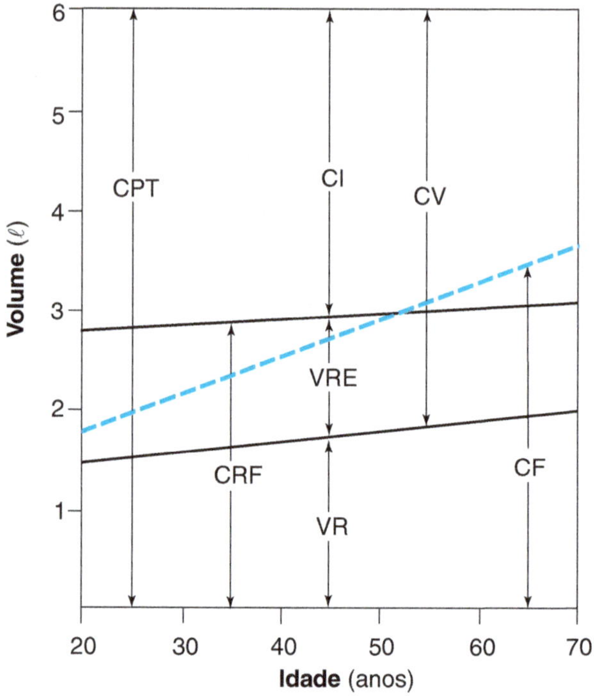


*Fig. 3.15* Ilustração das alterações nos volumes e nas capacidades pulmonares padronizados que ocorrem com a idade. CPT, capacidade pulmonar total; CRF, capacidade residual funcional; VRE, volume de reserva expiratório; VR, volume residual; CI, capacidade inspiratória; CV, capacidade vital; CF, capacidade de fechamento. (Reproduzido, com autorização, de Levitzky, 1984.)

## PONTOS-CHAVE

1. *A **ventilação alveolar** é menor que o volume de ar que entra ou sai pelo nariz ou pela boca a cada minuto (o volume-minuto), pois a última parte de cada inspiração permanece nas vias respiratórias condutoras (o **espaço morto anatômico**).*

2. *Os alvéolos que são ventilados mas que não são perfundidos constituem o **espaço morto alveolar**.*

3. *O **espaço morto fisiológico** é a soma do espaço morto anatômico e do espaço morto alveolar.*

4. *Para uma produção constante de dióxido de carbono, a $P_{CO_2}$ alveolar é quase inversamente proporcional à ventilação alveolar; a $P_{O_2}$ alveolar deve ser calculada com a **equação do ar alveolar**.*

5. *Ao nível de, ou próximo da capacidade residual funcional, os alvéolos nas regiões inferiores do pulmão na posição ereta são relativamente mais bem ventilados do que aqueles localizados nas regiões superiores.*

## PROBLEMAS CLÍNICOS

3.1 *Quais das seguintes condições são explicações razoáveis para a capacidade residual funcional de um paciente que seja muito inferior ao valor previsto?*

a. *Terceiro trimestre de gestação.*

b. *Fibrose pulmonar.*

c. *Obesidade.*

d. *Enfisema.*

e. *Todas as respostas acima.*

f. *a, b e c.*

3.2 *Qual é o efeito sobre cada um dos seguintes volumes e capacidades pulmonares padronizados da mudança da posição supina para a posição ereta?*

*Capacidade residual funcional (CRF)*

*Volume residual (VR)*

*Volume de reserva expiratório (VRE)*

*Capacidade pulmonar total (CPT)*

*Volume corrente (Vc)*

*Volume de reserva inspiratório (VRI)*

*Capacidade inspiratória (CI)*

*Capacidade vital (CV)*

3.3 *Em que os valores previstos para os volumes e as capacidades pulmonares padronizados e a capacidade de fechamento de uma pessoa idosa porém sadia diferem daqueles de uma pessoa jovem e sadia?*

3.4 *Um volume de 1 ℓ de gás é medido em um espirômetro a 23°C (296 K; a $P_{H_2O}$ é de 21 mmHg) e a pressão barométrica é de 770 mmHg.*

a. *Qual seria o volume em condições STPD?*

b. *Qual seria o volume em condições BTPS?*

3.5 *Uma pessoa começa com sua CRF e respira oxigênio a 100% através de uma válvula unidirecional.O ar expirado é coletado em um espirômetro muito grande (denominado espirômetro de Tissot). O teste é continuado até que a concentração expirada de $N_2$, conforme medida por um analisador de nitrogênio, seja praticamente zero. Nesse momento existem 36 ℓ de gás no espirômetro, dos quais 5,6% são representados por $N_2$. Qual é a CRF dessa pessoa?*

3.6 *Uma mulher de 63 anos que tem 165 cm de altura e pesa 45,4 kg queixa-se de dispnéia. Durante a determinação de seus volumes pulmonares, ela reinala o gás em um espirômetro com capacidade de 20 ℓ que continha originalmente 10 ℓ de hélio a 15%. Após inúmeras incursões respiratórias, a concentração de hélio em seus pulmões é igual àquela que existe agora no espirômetro, que é de 11% de hélio. (Durante o período de equilíbrio, o $CO_2$ expirado era absorvido por um absorvente químico colocado no espirômetro e acrescentava-se $O_2$ no espirômetro para o $\dot{V}_{O_2}$ da paciente.) No final de uma expiração normal, o espirômetro contém 10,64 ℓ quando corrigidos para BTPS. Qual é a CRF da paciente?*

3.7 *A mesma paciente do problema precedente, agora em um pletismógrafo corporal, respira normalmente através de uma peça bucal. No final de uma expiração normal, uma válvula existente na peça bucal é fechada. O esforço inspiratório seguinte é feito contra a válvula fechada. Nenhum ar adicional consegue penetrar nos pulmões; pelo contrário, o esforço inspiratório reduz a pressão na altura da boca em 10 mmHg e expande o gás existente nos pulmões em 50 mℓ, conforme determinado pelo aumento na pressão do pletismógrafo e sua curva de calibração com o indivíduo na câmara. Qual é a CRF da paciente medida por essa técnica?*

3.8 *Como se explica a diferença entre as duas CRF obtidas para essa paciente?*

3.9 *A paciente em um ventilador tem uma freqüência de 10 incursões respiratórias por minuto e um volume corrente (Vc) de 500 mℓ.*

a. *Qual é o $\dot{V}_E$ da paciente?*

b. *Se o espaço morto anatômico da paciente for estimado em 150 mℓ, qual será seu $\dot{V}_A$?*

c. *Se sua freqüência for aumentada para 15 incursões respiratórias por minuto com o Vc permanecendo em 500 mℓ, quais serão seus novos $\dot{V}_E$ e $\dot{V}_A$?*

d. *Caso seu Vc seja aumentado para 750 mℓ, com sua freqüência permanecendo em 10 incursões respiratórias por minuto, quais serão seus novos $\dot{V}_E$ e $\dot{V}_A$?*

3.10 *Foram feitas em um paciente as seguintes mensurações quando a pressão barométrica era de 747 mmHg:*

$$P_{A_{CO_2}} = 40 \text{ mmHg}$$
$$F_{\bar{E}_{CO_2}} = 0{,}04$$
$$\dot{V}_E = \frac{6\ \ell}{\text{min}}$$
$$\text{freqüência respiratória} = \frac{12 \text{ incursões}}{\text{min}}$$

*onde $F_{\bar{E}_{CO_2}}$ = concentração fracional de $CO_2$ no ar expirado misto do indivíduo.*

*Qual é o VM/Vc do paciente? Qual é o espaço morto fisiológico do paciente? Admitindo-se que o espaço morto anatômico do paciente seja de 100 mℓ, qual seria seu espaço morto alveolar? É provável que a $P_{CO_2}$ arterial do paciente seja mais baixa, mais alta ou igual à sua $P_{CO_2}$ corrente final?*

3.11 *Uma pessoa com uma $P_{A_{CO_2}}$ de 40 mmHg, uma $P_{A_{O_2}}$ de 104 mmHg e uma relação de permuta respiratória de 0,8 respirando ar ambiente a uma pressão barométrica de 760 mmHg duplica a ventilação alveolar. Qual será a $P_{A_{CO_2}}$ e a $P_{A_{O_2}}$ para o novo estado estável (equilíbrio dinâmico) dessa pessoa (admitindo-se que não houve qualquer mudança no consumo de oxigênio e na produção de dióxido de carbono e admitindo-se também que o fator de correção [F] = O)?*

3.12 *Uma pessoa normal, sentada com o tronco ereto, começa a inspirar a partir do volume residual. Os primeiros 100 mℓ de gás inspirado são marcados com xenônio$^{133}$. A maior parte desse gás radioativo (i. e., os primeiros 100 mℓ de gás inspirados após o espaço morto) será encontrada provavelmente:*

a. *nos alvéolos localizados nas porções mais baixas do pulmão.*

b. *nos alvéolos localizados nas porções mais altas do pulmão.*

c. *distribuída uniformemente em todos os alvéolos.*

## BIBLIOGRAFIA

Bryan AC, Bentivoglio LG, Beerel F, MacLeish H, Zidulka A, Bates DV. Factors affecting regional distribution of ventilation and perfusion in the lung. *J Appl Physiol.* 1964;19:395–402.

Cotes JE. *Lung Function: Assessment and Application in Medicine.* 4th ed. Oxford: Blackwell; 1979.

Forster RE II, Dubois AB, Briscoe WA, Fisher AB. *The Lung: Physiologic Basis of Pulmonary Function Tests.* 3rd ed. Chicago, Ill: Year Book; 1986.

Levitzky MG. The effect of aging on the respiratory system. *Physiologist.* 1984;27:102–107.

Macklem PT, Murphy BR. The forces applied to the lung in health and disease. *Am J Med.* 1974;57:371–377.

Milic-Emili J. Ventilation. In: West JB, ed. *Regional Differences in the Lung.* New York, NY: Academic Press; 1977:167–199.

Milic-Emili J. Pulmonary statics. In: Widdicombe JG, ed. *MTP International Review of Sciences: Respiratory Physiology.* London, England: Butterworth; 1974:105–137.

Milic-Emili J. Static distribution of lung volumes. In: Macklem PT, Mead J, eds. *Mechanics of Breathing, part 2, Handbook of Physiology, sec 3: The Respiratory System.* Bethesda, Md: American Physiological Society; 1986;3:561–574.

Murray JF. *The Normal Lung.* 2nd ed. Philadelphia, Pa: WB Saunders and Company; 1986:108–117, 339–358.

Palecek F. Hyperinflation: Control of Functional Residual Capacity. *Physiol Res.* 2001;50:221–230.

Nunn JF. *Nunn's Applied Respiratory Physiology.* 4th ed. Oxford: Butterworth-Heinemann; 1993:117–134, 156–163.

Watson RA, Pride NB. Postural changes in lung volumes and respiratory resistance in subjects with obesity. *J Appl Physiol.* 2005;98:512–517.

West JB. *Ventilation/Blood Flow and Gas Exchange.* 5th ed. Oxford: Blackwell; 1990:25–29.

# Fluxo sanguíneo para o pulmão

**4**

## OBJETIVOS

*O leitor conhece a estrutura, a função, a distribuição e o controle do suprimento sanguíneo do pulmão.*

- *Compara e contrasta a circulação brônquica e a circulação pulmonar.*
- *Descreve a anatomia da circulação pulmonar e explica suas conseqüências fisiológicas.*
- *Compara e contrasta a circulação pulmonar e a circulação sistêmica.*
- *Descreve e explica os efeitos do volume pulmonar sobre a resistência vascular pulmonar.*
- *Descreve e explica os efeitos das pressões intravasculares elevadas sobre a resistência vascular pulmonar.*
- *Enumera os fatores neurais e humorais que influenciam a resistência vascular pulmonar.*
- *Descreve o efeito da gravidade sobre o fluxo sanguíneo pulmonar.*
- *Descreve as inter-relações de pressão alveolar, pressão arterial pulmonar e pressão venosa pulmonar, assim como seus efeitos sobre a distribuição regional do fluxo sanguíneo pulmonar.*
- *Prevê os efeitos de alterações na pressão alveolar, nas pressões pulmonares arterial e venosa e na posição do corpo sobre a distribuição regional do fluxo sanguíneo pulmonar.*
- *Descreve a vasoconstrição pulmonar hipóxica e discute seu papel na hipoxia alveolar localizada e generalizada.*
- *Descreve as causas e conseqüências do edema pulmonar.*

O pulmão recebe sangue através da circulação brônquica e da circulação pulmonar. O *fluxo sanguíneo brônquico* constitui uma porção muito pequena do débito do ventrículo esquerdo e irriga parte da árvore traqueobrônquica com sangue arterial sistêmico. O *fluxo sanguíneo pulmonar* constitui todo o débito do ventrículo direito e fornece ao pulmão o sangue venoso misto que drena todos os tecidos do corpo. É esse o sangue em que se processa a troca gasosa com o ar alveolar nos capilares pulmonares. Uma vez que os ventrículos direito e esquerdo estão organizados em série nos adultos normais, o fluxo sanguíneo pulmonar é aproximadamente igual a 100% do débito do ventrículo esquerdo. Ou seja, o fluxo sanguíneo pulmonar é igual ao débito cardíaco — normalmente cerca de 3,5 ℓ/min/m² de área superficial corporal em repouso.

Existem cerca de 250 a 300 mℓ de sangue por metro quadrado de área superficial corporal na circulação pulmonar. Cerca de 60 a 70 mℓ/m² desse sangue estão localizados nos capilares pulmonares. Uma hemácia leva cerca de 4 a 5 s para percorrer a circulação pulmonar com os débitos cardíacos de repouso; cerca de 0,75 de segundo desse período é gasto nos capilares pulmonares, os quais têm diâmetro médio de aproximadamente 6 μm; ou seja, são ligeiramente menores que o eritrócito médio, que tem um diâmetro de aproximadamente 8 μm. Assim sendo, os eritrócitos terão que modificar ligeiramente seu formato quando passam pelos capilares pulmonares. Um eritrócito passa através de inúmeros capilares pulmonares em seu trajeto pelo pulmão. A troca gasosa começa a ocorrer nos vasos arteriais pulmonares menores, que na verdade, pelos padrões histológicos, não são capilares. Esses segmentos arteriais e capilares sucessivos podem ser considerados *capilares pulmonares funcionais.* Na maioria dos casos neste livro, a expressão *capilares pulmonares* refere-se aos capilares pulmonares funcionais e não aos capilares anatômicos.

Cerca de 280 bilhões de capilares pulmonares abastecem os aproximadamente 300 milhões de alvéolos, resultando em uma área superficial potencial para a troca gasosa estimada em 50 a 100 m². Como mostra a Fig. 1.3, os alvéolos estão completamente envoltos por capilares pulmonares. Os capilares estão tão próximos uns dos outros que alguns pesquisadores descreveram o fluxo sanguíneo nos capilares pulmonares como sendo semelhante ao sangue que flui através de duas lâminas paralelas de endotélio mantidas juntas por ocasionais apoios de tecido conjuntivo

## CIRCULAÇÃO BRÔNQUICA

As artérias brônquicas têm origens variáveis, seja diretamente na aorta, seja nas artérias intercostais. Elas fornecem sangue arterial para a árvore traqueobrônquica e para outras estruturas do pulmão até o nível dos bronquíolos terminais. Proporcionam também fluxo sanguíneo aos linfonodos hilares, à pleura visceral, às artérias e veias pulmonares, aos nervos vagos e ao esôfago. As estruturas pulmonares distais aos bronquíolos terminais, os bronquíolos respiratórios, os ductos alveolares, os sacos alveolares e os alvéolos recebem oxigênio diretamente por difusão a partir do ar alveolar e nutrientes a partir do sangue venoso misto existente na circulação pulmonar. A circulação brônquica pode ser importante no "condicionamento" do ar inspirado, o que será abordado no Cap. 10.

O fluxo sanguíneo na circulação brônquica constitui cerca de 2% do débito do ventrículo esquerdo. A pressão sanguínea nas artérias brônquicas é a mesma existente nas outras artérias sistêmicas (desprezando-se as diferenças devidas aos efeitos hidrostáticos, que serão abordadas adiante neste capítulo). Ela é muito mais alta que a pressão sanguínea nas artérias pulmonares (Fig. 4.1). As razões dessa diferença serão abordadas na próxima seção.

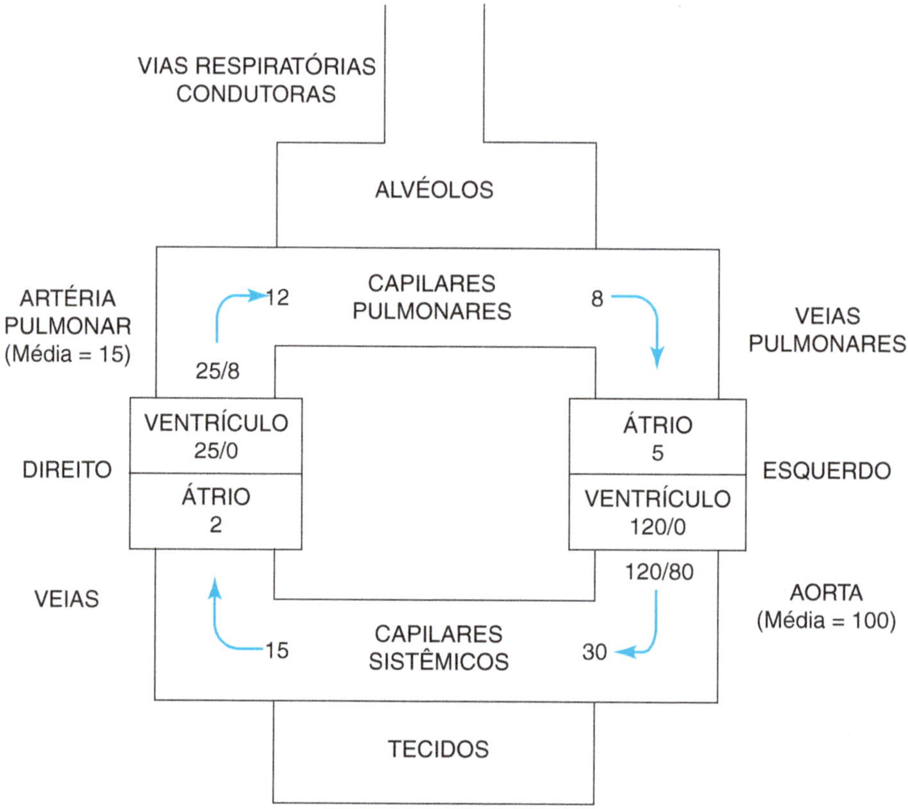


*Fig. 4.1* Pressões, enunciadas em milímetros de mercúrio (mmHg), nas circulações sistêmica e pulmonar.

A drenagem venosa da circulação brônquica é incomum. Parte do sangue venoso brônquico penetra nas veias ázigo e hemiázigo, porém uma porção substancial do sangue venoso brônquico penetra nas veias *pulmonares.* O sangue nas veias pulmonares já sofreu a troca gasosa com o ar alveolar — ou seja, as veias pulmonares contêm sangue "arterial". Portanto, o sangue venoso brônquico que se mistura com o sangue venoso pulmonar faz parte da derivação (*shunt*) anatômica normal da direita para a esquerda, que será abordada no Cap. 5. Os histologistas identificaram também *anastomoses*, ou conexões, entre alguns capilares brônquicos e os capilares pulmonares e entre as artérias brônquicas e os ramos da artéria pulmonar. Provavelmente essas conexões desempenham um papel pouco significativo em uma pessoa saudável, mas podem abrir-se nos estados patológicos, como acontece quando o fluxo sanguíneo brônquico ou pulmonar para uma porção do pulmão está ocluído. Por exemplo, se o fluxo sanguíneo pulmonar para uma determinada área do pulmão estiver bloqueado por um êmbolo pulmonar, o fluxo sanguíneo brônquico para essa área aumenta. As principais características anatômicas da circulação brônquica são ilustradas na Fig. 4.2.

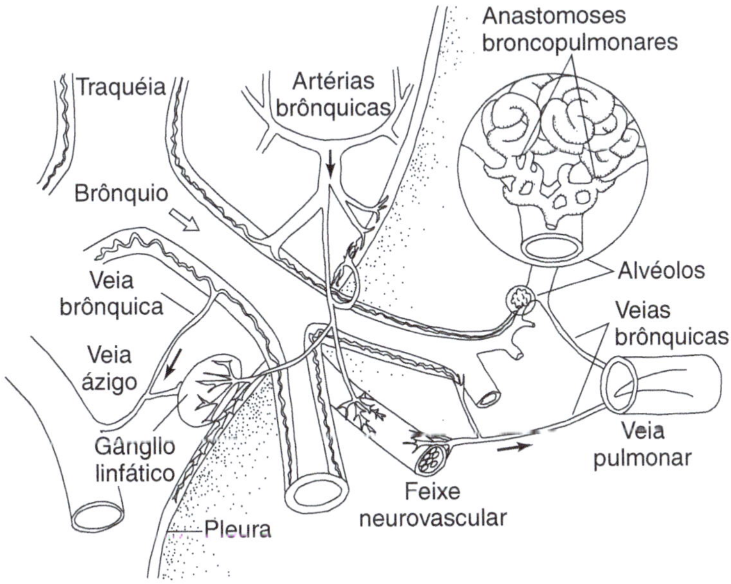


**Fig. 4.2** Ilustração das principais características anatômicas da circulação brônquica. Observe que a circulação brônquica proporciona o fluxo sanguíneo para a árvore traqueobrônquica até o nível dos bronquíolos terminais bem como até os vasos sanguíneos pulmonares, a pleura visceral, os linfonodos hilares e os ramos dos nervos, incluindo o vago. Uma anastomose broncopulmonar é mostrada à direita e ampliada no detalhe. A drenagem venosa se processa tanto para o lado direito da circulação através da veia ázigo (e hemiázigo) quanto para o lado esquerdo da circulação através das veias pulmonares. (Reproduzido, com autorização, de Deffebach, Charan, Lakshminarayan e Butler, 1987.)

## ANATOMIA FUNCIONAL DA CIRCULAÇÃO PULMONAR

A circulação pulmonar, do início ao fim, tem paredes muito mais finas que as partes correspondentes da circulação sistêmica. Isso é particularmente verdadeiro para a artéria pulmonar principal e seus ramos. A artéria pulmonar subdivide-se rapidamente em ramos terminais que têm paredes mais finas e de diâmetro interno maior que os ramos correspondentes da árvore arterial sistêmica. Existe muito menos músculo liso vascular nas paredes dos vasos da árvore arterial pulmonar e não existem vasos altamente musculares que correspondem às arteríolas sistêmicas. A árvore arterial pulmonar subdivide-se rapidamente ao longo de uma pequena distância, acabando por ramificar-se nos aproximadamente 280 bilhões de capilares pulmonares, onde se processa a troca gasosa.

As paredes finas e a pequena quantidade de músculo liso encontrado nas artérias pulmonares comportam importantes conseqüências fisiológicas. Os vasos pulmonares oferecem muito menos resistência ao fluxo sanguíneo que os vasos arteriais sistêmicos. São também muito mais *distensíveis* e *compressíveis* que os vasos arteriais sistêmicos. Esses fatores geram pressões intravasculares muito mais baixas do que aquelas observadas nas artérias sistêmicas. Os vasos pulmonares estão localizados no tórax e estão sujeitos a pressões alveolar e intrapleural que podem sofrer grandes modificações. Portanto, outros fatores, além do tônus do músculo liso vascular pulmonar, podem exercer profundos efeitos sobre a resistência vascular pulmonar (RVP).

## Determinação da resistência vascular pulmonar

A RVP não pode ser medida diretamente, mas deverá ser calculada. A lei de Poiseuille, que estabelece que para um líquido newtoniano que flui uniformemente através de um tubo que não seja distensível, $P_1 - P_2 = \dot{Q} \times R$, é geralmente usada para se estimar a RVP. Essa equação pode ser reorganizada para:

$$R = \frac{P_1 - P_2}{\dot{Q}}$$

onde $P_1$ = pressão no início do tubo (em milímetros de mercúrio)
$P_2$ = pressão no final do tubo
$\dot{Q}$ = fluxo (em mililitros por minuto)
$R$ = resistência (em milímetros de mercúrio por mililitros por minuto)

Quanto à circulação pulmonar, teremos então

$$\text{RVP} = \frac{\text{PMAP} - \text{PAEM}}{\text{FSP}}$$

Ou seja, a RVP é igual à pressão média na artéria pulmonar (PMAP) menos a pressão atrial esquerda média (PAEM), com o resultado dividido pelo fluxo sanguíneo pulmonar (FSP), que é igual ao débito cardíaco.

No entanto, essa fórmula é apenas uma *aproximação*, porque o sangue não é um líquido newtoniano, porque o fluxo sanguíneo pulmonar é *pulsátil* (e pode ser também turbulento), porque a circulação pulmonar é *distensível* (e *compressível*) e porque a circulação pulmonar é uma estrutura ramificada extremamente complexa. (Convém lembrar que as resistências em série se somam diretamente; as resistências em paralelo se somam como elementos recíprocos.) Ademais, a pressão atrial esquerda média pode não ser a pressão a jusante efetiva para o cálculo da RVP em todas as condições pulmonares (ver, adiante neste capítulo, a seção sobre zonas do pulmão).

As pressões intravasculares na circulação pulmonar são mais baixas que aquelas da circulação sistêmica (Fig. 4.1). Isso é particularmente impressionante no que concerne às pressões arteriais dos dois circuitos.

Uma vez que as circulações direita e esquerda estão em série, no final das contas os débitos dos ventrículos direito e esquerdo deverão ser aproximadamente iguais. (Se não forem iguais, o sangue e os líquidos se acumularão nos pulmões ou na periferia.) Se os dois débitos forem idênticos e as quedas de pressão medidas através da circulação sistêmica e da circulação pulmonar forem de aproximadamente 98 e 10 mmHg, respectivamente, a RVP deverá ser igual a cerca de um décimo da resistência vascular sistêmica (RVS) (ver Fig. 4.1). (Às vezes, a RVS é denominada RPT, que significa *resistência periférica total.*) Essa baixa resistência ao fluxo sanguíneo oferecida pela circulação pulmonar é devida aos aspectos estruturais da circulação pulmonar já discutidos. A árvore vascular pulmonar tem paredes mais finas, muito menos músculo liso vascular e, em geral, é mais distensível que a circulação sistêmica.

## Distribuição da resistência vascular pulmonar

Pode-se visualizar a distribuição da resistência vascular pulmonar (RVP) observando-se a queda de pressão através de cada um dos três principais componentes da vasculatura pulmonar: as artérias pulmonares, os capilares pulmonares e as veias pulmonares. Na Fig. 4.1, a resistência se distribui de maneira bastante uniforme entre os três componentes. Em repouso, cerca de 33% da resistência ao fluxo sanguíneo localizam-se nas artérias pulmonares, cerca de 33% localizam-se nos capilares pulmonares e cerca de 33% localizam-se nas veias pulmonares. Isso contrasta com a circulação sistêmica, na qual cerca de 70% da resistência ao fluxo sanguíneo localizam-se nas artérias sistêmicas, sobretudo nas arteríolas sistêmicas altamente musculares.

## Conseqüências das diferenças na pressão entre as circulações sistêmica e pulmonar

A pressão na parte mais baixa de uma coluna de um líquido é proporcional à altura da coluna vezes a densidade do líquido vezes a gravidade. Assim sendo, quando a pressão arterial sistêmica média normal é enunciada como sendo de aproximadamente 100 mmHg, a pressão desenvolvida na aorta equivale à pressão na parte mais baixa de uma coluna de mercúrio que tenha uma altura de 100 mm (consegue empurrar uma coluna de mercúrio em até 100 mm). O mercúrio é escolhido para a mensuração das pressões quando são esperadas altas pressões, pois esse é um líquido muito denso. A água é usada quando vão ser medidas pressões mais baixas, pois o mercúrio é 13,6 vezes mais denso que a água. Portanto, as pressões mais baixas, como as pressões alveolar e pleural, são enunciadas em centímetros de água.

Não obstante, quando a pressão arterial média é enunciada como sendo de 100 mmHg, isso é feito especificamente com relação ao nível do átrio esquerdo. A pressão arterial nos pés de uma pessoa ereta é muito mais alta que 100 mmHg, por causa da pressão adicional exercida pela "coluna" de sangue desde o coração até os pés. De fato, a pressão arterial nos pés de uma pessoa ereta de altura média com uma pressão arterial média de 100 mmHg será provavelmente de cerca de 180 mmHg. Levando-se em conta que a pressão venosa sofre um aumento semelhante nos pés (de aproximadamente 80 mmHg), a *diferença* de pressão entre as artérias e as veias não é afetada. Inversamente, a pressão diminui com a distância acima do coração ("acima" com relação à gravidade), de modo que a pressão arterial na parte superior da cabeça pode ser de apenas 40 a 50 mmHg.

Assim sendo, o ventrículo esquerdo terá que manter uma pressão arterial média relativamente alta, pois essas pressões tão altas são necessárias para superar as forças hidrostáticas e bombear o sangue "para cima" até o cérebro. Os ápices dos pulmões ficam a uma distância muito menor acima do ventrículo direito e, assim sendo, essas pressões tão altas são desnecessárias.

Uma segunda conseqüência da pressão arterial alta na circulação sistêmica é que isso torna possível a redistribuição do débito ventricular esquerdo e o controle do fluxo sanguíneo para diferentes tecidos. Como o ventrículo esquerdo está fornecendo sangue a todos os tecidos do corpo, ele deverá ser capaz de atender demandas variáveis em termos de fluxo sanguíneo em diferentes tecidos sob várias circunstâncias. Por exemplo, durante o exercício, os vasos sanguíneos que irrigam o músculo que está sendo exercitado se dilatam em resposta à maior demanda metabólica local (e o fluxo sanguíneo para a pele também aumenta a fim de ajudar na termorregulação). A pressão arterial é mantida em parte aumentando-se a resistência ao fluxo sanguíneo em outros leitos vasculares. Uma alta cabeça de pressão é necessária, portanto, para tornar possíveis essas redistribuições por meio da alteração da resistência vascular ao fluxo sanguíneo em diferentes órgãos; além disso, essas redistribuições ajudam a manter a cabeça de pressão. Na circulação pulmonar, as redistribuições do débito ventricular direito costumam ser desnecessárias, pois todas as unidades alveolocapilares que estão participando na troca gasosa estarão desempenhando a mesma função. A cabeça de pressão é baixa e a pequena quantidade de músculo liso nos vasos pulmonares (que é *responsável* em grande parte por essa baixa cabeça de pressão) tornam improváveis essas redistribuições locais. Uma exceção a essa regra será observada na seção sobre vasoconstrição pulmonar hipóxica.

Uma conseqüência final da diferença de pressão entre as circulações sistêmica e pulmonar é que a carga de trabalho do ventrículo esquerdo (o trabalho da ejeção sistólica é igual ao volume sistólico vezes pressão arterial) é muito maior do que aquela do ventrículo direito. A demanda metabólica do ventrículo esquerdo também é muito maior que aquela do ventrículo direito. A diferença na espessura da parede dos ventrículos esquerdo e direito no adulto constitui um lembrete da carga de trabalho do ventrículo esquerdo muito maior.

## RESISTÊNCIA VASCULAR PULMONAR

As quantidades relativamente pequenas de músculo liso vascular, as baixas pressões intravasculares e a alta distensibilidade da circulação pulmonar resultam em uma importância muito maior dos efeitos extravasculares ("fatores passivos") sobre a RVP. Gravidade, posição corporal, volume pulmonar, pressões alveolar e intrapleural, pressões intravasculares e débito ventricular direito — todos podem exercer profundos efeitos sobre a RVP sem qualquer alteração no tônus do músculo liso vascular pulmonar.

### Conceito de um gradiente de pressão transmural

Para os vasos distensíveis-compressíveis, o *gradiente de pressão transmural* constitui um importante determinante do diâmetro do vaso (ver discussão sobre a resistência das vias respiratórias no Cap. 2). À medida que aumenta o gradiente de pressão transmural (que é igual à pressão interna menos a pressão externa), o diâmetro do vaso aumenta e a resistência cai; quando a pressão transmural diminui, o diâmetro do vaso diminui e a resistência aumenta. Gradientes de pressão transmural *negativos* resultam em compressão ou até mesmo em colapso do vaso.

### Volume pulmonar e resistência vascular pulmonar

Dois grupos diferentes de vasos pulmonares devem ser levados em conta quando se analisam os efeitos das alterações do volume pulmonar sobre a RVP — ou seja, os vasos alveolares e extra-alveolares (Fig. 4.3).

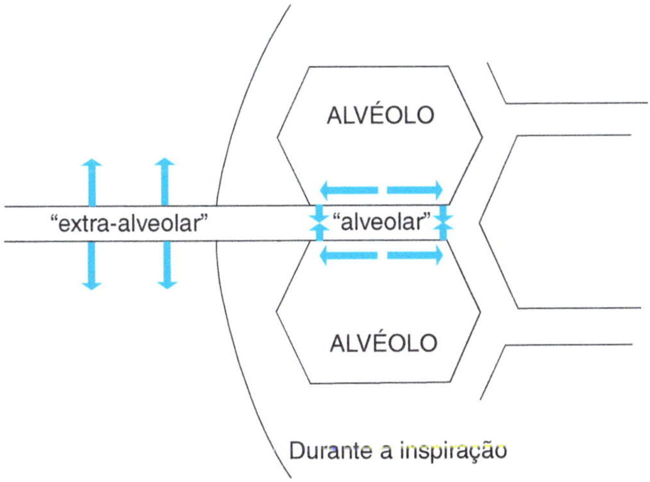


*Fig. 4.3* Ilustração dos vasos pulmonares alveolares e extra-alveolares durante uma inspiração. Os vasos alveolares (capilares pulmonares) estão expostos aos alvéolos em expansão e ficam alongados. Os vasos extra-alveolares, aqui mostrados estando expostos à pressão intrapleural, se expandem quando a pressão intrapleural torna-se mais negativa e quando a tração radial aumenta durante a inspiração.

À medida que o volume pulmonar aumenta durante uma inspiração normal com pressão negativa, os alvéolos aumentam de volume. Enquanto os alvéolos se expandem, os vasos localizados entre eles, principalmente os capilares pulmonares, ficam alongados. Quando esses vasos são distendidos, seus diâmetros diminuem, exatamente como a distensão de um tubo de borracha acarreta um estreitamento de seu diâmetro. A resistência ao fluxo sanguíneo através dos vasos alveolares aumenta quando os alvéolos se expandem, pois os vasos alveolares são mais longos (a resistência é diretamente proporcional ao comprimento) e porque seus raios são menores (a resistência é inversamente proporcional ao raio elevado à *quarta* potência). Para altos volumes pulmonares, a resistência ao fluxo sanguíneo oferecida pelos vasos alveolares aumenta acentuadamente; para os baixos volumes pulmonares, a resistência ao fluxo sanguíneo oferecida pelos vasos alveolares diminui. Isso pode ser testemunhado na curva "alveolar" na Fig. 4.4.

Um grupo de vasos *extra-alveolares*, as artérias e veias mais calibrosas, fica exposto à pressão intrapleural. À medida que o volume pulmonar aumenta ao tornar a pressão intrapleural mais negativa, o gradiente de pressão transpulmonar das artérias e veias mais calibrosas aumenta e esses vasos se distendem. Outro fator que tende a reduzir a resistência ao fluxo sanguíneo oferecida pelos vasos extra-alveolares para volumes pulmonares mais altos é a *tração radial* exercida pelo tecido conjuntivo e pelos septos alveolares que mantêm no local dentro dos pulmões os vasos mais calibrosos. (Observe o pequeno ramo da artéria pulmonar na parte mais baixa da Fig. 1.2.) Assim sendo, para altos volumes pulmonares (alcançados pela respiração normal com pressão negativa), a resistência ao fluxo sanguíneo oferecida pelos vasos extra-alveolares diminui (Fig. 4.4). Durante a expiração forçada para os baixos volumes pulmonares, porém, a pressão intrapleural torna-se muito positiva. Os vasos extra-alveolares são comprimidos e, à medida que os alvéolos diminuem de tamanho, passam a exercer menos tração radial

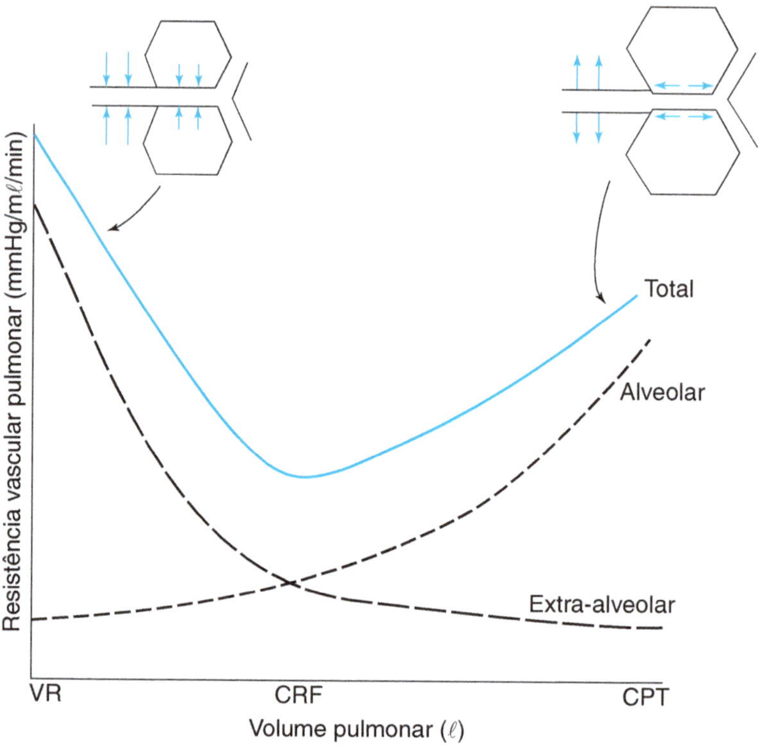


*Fig. 4.4* Efeitos do volume pulmonar sobre a resistência vascular pulmonar (RVP). A RVP é mais baixa próximo da capacidade residual funcional (CRF) e aumenta para os volumes pulmonares tanto altos quanto baixos, por causa dos efeitos combinados dos vasos alveolares e extra-alveolares. Para se conseguirem baixos volumes pulmonares, deverá ser gerada uma pressão intrapleural positiva, para que os vasos extra-alveolares sejam comprimidos, como se pode ver à esquerda na figura. VR, volume residual; CPT, capacidade pulmonar total. (Gráfico extraído de Murray, 1976, 1986. Reproduzido com autorização.)

sobre os vasos extra-alveolares. A resistência ao fluxo sanguíneo oferecida pelos vasos extra-alveolares aumenta acentuadamente (ver o lado esquerdo da Fig. 4.4).

Já que os vasos alveolares e extra-alveolares podem ser considerados dois grupos de resistências mutuamente em série, as resistências dos vasos alveolares e extra-alveolares são aditivas para qualquer volume pulmonar. Assim sendo, o efeito das mudanças no volume pulmonar sobre a RVP *total* fornece a curva com formato de U que se vê na Fig. 4.4. A RVP é mais baixa próximo da capacidade residual funcional e aumenta para volumes pulmonares tanto altos quanto baixos.

Um segundo tipo de vaso extra-alveolar é o chamado vaso "do canto", ou capilar extra-alveolar (ver o asterisco circundado na Fig. 1.3). Apesar de esses vasos serem encontrados entre os alvéolos, suas localizações nas junções dos septos alveolares lhes conferem propriedades mecânicas diferentes. A expansão dos alvéolos durante a inspiração faz aumentar a tensão parietal dos septos alveolares e os vasos do canto são distendidos pela maior tração radial, enquanto os capilares alveolares são comprimidos.

Observe também que, durante a ventilação *mecânica* com pressão positiva, a pressão alveolar ($P_A$) e a pressão intrapleural são *positivas* durante a inspiração. Nesse caso, os vasos tanto alveolares quanto extra-alveolares são comprimidos quando o volume pulmonar aumenta e a resistência ao fluxo sanguíneo oferecida pelos vasos tanto alveolares quanto extra-alveolares aumenta durante a insuflação pulmonar. Isso constitui um problema especialmente durante a ventilação mecânica com pressão positiva com pressão expiratória final positiva (PEFP). Durante a PEFP, a pressão nas vias respiratórias (e, em conseqüência, a pressão alveolar) é mantida em um nível positivo no final da expiração a fim de ajudar a prevenir atelectasia. Nessa situação, a pressão alveolar e a pressão intrapleural são positivas durante a inspiração e a expiração. A RVP é elevada nos vasos tanto alveolares quanto extra-alveolares durante todo o ciclo respiratório. Além disso, levando-se em conta que a pressão intrapleural é sempre positiva, os outros vasos sanguíneos intratorácicos ficam sujeitos a menores gradientes de pressão transmural; as veias cava, que têm uma baixa pressão intravascular, também são comprimidas. Se os reflexos cardiovasculares forem incapazes de se ajustar a essa situação, o débito cardíaco pode cair bruscamente por causa do retorno venoso reduzido e da RVP alta.

## Recrutamento e distensão

Durante o exercício, o débito cardíaco pode aumentar acentuadamente sem um grande aumento correspondente na pressão média da artéria pulmonar. Apesar de a pressão média na artéria pulmonar aumentar de fato, o aumento é de apenas uns poucos milímetros de mercúrio, até mesmo quando o débito cardíaco duplicou ou triplicou. Como a queda na pressão através da circulação pulmonar é proporcional ao débito cardíaco vezes a RVP (*i.e.*, $\Delta P = \dot{Q} \times R$), isso deve indicar uma redução na RVP.

Como os efeitos do volume pulmonar sobre a RVP, essa redução parece ser *passiva* — ou seja, não representa o resultado de mudanças no tônus do músculo liso vascular pulmonar causadas por mecanismos neurais ou por agentes humorais. De fato, uma queda na RVP em resposta ao fluxo sanguíneo aumentado ou até mesmo um aumento na pressão de perfusão pode ser demonstrada em um pulmão perfundido com sua árvore vascular isolada, como foi utilizado para se obterem os dados resumidos na Fig. 4.5.

Nesse estudo, os vasos sanguíneos do pulmão esquerdo de um cão foram isolados, canulados e perfundidos com uma bomba. O pulmão era ventilado com um respirador mecânico. O fluxo sanguíneo para o pulmão e a pressão média na artéria pulmonar eram elevados por meio do aumento do débito da bomba. Como se pode ver no gráfico, um aumento do fluxo sanguíneo para o pulmão acarretava uma redução na RVP calculada. Nesses estudos, um aumento da pressão atrial esquerda também reduzia a RVP.

Existem dois mecanismos diferentes que podem explicar essa redução na RVP em resposta ao fluxo sanguíneo elevado e à pressão de perfusão: recrutamento e distensão (Fig. 4.6).

### Recrutamento

Como indica o diagrama, para débitos cardíacos em condições de repouso, nem todos os capilares pulmonares são perfundidos. Provavelmente um número substancial de capilares não é perfundido em virtude dos efeitos hidrostáticos que serão abordados adiante neste capítulo. Outros podem não ser perfundidos porque têm uma *pressão de*

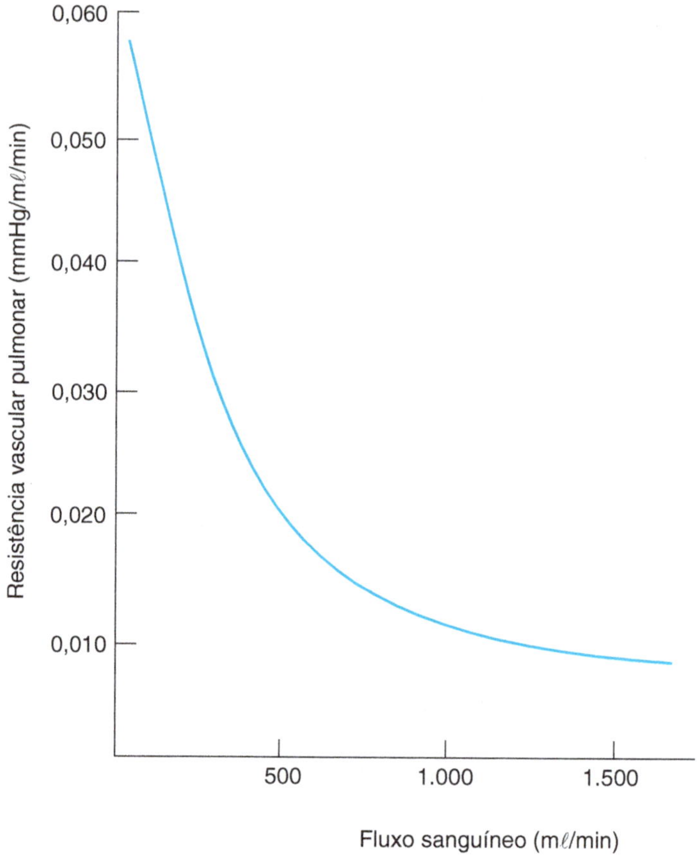


***Fig. 4.5*** **Efeito do fluxo sanguíneo sobre a resistência vascular pulmonar. O fluxo sanguíneo aumentado reduz a resistência vascular pulmonar.** (Extraído de Borst, 1956. Reproduzido com autorização da American Heart Association, Inc.)

*abertura crítica* relativamente alta. Ou seja, esses vasos, por causa de seu alto tônus do músculo liso vascular ou de outros fatores como a pressão alveolar positiva, necessitam de uma pressão de perfusão mais alta que aquela necessária exclusivamente para vencer as forças hidrostáticas. Em circunstâncias normais, é improvável que as pressões de abertura críticas para os vasos sanguíneos pulmonares sejam muito grandes, pois estes têm pouquíssimo músculo liso.

O aumento no fluxo sanguíneo eleva a pressão média na artéria pulmonar, que se opõe às forças hidrostáticas e ultrapassa a pressão de abertura crítica nos vasos que ainda não haviam sido abertos. Essa série de eventos abre novas vias paralelas para o fluxo sanguíneo, o que reduz a RVP. Essa abertura de novas vias é denominada *recrutamento.* Observe que uma *redução* no débito cardíaco ou na pressão da artéria pulmonar pode resultar em *desrecrutamento* dos capilares pulmonares.

## Distensão

A distensibilidade da árvore vascular pulmonar já foi abordada neste capítulo. À medida que a pressão de perfusão aumenta, o gradiente de pressão transmural dos vasos

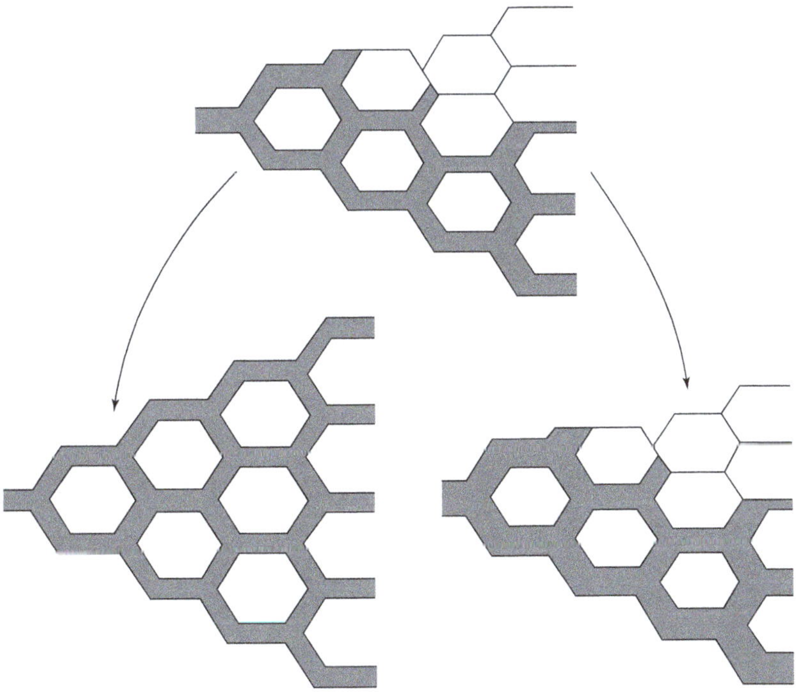


*Fig. 4.6* Ilustração dos mecanismos pelos quais um aumento da pressão média na artéria pulmonar pode reduzir a resistência vascular pulmonar. A figura de cima mostra um grupo de capilares pulmonares, alguns dos quais são perfundidos. À esquerda, os capilares que até então não eram perfundidos são recrutados (abertos) pela pressão de perfusão aumentada. À direita, a maior pressão de perfusão distendeu os vasos já abertos.

sanguíneos pulmonares aumenta, acarretando a distensão dos vasos. Isso acarreta um aumento dos raios e reduz sua resistência ao fluxo sanguíneo.

### RECRUTAMENTO OU DISTENSÃO?

A resposta à pergunta de se é o recrutamento ou a distensão que acarreta uma redução na RVP observada com uma pressão de perfusão elevada provavelmente deveria ser *ambos*. Talvez o *recrutamento* dos capilares pulmonares ocorra com pequenos aumentos nas pressões vasculares pulmonares e a *distensão* se dê a pressões mais altas. Observe que o recrutamento acarreta um aumento na área superficial para a troca gasosa e pode reduzir o espaço morto alveolar. O "desrecrutamento" causado pelo baixo débito ventricular direito ou pelas altas pressões alveolares reduz a área superficial para a troca gasosa e pode fazer aumentar o espaço morto alveolar.

## Controle do músculo liso vascular pulmonar

O músculo liso vascular pulmonar é responsivo às influências tanto *neurais* quanto *humorais*. Estas produzem alterações "ativas" na RVP, em oposição aos fatores "passivos" abordados na seção precedente. Um fator passivo final, a *gravidade*, será abordado adiante neste capítulo. Os principais fatores "passivos" e "ativos" que influenciam a RVP são resumidos nos Quadros 4.1 e 4.2.

## EFEITOS NEURAIS

A vasculatura pulmonar é inervada por fibras tanto simpáticas quanto parassimpáticas do sistema nervoso autônomo. A inervação dos vasos pulmonares é relativamente escassa em comparação com aquela dos vasos sistêmicos. Existe relativamente mais inervação dos vasos mais calibrosos e menos para os vasos menores, em razão de camada muscular mais espessa. Parece não haver qualquer inervação para os vasos com menos de 30 μm de diâmetro. Não parece haver muita inervação para as veias e vênulas intrapulmonares.

***Quadro 4.1*** Influências passivas sobre a resistência vascular pulmonar

| Causa | Efeito sobre a resistência vascular pulmonar | Mecanismo |
|---|---|---|
| Volume pulmonar aumentado (acima da CRF) | Aumenta | Alongamento e compressão dos vasos alveolares |
| Volume pulmonar reduzido (abaixo da CRF) | Aumenta | Compressão dos vasos extra-alveolares e menos tração sobre eles |
| Pressão arterial pulmonar aumentada; pressão atrial esquerda aumentada; volume sanguíneo pulmonar aumentado; débito cardíaco aumentado | Diminui | Recrutamento e distensão |
| Gravidade; posição do corpo | Diminui nas regiões do pulmão que dependem da gravidade | Os efeitos hidrostáticos resultam em recrutamento e distensão |
| Pressão intersticial aumentada (mais positiva) | Aumenta | Compressão dos vasos |
| Viscosidade sanguínea aumentada | Aumenta | A viscosidade eleva diretamente a resistência |
| Ventilação com pressão positiva: pressão alveolar aumentada | Aumenta | Compressão e recrutamento dos vasos alveolares |
| Pressão intrapleural positiva | Aumenta | Compressão dos vasos extra-alveolares; a compressão da veia cava reduz o fluxo sanguíneo pulmonar e resulta em "desrecrutamento" |

CRF, capacidade residual funcional.

***Quadro 4.2*** Influências ativas sobre a resistência vascular pulmonar

| Aumento | Redução |
|---|---|
| Estimulação da inervação simpática (pode exercer um efeito maior através da redução da distensibilidade dos grandes vasos) | Estimulação da inervação parassimpática (se o tônus vascular já estiver elevado) |
| Norepinefrina, epinefrina | Acetilcolina |
| Agonistas α-adrenérgicos | Agonistas betaadrenérgicos |
| $PGF_{2\alpha}$, $PGE_2$ | $PGE_1$ |
| Tromboxano | Prostaciclina ($PGI_2$) |
| Endotelina | Óxido nítrico |
| Angiotensina | Bradicinina |
| Histamina (um vasoconstritor pulmonar primário) | |
| Hipoxia alveolar | |
| Hipercapnia alveolar | |
| pH baixo do sangue venoso misto | |

PG, prostaglandina.

Os efeitos da estimulação da inervação simpática da árvore vascular pulmonar são bastante controversos. Alguns pesquisadores demonstraram um aumento na RVP com a estimulação simpática da inervação da vasculatura pulmonar, enquanto outros evidenciaram apenas uma *distensibilidade* reduzida sem qualquer mudança na RVP calculada. A estimulação da inervação parassimpática dos vasos pulmonares em geral causa vasodilatação, apesar de sua função fisiológica ser desconhecida.

### Efeitos Humorais

As catecolaminas epinefrina e norepinefrina elevam ambas a RVP quando injetadas na circulação pulmonar. A histamina, encontrada nos mastócitos pulmonares, é um vasoconstritor pulmonar. Certas prostaglandinas e substâncias correlatas, tais como $PGF_{2\alpha}$, $PGE_2$ e tromboxano, também são vasoconstritores pulmonares, o mesmo ocorrendo com a endotelina, um peptídio com 21 aminoácidos sintetizado pelo endotélio vascular. A hipoxia alveolar e a hipercapnia também acarretam vasoconstrição pulmonar, como será abordado adiante neste capítulo. A acetilcolina, o agonista betaadrenérgico isoproterenol, o óxido nítrico (ON) e certas prostaglandinas, tais como $PGE_1$ e $PGI_2$ (prostaciclina), são vasodilatadores pulmonares.

## DISTRIBUIÇÃO REGIONAL DO FLUXO SANGUÍNEO PULMONAR: AS ZONAS DO PULMÃO

As determinações da distribuição regional do fluxo sanguíneo pulmonar mostraram que a *gravidade* é outro importante fator "passivo" que afeta a RVP local e a perfusão relativa de diferentes regiões do pulmão. A interação dos efeitos da gravidade e pressões extravasculares pode exercer uma profunda influência sobre a perfusão relativa de diferentes áreas do pulmão.

## Mensuração do fluxo sanguíneo pulmonar total

O fluxo sanguíneo pulmonar total (que é o débito cardíaco) pode ser determinado atualmente na prática clínica de várias maneiras, cada uma das quais comporta a desvantagem de ser *invasiva* para o paciente (*i.e.*, torna necessária uma pequena cirurgia).

### PRINCÍPIO DE FICK

Em 1870, Adolf Fick evidenciou a seguinte relação, agora conhecida como princípio de Fick: a quantidade total de oxigênio absorvida pelo corpo a cada minuto ($\dot{V}_{O_2}$) deve ser igual ao débito cardíaco em mililitros por minuto ($\dot{Q}t$) vezes a diferença do *conteúdo* de oxigênio, em mililitros de oxigênio por 100 mℓ de sangue, entre o sangue arterial e o sangue venoso misto ($Ca_{O_2} - C\bar{v}_{O_2}$):

$$\dot{V}O_2 = \dot{Q}t \times (Ca_{O_2} - C\bar{v}_{O_2})$$

$$\dot{Q}t = \frac{\dot{V}O_2}{Ca_{O_2} - C\bar{v}_{O_2}}$$

Neste método deve ser obtida uma amostra de sangue tanto arterial quanto venoso misto (que é igual ao da artéria pulmonar).

### TÉCNICA COM DILUIÇÃO DO INDICADOR

Neste método, uma quantidade conhecida de um corante indicador que permanece nos vasos sanguíneos, como o verde de indocianina, é injetada na veia em bolo. A concentração do corante no sangue arterial sistêmico é monitorada continuamente com um densitômetro à medida que o corante passa pela aorta. Deve ser feita uma correção para o corante recirculante, pois a mudança de concentração de maior interesse é aquela que ocorre em uma única passagem através da circulação pulmonar. Deve-se construir uma curva da concentração do corante à medida que esta se modifica com o passar do tempo e, em seguida, a área debaixo da curva é determinada por integração. Ao dividirmos essa quantidade pelo tempo de passagem do corante conseguimos a concentração média do corante através da passagem. Se o débito cardíaco for alto, a concentração do corante cai rapidamente e, assim sendo, a área debaixo da curva será pequena e a concentração média do corante será baixa. Se o débito cardíaco for baixo, a área debaixo da curva será extensa e a concentração média do corante será alta. O débito cardíaco ($\dot{Q}t$) é igual à quantidade de corante injetada em miligramas (I) dividida pela concentração do corante em miligramas por mililitro (c) vezes o tempo de passagem (t) em segundos.

$$\dot{Q}t = \frac{I}{ct}$$

Os cálculos em geral são feitos automaticamente nos densitômetros mais recentes. Para esta técnica são necessários cateteres tanto arteriais quanto venosos.

### TÉCNICA DE DILUIÇÃO TÉRMICA

Em princípio, este método é semelhante à técnica com diluição do indicador. Um líquido frio, como, por exemplo, solução salina, é injetado em uma veia central e a mudança na temperatura do sangue a jusante é monitorada continuamente com um sensor térmico. Com altos débitos cardíacos, a temperatura se normaliza rapidamente;

com baixos débitos cardíacos, a temperatura sobe lentamente. A vantagem deste método é que a introdução de um único cateter intravenoso constitui o único procedimento cirúrgico necessário. É usado um tipo de cateter conhecido como cateter de Swan-Ganz de lúmen quádruplo. Um lúmen é conectado a um minúsculo balão insuflável na extremidade do cateter. Durante a introdução do cateter, o balão é insuflado, para que sua ponta "flutue" na direção do fluxo sanguíneo: através do átrio e do ventrículo direitos e para dentro da artéria pulmonar. Em seguida, o balão é desinsuflado. Um segundo lúmen conduz o fio do sensor térmico até a extremidade do cateter. Um terceiro lúmen percorre apenas parte do trajeto ao longo do cateter, razão pela qual se abrirá em uma veia central. Esse lúmen é usado para a injeção da solução fria. O lúmen final, na extremidade do cateter, é aberto para a artéria pulmonar e torna possível a monitoração de sua pressão. (Pode ser usado também para obter amostras de sangue venoso misto.) Esse monitoramento é necessário porque a única maneira de o médico saber que o cateter foi colocado na posição apropriada é através do reconhecimento do traçado característico da pressão na artéria pulmonar (a não ser quando está sendo usado um fluoroscópio).

A mudança de temperatura depois da injeção é monitorada por um "computador" do débito cardíaco que calcula automaticamente o débito cardíaco a partir do volume e da temperatura da substância injetada, da temperatura do sangue original e da mudança de temperatura do sangue com o passar do tempo.

Se o cateter de Swan-Ganz é empurrado para diante, com o balão insuflado, até ocluir completamente um ramo da artéria pulmonar, dizemos que ficou "encunhado". A pressão medida na ponta do cateter com o balão ainda insuflado é aproximadamente igual à pressão no segmento vascular imediatamente distal ao balão, que é a pressão capilar pulmonar. Uma vez que não existem valvas entre os capilares pulmonares e o lúmen do átrio esquerdo, essa "*pressão de encunhamento capilar pulmonar*" é semelhante à pressão atrial esquerda. Quando o balão é desinsuflado, a pressão medida na ponta do cateter é a pressão arterial pulmonar. A Fig. 4.7 mostra um traçado da pressão quando um cateter

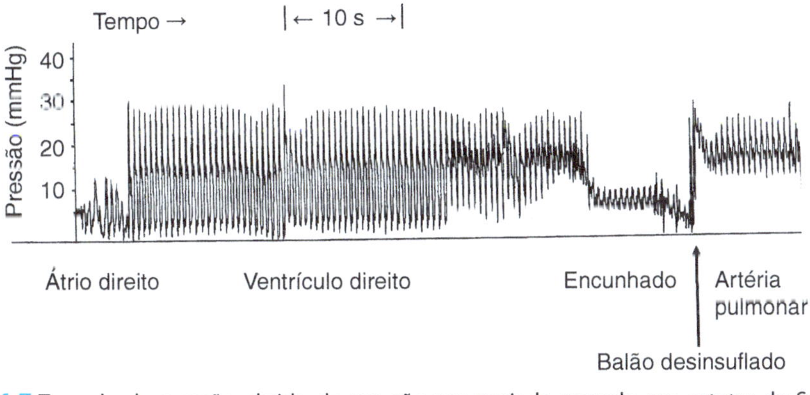


*Fig. 4.7* Traçado da pressão obtido de um cão anestesiado quando um cateter de Swan-Ganz é empurrado através do átrio direito, do ventrículo direito, através da artéria pulmonar principal e penetrando em um ramo da artéria pulmonar até ficar "encunhado". Em seguida o balão é desinsuflado para mostrar a pressão na artéria pulmonar. A pressão de encunhamento capilar pulmonar era de aproximadamente 8 mmHg e a pressão média na artéria pulmonar era de cerca de 17 mmHg.

de Swan-Ganz é empurrado através do átrio direito, do ventrículo direito, da artéria pulmonar principal e penetra em um ramo da artéria pulmonar até ficar "encunhado". Em seguida, o balão é desinsuflado para mostrar a pressão arterial pulmonar.

## Determinação do fluxo sanguíneo pulmonar regional

O fluxo sanguíneo pulmonar regional pode ser determinado por angiografia pulmonar, por cintigrafias pulmonares após injeção de macroagregados de albumina marcada com iodo radioativo ($I^{131}$) ou tecnécio ($Tc^{99m}$) e por cintigrafias pulmonares após a infusão de gases radiomarcados dissolvidos, como o $Xe^{133}$.

### Angiografia Pulmonar

Uma substância radiopaca é injetada na artéria pulmonar e seu movimento através do pulmão é monitorado durante a fluoroscopia. As áreas sem perfusão em virtude de uma obstrução vascular produzida por êmbolos ou por outras causas tornam-se evidentes porque nenhuma quantidade da substância radiopaca penetra nessas áreas.

### Macroagregados de Albumina

Os macroagregados de albumina marcada com $I^{131}$ ou $TC^{99m}$ com dimensões que variam de 10 a 50 µm são injetados em pequenas quantidades em uma veia periférica. A maioria deles acaba ficando encarcerada nos pequenos vasos pulmonares quando estes penetram no pulmão. As cintigrafias pulmonares para a identificação da radioatividade mostram as áreas do pulmão perfundidas. Os agregados são fragmentados e removidos do pulmão em cerca de 1 dia.

### $Xe^{133}$

O $Xe^{133}$ é dissolvido em solução salina e injetado na veia. O xenônio não é particularmente solúvel em solução salina ou no sangue e, assim sendo, sai da solução no pulmão e penetra nos alvéolos. Se o $Xe^{133}$ estiver bem misturado no sangue quando penetra na artéria pulmonar, então a quantidade de radioatividade que alcança uma determinada região do pulmão é proporcional à quantidade do fluxo sanguíneo para essa área. Ao se fazerem as correções para o volume pulmonar regional, pode-se determinar o fluxo sanguíneo por unidade de volume de uma região do pulmão.

## Distribuição regional do fluxo sanguíneo pulmonar

Se for utilizado $Xe^{133}$ para se determinar o fluxo sanguíneo pulmonar regional em uma pessoa ereta ou sentada com o tronco na vertical, será visualizado um padrão semelhante ao mostrado na Fig. 4.8. Existe um maior fluxo de sangue por unidade de volume ("por alvéolo") para as regiões inferiores do pulmão do que para as regiões superiores do pulmão. Observe que o teste foi realizado em um indivíduo com capacidade pulmonar total.

Se o indivíduo está deitado em decúbito dorsal, esse padrão de perfusão regional é alterado, de modo que a perfusão para as porções *anatomicamente* superiores e inferiores do pulmão se distribuem quase uniformemente, porém o fluxo sanguíneo por unidade de volume ainda será maior nas regiões do pulmão que dependem mais da gravidade. Por exemplo, se o indivíduo viesse a adotar a posição de decúbito lateral esquerdo, o pulmão esquerdo receberia mais fluxo sanguíneo por unidade de volume

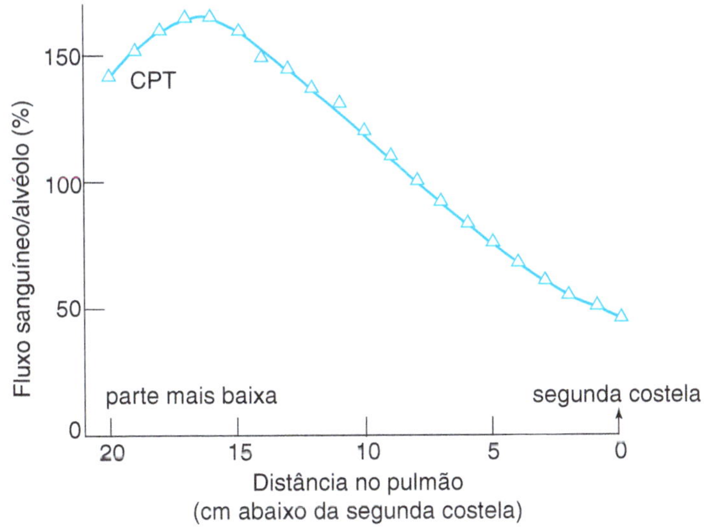


*Fig. 4.8* **Fluxo sanguíneo relativo por alvéolo (100% = perfusão de cada alvéolo se todos eles fossem igualmente perfundidos)** ***versus*** **distância a partir da parte mais baixa do pulmão em um ser humano sentado com o tronco na vertical. A mensuração do fluxo sanguíneo regional foi determinada utilizando-se uma injeção intravenosa de $Xe^{133}$. CPT, capacidade pulmonar total.** (Redesenhado de Hughes, 1968, com autorização.)

do que o pulmão direito. O exercício, que acarreta um aumento no débito cardíaco, faz aumentar o fluxo sanguíneo por unidade de volume para todas as regiões do pulmão, mas o gradiente de perfusão persiste, razão pela qual ainda haverá um fluxo sanguíneo relativamente maior por unidade de volume nas regiões do pulmão que mais dependem da gravidade.

A explicação para esse gradiente de perfusão regional do pulmão é, obviamente, a gravidade. Como já foi assinalado, a pressão na parte mais baixa de uma coluna de um líquido é proporcional à altura da coluna vezes a densidade do líquido vezes a gravidade. Assim sendo, as pressões intravasculares nas porções do pulmão que mais dependem da gravidade são mais altas do que aquelas das regiões superiores. Levando-se em conta que as pressões são maiores nas regiões do pulmão que mais dependem da gravidade, a *resistência ao fluxo sanguíneo é mais baixa* nas regiões inferiores do pulmão, em virtude de um maior *recrutamento* ou *distensão* dos vasos nessas regiões. Portanto, não é apenas a gravidade, mas também as características peculiares da circulação pulmonar que causam um aumento no fluxo sanguíneo para as regiões do pulmão que mais dependem da gravidade. Em essência, os mesmos efeitos hidrostáticos ocorrem em um grau ainda maior no lado esquerdo da circulação, porém as paredes espessas das artérias sistêmicas não são afetadas.

Estudos recentes mostraram que o sangue se desloca com maior rapidez através das regiões do pulmão que mais dependem da gravidade. Ou seja, o *tempo de trânsito capilar* médio é menor nas regiões mais baixas do pulmão.

Existe também uma considerável heterogeneidade no fluxo sanguíneo pulmonar para qualquer distância vertical através do pulmão. Ou seja, podem existir variações significativas no fluxo sanguíneo pulmonar *dentro* de um determinado plano horizontal do pulmão. Essas variações são causadas por fatores locais e pressões mecânicos.

## Interação de gravidade e pressão extravascular: as zonas do pulmão

Os experimentos realizados em pulmões animais excisados, perfundidos e eretos mostraram o mesmo gradiente de perfusão aumentada por unidade de volume da parte superior do pulmão para a parte inferior. Quando os experimentos eram realizados com baixos débitos de bombeamento, de modo que a pressão na artéria pulmonar era baixa, as regiões mais superiores do pulmão não recebiam qualquer fluxo sanguíneo. A perfusão do pulmão cessava no ponto em que a pressão alveolar (PA) era exatamente igual à pressão arterial pulmonar (Pa). Acima desse ponto não havia qualquer perfusão, pois a pressão alveolar ultrapassava a pressão na artéria pulmonar e, assim sendo, a pressão transmural através das paredes capilares era negativa. Abaixo desse ponto, a perfusão por unidade de volume aumentava uniformemente com o aumento da distância através do pulmão.

Assim sendo, nas circunstâncias em que a pressão alveolar é mais alta que a pressão na artéria pulmonar nas partes superiores do pulmão, nenhum fluxo sanguíneo ocorre nessa região, a qual passa a ser conhecida como sendo a zona 1, como mostra a Fig. 4.9. (Observe que nessa figura o fluxo sanguíneo fica no eixo $x$ e que a distância ao longo do pulmão fica no eixo $y$.) Qualquer zona 1, portanto, é ventilada porém sem ser perfundida. Esse é o *espaço morto alveolar*. Felizmente, durante a respiração tranqüila normal, em uma pessoa com débito cardíaco normal, a pressão arterial pulmonar, até mesmo nas regiões mais superiores do pulmão, é mais alta que a pressão alveolar e, assim sendo, não haverá zona 1. Alguns experimentos mostraram a existência de perfusão dos vasos do canto sob condições da zona 1.

Diz-se que a porção mais baixa do pulmão na Fig. 4.9 fica na zona 3. Nessa região, tanto a pressão na artéria pulmonar como a pressão na veia pulmonar (Pv) são mais altas que a pressão alveolar. A pressão propulsora para o fluxo sanguíneo através do pulmão nessa região é simplesmente a pressão na artéria pulmonar menos a pressão na veia pulmonar. Observe que essa pressão propulsora se mantém constante quando se desce ainda mais ao longo do pulmão na zona 3, pois os efeitos da pressão hidrostática são os mesmos tanto para as artérias quanto para as veias.

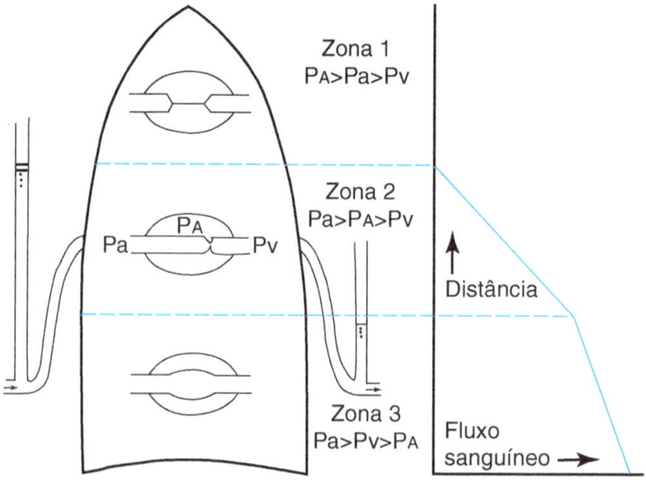


**Fig. 4.9** **As zonas do pulmão. Os efeitos da gravidade e da pressão alveolar sobre a perfusão do pulmão. Descritos no texto.** (Redesenhado de West, 1964, com autorização.)

A porção média do pulmão na Fig. 4.9 fica na zona 2, onde a pressão na artéria pulmonar é mais alta que a pressão alveolar e, assim sendo, ocorre fluxo sanguíneo. Não obstante, uma vez que a pressão alveolar é mais alta que a pressão na veia pulmonar, a pressão propulsora *efetiva* para o fluxo sanguíneo é a pressão na artéria pulmonar menos a pressão alveolar na zona 2. (Essa situação é análoga àquela descrita no Cap. 2: durante uma expiração forçada, a pressão propulsora para o fluxo do ar é igual à pressão alveolar menos a pressão intrapleural.) Observe que na zona 2 (à direita na Fig. 4.9) o aumento no fluxo sanguíneo por distância descendo ao longo do pulmão é maior que aquele observado na zona 3. Isto por que a pressão propulsora contra a corrente, que é a pressão na artéria pulmonar, aumenta de acordo com o aumento na pressão hidrostática, porém a pressão a jusante efetiva, que é a pressão alveolar, é constante através de todo o pulmão em qualquer momento.

Para resumir, pois: na *zona 1*

$$P_A > P_a > P_v$$

e não existe fluxo sanguíneo (exceto, talvez, nos "vasos do canto", que não ficam expostos à pressão alveolar); na *zona 2*,

$$P_a > P_A > P_v$$

e a pressão propulsora efetiva para o fluxo sanguíneo é $P_a - P_A$; na *zona 3*,

$$P_a > P_v > P_A$$

e a pressão propulsora para o fluxo sanguíneo é $P_a - P_v$.

É importante reconhecer que os limites entre as zonas dependem de condições fisiológicas — não se trata de pontos de referência anatômicos fixos. A pressão alveolar modifica-se durante a realização de cada incursão respiratória. Durante a respiração eupnéica, essas modificações são de apenas uns poucos centímetros de água, mas podem ser muito maiores durante a fala, o exercício e outras condições. Um paciente em um ventilador para pressão positiva com PEFP pode ter quantidades substanciais de zona 1, pois a pressão alveolar é sempre alta. De modo semelhante, após uma hemorragia ou durante anestesia geral, o fluxo sanguíneo pulmonar e a pressão da artéria pulmonar são baixas e as condições de zona 1 também são prováveis. Durante o exercício, o débito cardíaco e a pressão na artéria pulmonar aumentam e qualquer zona 1 existente será recrutada para a zona 2. O limite entre as zonas 2 e 3 também ficará mais para cima. A pressão na artéria pulmonar é altamente pulsátil e, assim sendo, as fronteiras entre as zonas provavelmente se deslocam um pouco mais para cima a cada contração do ventrículo direito.

As mudanças no volume pulmonar afetam também a distribuição regional do fluxo sanguíneo pulmonar e, portanto, afetarão as fronteiras entre as zonas. Finalmente, as mudanças de posição do corpo alteram a orientação das zonas no que concerne às localizações anatômicas no pulmão, mas as mesmas relações existem no que concerne à gravidade e à pressão alveolar.

## VASOCONSTRIÇÃO PULMONAR HIPÓXICA

6 A hipoxia alveolar ou atelectasia acarreta uma vasoconstrição ativa na circulação pulmonar. O local da constrição do músculo liso vascular parece ser nos vasos arteriais (pré-capilares) próximo dos alvéolos.

## Mecanismo da vasoconstrição pulmonar hipóxica

O mecanismo da vasoconstrição pulmonar hipóxica não é totalmente compreendido. A resposta ocorre localmente, ou seja, apenas na área da hipoxia alveolar. As conexões com o sistema nervoso central são desnecessárias: um pulmão excisado e isolado, perfundido com sangue por uma bomba mecânica com um débito constante, exibe maior pressão de perfusão quando ventilado com misturas gasosas hipóxicas. Isso indica que o aumento na RVP pode ocorrer sem a influência de nervos extrínsecos. Assim sendo, não surpreende o fato de se ter demonstrado recentemente que a vasoconstrição pulmonar hipóxica persiste em pacientes humanos que receberam transplantes de coração-pulmão. A hipoxia pode acarretar a liberação de uma substância vasoativa pelo parênquima pulmonar ou pelos mastócitos existentes na área. Histamina, serotonina, catecolaminas e prostaglandinas foram todas sugeridas como a substância mediadora, porém nenhuma delas parece reproduzir completamente essa resposta. A *menor* liberação de um vasodilatador como o óxido nítrico também pode estar envolvida na vasoconstrição pulmonar hipóxica. Possivelmente, vários mediadores atuam em conjunto. Estudos recentes indicaram enfaticamente que a hipoxia atua *diretamente* sobre o músculo liso vascular pulmonar para produzir a vasoconstrição pulmonar hipóxica. A hipoxia inibe uma corrente externa de potássio, o que acarreta a despolarização das células musculares lisas vasculares do pulmão, tornando possível a penetração do cálcio nas células. Por sua vez, isso acarreta a contração das células. O canal do potássio parece estar aberto quando essa substância é oxidada e fechado quando é reduzida.

A resposta da vasoconstrição pulmonar hipóxica é gradativa — a constrição começa a ocorrer com $P_{O_2}$ alveolar na variação de 100 a 150 mmHg e aumenta até que a $P_{A_{O_2}}$ caia para cerca de 20 a 30 mmHg.

## Função fisiológica da vasoconstrição pulmonar hipóxica

A função da vasoconstrição pulmonar hipóxica na hipoxia localizada é bastante óbvia. Se uma determinada área do pulmão torna-se hipóxica em virtude de uma obstrução das vias respiratórias ou se ocorre uma atelectasia localizada, qualquer sangue venoso misto que flui para essa área evidenciará pouca ou nenhuma troca gasosa (Fig. 4.10B) e se misturará com o sangue que está drenando as áreas do pulmão bem ventiladas quando penetra no átrio esquerdo. Essa mistura reduzirá a $P_{O_2}$ arterial global e pode até mesmo aumentar a $P_{CO_2}$ arterial (ver Cap. 5). A vasoconstrição pulmonar hipóxica desvia o sangue venoso misto para longe das áreas do pulmão precariamente ventiladas graças a um aumento local da resistência vascular, como mostra a Fig. 4.10C. Portanto, o sangue venoso misto é enviado para as áreas do pulmão mais bem ventiladas (Fig. 4.10D). O problema com a vasoconstrição pulmonar hipóxica reside no fato de não se tratar de uma resposta muito vigorosa, pois existe pouquíssimo músculo liso na vasculatura pulmonar. As pressões muito altas na artéria pulmonar podem interferir na vasoconstrição pulmonar hipóxica, o mesmo podendo ocorrer com outros distúrbios fisiológicos, como a alcalose.

Na hipoxia de todo o pulmão, como se poderia observar a uma grande altitude (ver Cap. 11) ou na hipoventilação, a vasoconstrição pulmonar hipóxica ocorre através de todo o pulmão. Até mesmo essa ocorrência pode ser útil no sentido de aumentar a troca gasosa, pois um grande aumento na pressão da artéria pulmonar acaba recrutando muitos capilares pulmonares que até então não estavam sendo perfundidos, o que faz aumentar a área superficial disponível para a difusão dos gases (ver Cap. 6) e aprimora

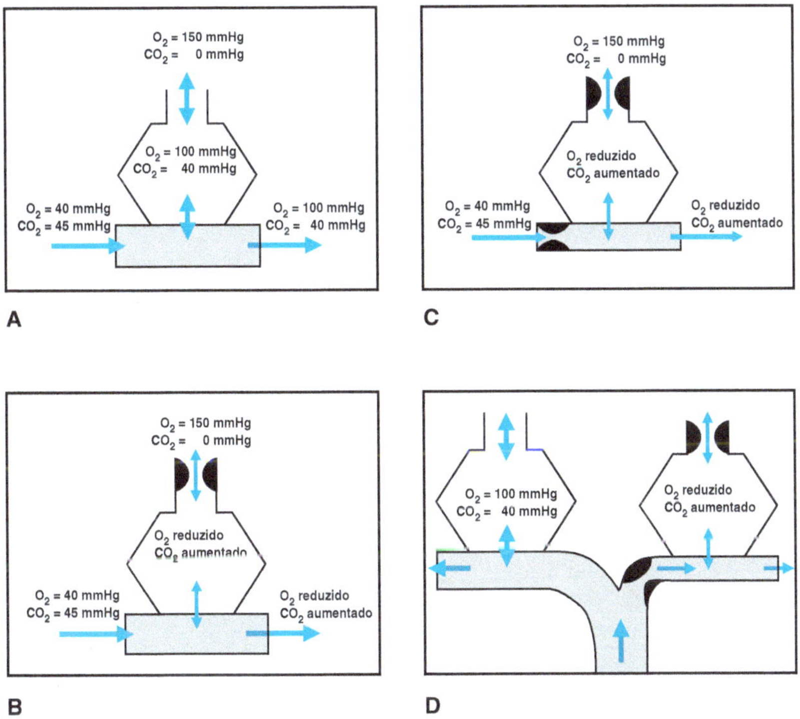


*Fig. 4.10* Ilustração da função fisiológica da vasoconstrição pulmonar hipóxica (VPH). **A.** Unidade alveolocapilar normal. **B.** A perfusão de um alvéolo hipoventilado é responsável pela penetração no átrio esquerdo de um sangue com uma $P_{O_2}$ reduzida e uma $P_{CO_2}$ aumentada. **C.** A VPH eleva a resistência ao fluxo sanguíneo para o alvéolo hipoventilado. **D.** Isso desvia o sangue para longe do alvéolo hipoventilado e o redireciona para os alvéolos mais bem ventilados, ajudando assim a manter a equivalência $\dot{V}/\dot{Q}$. VPH, vasoconstrição pulmonar hipóxica; $\dot{V}/\dot{Q}$, ventilação-perfusão.

a equivalência entre ventilação e perfusão, como veremos no próximo capítulo. Por outro lado, essa vasoconstrição pulmonar hipóxica de todo o pulmão induz um grande aumento na carga de trabalho suportada pelo ventrículo direito e a alta pressão na artéria pulmonar pode sobrepujar a vasoconstrição pulmonar hipóxica em algumas partes do pulmão, aumentar a pressão hidrostática capilar nesses vasos e evoluir para edema pulmonar (ver a próxima seção deste capítulo).

O mecanismo da vasoconstrição pulmonar hipóxica tem sido controverso, porém, como já assinalamos, atualmente muitos pesquisadores acreditam que essa inibição dos canais do íon potássio sensíveis ao oxigênio e controlados por voltagem despolariza as células musculares lisas nos pequenos ramos da artéria pulmonar. Isso ativa os canais do íon cálcio controlados por voltagem nas células musculares lisas, tornando possível o influxo de íons cálcio, o que acarreta a contração do músculo liso e a constrição dos vasos.

A hipercapnia alveolar (altos níveis de dióxido de carbono) também causa vasoconstrição pulmonar. Não está claro se isso ocorre graças ao mesmo mecanismo responsável pela vasoconstrição pulmonar hipóxica.

## EDEMA PULMONAR

O edema pulmonar é o acúmulo extravascular de líquido no pulmão. Essa condição patológica pode ser causada por uma ou mais anormalidades fisiológicas, porém o resultado consiste inevitavelmente em uma menor transferência dos gases. À medida que o líquido de edema se acumula, primeiro no interstício e em seguida nos alvéolos, a difusão dos gases — particularmente do oxigênio — diminui (ver Cap. 6).

O endotélio capilar é muito mais permeável à água e aos solutos do que o epitélio alveolar. Portanto, o líquido do edema acumula-se no interstício antes de se acumular nos alvéolos.

### Fatores que influenciam o movimento dos líquidos nos capilares pulmonares

A equação de Starling descreve o movimento dos líquidos através do endotélio capilar:

$$\dot{Q}_f = K_f\,[(P_c - P_{is}) - \sigma\,(\pi_{pl} - \pi_{is})]$$

onde
$\dot{Q}_f$ = fluxo total de líquido
$K_f$ = coeficiente de filtração capilar; este descreve as características de permeabilidade da membrana aos fluidos
$P_c$ = pressão hidrostática capilar
$P_{is}$ = pressão hidrostática no líquido intersticial
$\sigma$ = coeficiente de reflexão; este descreve a capacidade da membrana de prevenir o extravasamento das partículas do soluto
$\pi_{pl}$ = pressão coloidosmótica (oncótica) do plasma
$\pi_{is}$ = pressão coloidosmótica do líquido intersticial

A equação é mostrada esquematicamente na Fig. 4.11. A equação de Starling é extremamente útil para compreendermos as possíveis causas do edema pulmonar, apesar de somente a pressão coloidosmótica do plasma ($\pi_{pl}$) poder ser medida clinicamente.

### Drenagem linfática do pulmão

Qualquer líquido que consiga penetrar no interstício pulmonar deverá ser removido por drenagem linfática do pulmão. Admite-se agora que, em circunstâncias normais, o volume de fluxo linfático proveniente do pulmão humano é tão abundante quanto aquele proveniente de outros órgãos, sendo capaz de aumentar em até dez vezes em condições patológicas. O edema pulmonar ocorre somente quando esse grande fator de segurança é sobrepujado.

### Condições que podem resultar em edema pulmonar

A equação de Starling proporciona um método útil para se categorizar a maioria das possíveis causas de edema pulmonar (Quadro 4.3).

#### PERMEABILIDADE

Infecções, toxinas circulantes ou inaladas, toxicidade do oxigênio e outros fatores que destroem a integridade do endotélio capilar resultam em edema pulmonar localizado ou generalizado.

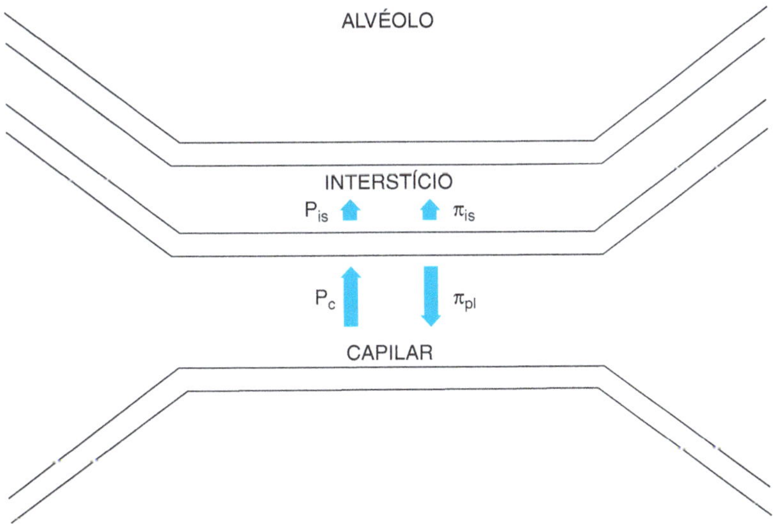


*Fig. 4.11* Ilustração dos fatores que afetam o movimento dos líquidos a partir dos capilares pulmonares. $P_c$, pressão hidrostática capilar; $P_{is}$, pressões hidrostáticas intersticiais; $\pi_{pl}$, pressão coloidosmótica do plasma; $\pi_{is}$, pressão coloidosmótica intersticial. (Admite-se que $P_{is}$ é negativa, razão pela qual a seta aponta para fora e não para dentro.)

## Pressão Hidrostática Capilar

Estima-se que a pressão hidrostática capilar seja de aproximadamente 10 mmHg em condições normais. Se a pressão hidrostática capilar aumenta drasticamente, a filtração dos líquidos através do endotélio capilar aumentará de maneira acentuada e uma quantidade suficiente de líquido poderá deixar os capilares, de forma a ultrapassar a capacidade de drenagem linfática. A pressão hidrostática dos capilares pulmonares aumenta com freqüência em virtude de problemas localizados no lado esquerdo da circulação, como um infarto do ventrículo esquerdo, insuficiência ventricular esquerda ou estenose mitral. À medida que a pressão atrial esquerda e a pressão venosa pulmonar sobem em virtude do sangue acumulado, a pressão hidrostática nos capilares pulmonares também aumenta. Outras causas de pressão hidrostática elevada nos capilares pulmonares incluem a administração excessiva de líquidos intravenosos pelo médico e doenças que ocluem as veias pulmonares.

## Pressão Hidrostática Intersticial

Alguns pesquisadores acreditam que a pressão hidrostática intersticial do pulmão seja ligeiramente positiva, enquanto outros apresentaram evidências de que essa pressão pode ficar na variação de –5 a –7 mmHg. As condições capazes de reduzir a pressão intersticial podem aumentar a tendência para o surgimento de edema pulmonar. Essas condições parecem limitar-se principalmente às ações potenciais do médico, tais como a evacuação rápida dos líquidos no tórax ou a redução de um pneumotórax. As situações que elevam a tensão na superfície alveolar, como, por exemplo, quando estão presentes menores quantidades de surfactante pulmonar, também podem tornar a pressão hidrostática intersticial mais negativa e aumentar a tendência à formação de edema pulmonar. Convém observar que, à medida que o líquido se acumula no interstício, a pressão hidrostática intersticial aumenta, o que ajuda a limitar ainda mais o extravasamento de líquido.

***Quadro 4.3*** Fatores que predispõem a edema pulmonar

| Fator na equação de Starling | Problemas clínicos |
|---|---|
| Permeabilidade capilar aumentada ($K_f$, $\sigma$) | Síndrome de angústia respiratória aguda<br>Toxicidade do oxigênio<br>Toxinas inaladas ou circulantes |
| Pressão hidrostática capilar (Pc) aumentada | Pressão atrial esquerda aumentada em decorrência de infarto ventricular esquerdo ou de estenose mitral<br>Administração excessiva de líquidos intravenosos |
| Pressão hidrostática intersticial ($P_{is}$) reduzida | Evacuação por demais rápida de pneumotórax ou hemotórax |
| Pressão coloidosmótica ($\pi_{pl}$) reduzida | Inanição protéica<br>Diluição das proteínas sanguíneas por soluções intravenosas<br>Problemas renais que resultam em perda urinária de proteínas (proteinúria) |

| Outras etiologias | Problemas clínicos |
|---|---|
| Drenagem linfática pulmonar insuficiente | Tumores |
| Etiologia desconhecida | Doenças com fibrose intersticial<br>Edema pulmonar das grandes altitudes<br>Edema pulmonar após traumatismo cranioencefálico (edema pulmonar neurogênico)<br>*Overdose* de drogas |

Reproduzido, com autorização, de Levitzky MG, Cairo JM, Hall SM. *Introduction to Respiratory Care*. Filadélfia, PA: Saunders WB and Company, 1990.

## Coeficiente de Reflexão

Qualquer situação que permita que mais solutos deixem os capilares será responsável por uma maior movimentação de líquidos para fora do espaço vascular.

## Pressão Coloidosmótica do Plasma

Reduções na pressão coloidosmótica do plasma, que ajudam a reter líquido nos capilares, podem resultar em edema pulmonar. A pressão coloidosmótica do plasma, normalmente na variação de 25 a 28 mmHg, cai na hipoproteinemia ou com a administração exagerada de soluções intravenosas.

## Pressão Coloidosmótica Intersticial

Uma maior concentração de solutos no interstício atrairá líquido a partir dos capilares.

## Insuficiência Linfática

As condições que bloqueiam a drenagem linfática do pulmão, como tumores ou cicatrizes, podem predispor os pacientes a edema pulmonar.

### OUTRAS CONDIÇÕES ASSOCIADAS AO EDEMA PULMONAR

O edema pulmonar está freqüentemente associado a traumatismo cranioencefálico, *overdose* de heroína e grandes altitudes. As causas da formação de edema nessas condições são desconhecidas, porém o edema pulmonar das grandes altitudes pode ser causado por altas pressões na artéria pulmonar em virtude de vasoconstrição pulmonar hipóxica.

## PONTOS-CHAVE

1. *Em comparação com as artérias sistêmicas, as artérias pulmonares possuem muito menos músculo liso vascular e, portanto, oferecem muito menos resistência ao fluxo sanguíneo. As artérias pulmonares são mais distensíveis e, pelo fato de suas pressões intravasculares serem mais baixas, são mais compressíveis que as artérias sistêmicas. O* ***gradiente de pressão transmural*** *vascular é, portanto, um importante determinante da resistência vascular pulmonar (RVP).*

2. *O músculo liso vascular pulmonar pode contrair-se ou relaxar-se ativamente em resposta a influências neurais e hormonais, porém os* ***fatores "passivos"*** *desempenham um papel mais importante no sentido de determinar a RVP do que na determinação da resistência vascular sistêmica.*

3. *A RVP em geral é mais baixa para a capacidade residual funcional e aumenta com volumes pulmonares mais altos e mais baixos.*

4. *A RVP geralmente diminui com os aumentos no fluxo sanguíneo pulmonar, a pressão na artéria pulmonar, a pressão atrial esquerda ou o volume sanguíneo nos capilares pulmonares, por causa de* ***distensão*** *de vasos sanguíneos já abertos, de* ***recrutamento*** *de vasos sanguíneos previamente fechados, ou de ambos.*

5. *Existe mais fluxo sanguíneo nas regiões mais baixas do pulmão do que nas regiões mais altas. Os efeitos da pressão arterial pulmonar, da pressão venosa pulmonar e da pressão alveolar sobre o fluxo sanguíneo pulmonar são descritos como as* ***"zonas do pulmão"****.*

6. *A hipoxia alveolar (ou hipercapnia) pode causar constrição dos vasos pulmonares pré-capilares, desviando o sangue para longe dos alvéolos precariamente ventilados ou não-ventilados.*

## PROBLEMAS CLÍNICOS

4.1 *A pressão arterial média de um paciente é de 100 mmHg e sua pressão atrial direita é de 2 mmHg. A pressão média na artéria pulmonar e a pressão de encunhamento capilar pulmonar (≈ pressão atrial esquerda), determinadas com a utilização de um cateter de Swan-Ganz, são de 15 e 5 mmHg, respectivamente. Se o débito cardíaco for de 5 ℓ/min, calcule sua resistência vascular pulmonar e resistência vascular sistêmica.*

4.2 *Qual das seguintes situações pode ser capaz de reduzir a resistência vascular pulmonar?*

   a. *Ascensão para 4.570 m acima do nível do mar.*
   
   b. *Inspiração até a capacidade pulmonar total.*

*c. Expiração até o volume residual.*

*d. Exercício moderado.*

*e. Perda de sangue secundária a traumatismo.*

4.3 *Qual das seguintes situações pode ser capaz de acarretar um aumento na quantidade de pulmão nas condições de zona 1?*

*a. Ascensão para 4.570 m acima do nível do mar.*

*b. Perda de sangue em virtude de um traumatismo.*

*c. Exercício moderado.*

*d. Ventilação com pressão positiva e com pressão expiratória final positiva (PEFP).*

*e. Mudança da posição ereta para a supina.*

4.4 *Qual das seguintes circunstâncias pode ser capaz de contribuir para a formação de edema pulmonar?*

*a. Transfusão excessiva com solução salina.*

*b. Oclusão da drenagem linfática de uma área do pulmão.*

*c. Insuficiência ventricular esquerda.*

*d. Baixa concentração de proteínas plasmáticas.*

*e. Destruição de porções do endotélio capilar pulmonar por toxinas.*

*f. Todas as respostas acima.*

## BIBLIOGRAFIA

Aaronson PI, Robertson TP, Knock GA, Becker S, Lewis TH, Snetkov V, Ward JPT. Hypoxic pulmonary vasoconstriction: mechanisms and controversies. *J Physiol.* 2006;570:53–58.

Borst HG, McGregor M, Whittenberger JL, Berglund E. Influence of pulmonary arterial and left atrial pressure on pulmonary vascular resistance. *Circ Res.* 1956;4:393–399.

Deffebach ME, Charan NB, Lakshminarayan S, Butler J. The bronchial circulation: Small, but a vital attribute of the lung. *Am Rev Respir Dis.* 1987;135:463–481.

Dumas JP, Bardou M, Goirand F, Dumas M. Hypoxic pulmonary vasoconstriction. *General Pharm.* 1999;33: 289–297.

Hughes JMB, Glazier JB, Maloney JE, West JB. Effect of lung volume on the distribution of pulmonary blood flow in man. *Respir Physiol.* 1968;4:58–72.

Hughes JM, Glazier JB, Maloney JE, West JB. Effect of extraalveolar vessels on distribution of blood flow in the dog lung. *J Appl Physiol.* 1968;25:701–712.

Levitzky MG, Cairo JM, Hall SM. *Introduction to Respiratory Care.* Philadelphia Pa: WB Saunders and Company; 1990.

Moudgil R, Michelakis ED, Archer, SL. Hypoxic pulmonary vasoconstriction. *J Appl Physiol.* 2005;98:390–403.

Murray JF. *The Normal Lung.* Philadelphia, Pa: WB Saunders and Company; 1976:131.

Murray JF. *The Normal Lung.* 2nd ed. Philadelphia, Pa: WB Saunders and Company; 1986:35–43, 139–162.

Schuster DP. Pulmonary edema. In: Fishman AP, ed. *Pulmonary Diseases and Disorders.* 3rd ed. New York, NY: McGraw-Hill; 1998:1331–1356.

Ward JPT, Aaronson PI. Mechanisms of hypoxic pulmonary vasoconstriction: can anyone be right? *Respir Physiol.* 1999;115:261–271.

West JB. *Ventilation/Blood Flow and Gas Exchange.* 5th ed. Oxford: Blackwell; 1990:15–25.

West JB, Dollery CT, Naimark A. Distribution of blood flow in isolated lung: Relation to vascular and alveolar pressures. *J Appl Physiol.* 1964;19:713–724.

# Relações ventilação-perfusão

5

## OBJETIVOS

*O leitor compreende a importância da equivalência entre ventilação e perfusão no pulmão.*

- *Prevê as conseqüências da disparidade entre ventilação e perfusão.*
- *Descreve os métodos usados para determinar a equivalência entre ventilação e perfusão.*
- *Descreve os métodos usados para determinar a uniformidade da distribuição do gás inspirado e do fluxo sanguíneo pulmonar.*
- *Explica as diferenças regionais na equivalência entre ventilação e perfusão do pulmão normal na posição ereta.*
- *Prevê as conseqüências das diferenças regionais na ventilação e na perfusão do pulmão normal na posição ereta.*

A troca gasosa entre os alvéolos e o sangue capilar pulmonar ocorre por difusão, como veremos no próximo capítulo. A difusão do oxigênio e do dióxido de carbono ocorre passivamente, de acordo com seus gradientes de concentração através da barreira alveolocapilar. Esses gradientes de concentração devem ser mantidos pela ventilação dos alvéolos e pela perfusão dos capilares pulmonares.

## CONCEITO DE EQUIVALÊNCIA ENTRE VENTILAÇÃO E PERFUSÃO

A ventilação alveolar traz oxigênio para dentro do pulmão e remove dele o dióxido de carbono. De modo semelhante, o sangue venoso misto traz dióxido de carbono para dentro do pulmão e capta o oxigênio alveolar. Assim sendo, a $P_{O_2}$ e a $P_{CO_2}$ alveolares são determinadas pela relação entre ventilação alveolar e perfusão. Alterações na relação da ventilação para perfusão, denominada $\dot{V}_A/\dot{Q}_C$, resultarão em mudanças na $P_{O_2}$ e na $P_{CO_2}$ alveolares, assim como no fornecimento dos gases ou em sua remoção do pulmão.

Normalmente a ventilação alveolar é de cerca de 4 a 6 ℓ/min e o fluxo sanguíneo pulmonar (que é igual ao débito cardíaco) apresenta uma variação semelhante e, assim sendo, a $\dot{V}/\dot{Q}$ para o pulmão como um todo fica na variação de 0,8 a 1,2. Entretanto, ventilação e perfusão devem ter equivalência no *nível alveolocapilar* e a $\dot{V}/\dot{Q}$ para todo o pulmão só tem interesse realmente como uma aproximação da situação em todas as unidades alveolocapilares do pulmão. Por exemplo, suponhamos que todos os 5 ℓ/min do débito cardíaco fossem para o pulmão esquerdo e todos os 5 ℓ/min da ventilação alveolar fossem para o pulmão direito. A $\dot{V}/\dot{Q}$ do pulmão como um todo seria de 1,0, mas não ocorreria nenhuma troca gasosa, pois não poderia haver qualquer difusão gasosa entre os alvéolos ventilados e os capilares pulmonares perfundidos.

## CONSEQÜÊNCIAS DA $\dot{V}/\dot{Q}$ ALTA E BAIXA

O oxigênio é levado ao alvéolo pela ventilação alveolar, é removido do alvéolo quando se difunde para dentro do sangue capilar pulmonar e será eliminado pelo fluxo sanguíneo. De modo semelhante, o dióxido de carbono é levado ao alvéolo no sangue venoso misto e se difunde para dentro do alvéolo no capilar pulmonar. O dióxido de carbono é removido do alvéolo pela ventilação alveolar. Como veremos no Cap. 6, para os débitos cardíacos de repouso, a difusão tanto do oxigênio quanto do dióxido de carbono é normalmente limitada pela perfusão pulmonar. Assim sendo, as pressões parciais alveolares tanto do oxigênio quanto do dióxido de carbono são determinadas pela $\dot{V}/\dot{Q}$. Se a $\dot{V}/\dot{Q}$ em uma unidade alveolocapilar *aumenta*, o fornecimento de oxigênio em relação à sua remoção aumentará, o mesmo ocorrendo com a remoção do dióxido de carbono em relação ao seu fornecimento. Portanto, a $P_{O_2}$ alveolar subirá e a $P_{CO_2}$ alveolar cairá. Se a $\dot{V}/\dot{Q}$ em uma unidade alveolocapilar *diminui*, a remoção de oxigênio em relação ao seu fornecimento aumentará e o fornecimento de dióxido de carbono em relação à sua remoção aumentará. Portanto, a $P_{O_2}$ cairá e a $P_{CO_2}$ alveolar subirá.

A Fig. 5.1 mostra as conseqüências das alterações na relação da ventilação e da perfusão sobre as hipotéticas unidades alveolocapilares. A unidade A tem uma $\dot{V}/\dot{Q}$ normal. O ar inspirado entra no alvéolo com uma $P_{O_2}$ de aproximadamente 150 mmHg e uma $P_{CO_2}$ de quase 0 mmHg. O sangue venoso misto penetra no capilar pulmonar com uma $P_{O_2}$ de aproximadamente 40 mmHg e uma $P_{CO_2}$ de cerca de 45 mmHg. Isso resulta em uma $P_{O_2}$ alveolar de aproximadamente 100 mmHg e uma $P_{CO_2}$ alveolar de 40 mmHg (ver Cap. 3). O gradiente de pressão parcial para a difusão do oxigênio do alvéolo para o capilar pulmonar é, portanto, de aproximadamente 100 – 40 mmHg, ou 60 mmHg; o gradiente de pressão parcial para a difusão do $CO_2$ do capilar pulmonar para o alvéolo é de aproximadamente 45 – 40, ou 5 mmHg.

A via respiratória que abastece a unidade B ficou completamente ocluída. Sua $\dot{V}/\dot{Q}$ é igual a zero. Com o passar do tempo, o ar que ficou preso no alvéolo entra em equilíbrio, por difusão, com o gás dissolvido no sangue venoso misto que penetra na unidade alveolocapilar. (Se a oclusão persiste, é provável que o alvéolo sofra colapso.) Nenhuma troca gasosa poderá ocorrer, e qualquer sangue que perfunda esse alvéolo sairá dele exatamente como entrou. Portanto, a unidade B está atuando como uma derivação (um *shunt*) da direita para a esquerda.

O fluxo sanguíneo para a unidade C é bloqueado por um êmbolo pulmonar e a unidade C fica, portanto, completamente sem perfusão, tendo uma $\dot{V}/\dot{Q}$ infinita. Levando-se em conta que nenhum oxigênio poderá difundir-se do alvéolo para dentro do sangue capilar pulmonar e que nenhum dióxido de carbono consegue penetrar no alvéolo a partir do sangue, a $P_{O_2}$ do alvéolo é de cerca de 150 mmHg e sua $P_{CO_2}$ é de aproximadamente zero. Ou seja, a composição dos gases desse alvéolo sem perfusão é a mesma do ar inspirado. A unidade C constitui o espaço morto alveolar. Se a unidade C deixasse de ser perfundida porque sua pressão alveolar ultrapassara sua pressão pré-capilar (e não em virtude de um êmbolo), isso também corresponderia a uma parte de zona 1.

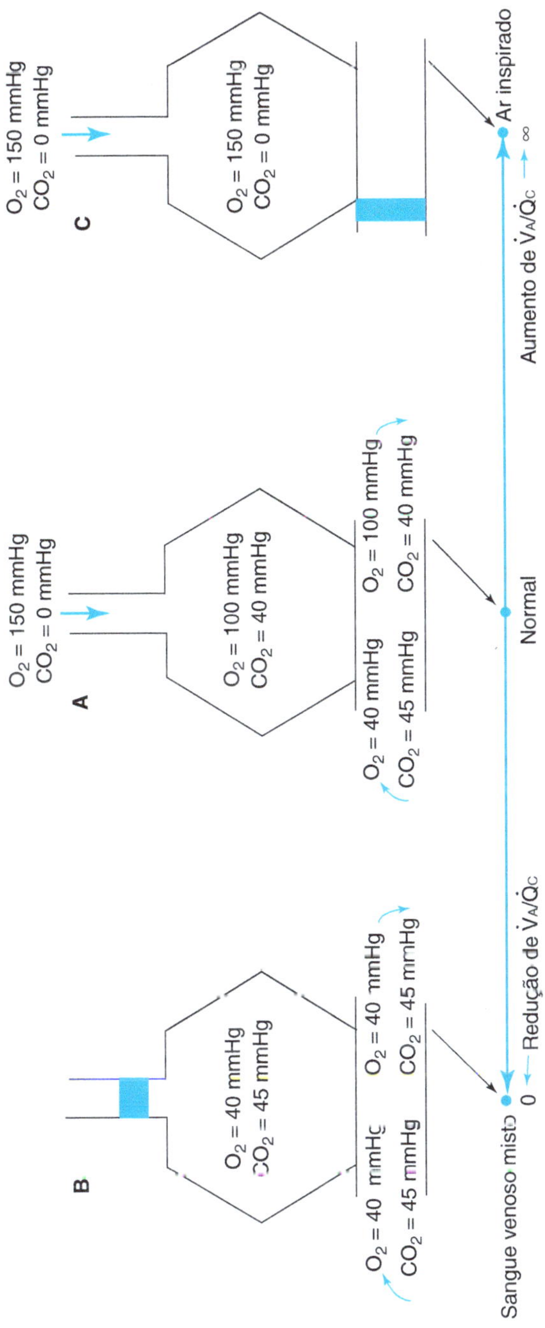


***Fig. 5.1*** **Efeito das mudanças na relação ventilação-perfusão sobre a $P_{O_2}$ e a $P_{CO_2}$ alveolares. A.** $\dot{V}_A/\dot{Q}_C$ **normal. B.** $\dot{V}_A/\dot{Q}_C = 0$**. C.** $\dot{V}_A/\dot{Q}_C$ **é infinita.** (Reproduzido, com autorização, de West, 1977, 1990.)

As unidades B e C representam os dois extremos de um *continuum* das relações de ventilação-perfusão. A relação $\dot{V}/\dot{Q}$ de uma determinada unidade alveolocapilar pode cair em qualquer ponto ao longo desse *continuum*, como mostra a parte inferior da Fig. 5.1. Portanto, a $P_{O_2}$ e a $P_{CO_2}$ alveolares dessas unidades cairão entre os dois extremos mostrados na figura: as unidades com *baixas* relações $\dot{V}/\dot{Q}$ terão $P_{O_2}$ relativamente baixas e $P_{CO_2}$ altas; as unidades com *altas* relações $\dot{V}/\dot{Q}$ terão $P_{O_2}$ relativamente altas e $P_{CO_2}$ baixas. Isso é demonstrado graficamente em um diagrama de $O_2$-$CO_2$, como aquele mostrado na Fig. 5.2.

O diagrama mostra os resultados dos cálculos matemáticos da $P_{O_2}$ e da $P_{CO_2}$ alveolares para relações $\dot{V}/\dot{Q}$ entre zero (para o sangue venoso misto) e o infinito (para o ar inspirado). A curva resultante é conhecida como *linha da relação de ventilação-perfusão*. Esse simples diagrama $O_2$-$CO_2$ pode ser modificado para incluir as linhas de correção para outros fatores, tais como as relações de troca respiratória dos alvéolos e do sangue ou o espaço morto. A posição da linha da relação $\dot{V}/\dot{Q}$ é alterada se forem alteradas as pressões parciais do gás inspirado ou do sangue venoso misto.

## TESTES PARA DISTRIBUIÇÃO NÃO-UNIFORME DO GÁS INSPIRADO E DO FLUXO SANGUÍNEO PULMONAR

A ventilação não-uniforme dos alvéolos pode ser causada por uma *resistência* desigual ao fluxo de ar ou por uma *complacência* não-uniforme nas diferentes partes do pulmão. A resistência desigual ao fluxo de ar pode representar o resultado do colapso das vias respiratórias, como se observa no enfisema; da broncoconstrição, como acontece na asma; de uma redução no diâmetro luminal em virtude de inflamação, como ocorre na bronquite; da obstrução produzida por muco, como se constata na asma ou na bronquite crônica; ou da compressão exercida por tumores ou edema. A complacência desigual pode ser resultado de fibrose, variações regionais na produção de surfactante, congestão vascular pulmonar ou edema, enfisema, atelectasia difusa ou regional, pneumotórax ou compressão por tumores ou cistos.

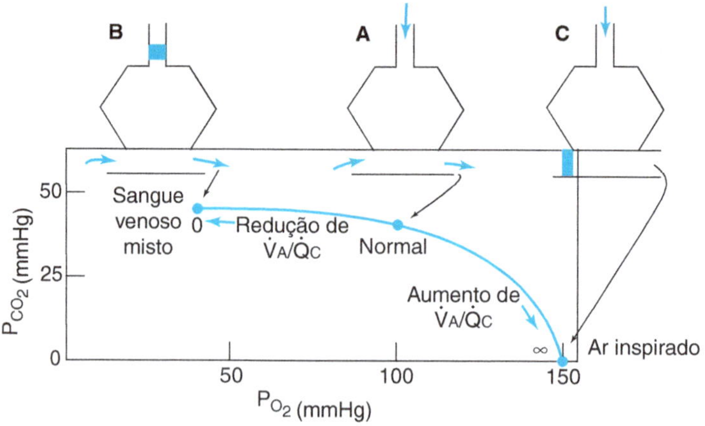


***Fig. 5.2*** A linha da relação de ventilação-perfusão sobre um diagrama de $O_2$-$CO_2$. A unidade com uma $\dot{V}_A/\dot{Q}_C$ igual a zero tem a $P_{O_2}$ e a $P_{CO_2}$ do sangue venoso misto; uma unidade com uma $\dot{V}_A/\dot{Q}_C$ infinita tem a $P_{O_2}$ e a $P_{CO_2}$ do ar inspirado. (Reproduzido, com autorização, de West, 1977, 1990.)

A perfusão não-uniforme do pulmão pode ser causada por embolização ou trombose; compressão dos vasos pulmonares por altas pressões alveolares, tumores, exsudatos, edema, pneumotórax ou hidrotórax; destruição ou oclusão dos vasos pulmonares por vários processos patológicos; hipotensão vascular pulmonar; o colapso ou expansão excessiva dos alvéolos.

Como já foi assinalado nos Caps. 3 e 4, a gravidade, fatores locais e as diferenças regionais na pressão intrapleural causam um certo grau de ausência de uniformidade na distribuição da ventilação e da perfusão nos pulmões normais. Isso será abordado em mais detalhe adiante neste capítulo.

Os métodos empregados para testar a ventilação não-uniforme, a perfusão não-uniforme e a disparidade de ventilação-perfusão são resumidos no Quadro 5.1.

## Testes para distribuição não-uniforme do gás inspirado

Vários métodos podem ser usados para demonstrar uma distribuição anormal da ventilação em um determinado paciente.

### TESTE DE UMA ÚNICA INALAÇÃO DE OXIGÊNIO (*SINGLE-BREATH*)

Uma concentração em elevação do nitrogênio expirado na fase III (o "platô alveolar") do teste com uma única inalação de oxigênio mostrado na Fig. 3.14 indica a possibilidade de uma distribuição inadequada da ventilação (ver a seção O volume de fechamento, no Cap. 3).

***Quadro 5.1*** Testes para a disparidade $\dot{V}/\dot{Q}$

- I. Distribuição não-uniforme dos gases
  - A. Platô alveolar do teste do volume de fechamento
  - B. Eliminação do nitrogênio
  - C. Gás retido
  - D. Única inalação de $Xe^{133}$
  - E. DTPA (ácido dietilenotriamina pentacético) marcado com $Tc^{99m}$
- II. Fluxo sanguíneo pulmonar não-uniforme
  - A. Angiograma pulmonar
  - B. Cintigrafias pulmonares:
    1. MAA marcada com $I^{131}$
    2. MAA marcada com $Tc^{99m}$
    3. $Xe^{133}$
- III. Disparidade $\dot{V}/\dot{Q}$
  - A. *Shunts* fisiológicos: equação do *shunt*
    1. Anatômico
    2. Intrapulmonar
       - a. Absoluto
       - b. Estados semelhantes a um *shunt* ($\dot{V}/\dot{Q}$ baixa)
  - B. Espaço morto fisiológico: equação de Bohr
    1. Anatômico
    2. Alveolar: $(a\text{-}A)D_{CO_2}$
  - C. $(A\text{-}a)D_{O_2}$
  - D. Cintigrafias pulmonares após a inalação e a infusão de marcadores
  - E. Técnica com vários gases inertes

$\dot{V}/\dot{Q}$ = ventilação-perfusão; $(A\text{-}a)D_{O_2}$ = diferença alveolar-arterial de oxigênio.

## Teste de Lavagem do Nitrogênio (Técnica das Respirações Múltiplas)

O mesmo equipamento usado no teste de uma única inalação de oxigênio que mencionamos anteriormente pode ser utilizado em outro teste para a ventilação não-uniforme dos pulmões. Nesse teste, o indivíduo respira normalmente a partir de uma bolsa com oxigênio a 100% e a concentração do nitrogênio expirado é monitorada ao longo de inúmeras incursões respiratórias. Com cada inspiração sucessiva de oxigênio a 100% e expiração subseqüente, a concentração do nitrogênio corrente final expirado cai à medida que o nitrogênio é removido do pulmão (Fig. 5.3).

O ritmo da queda da concentração do nitrogênio corrente final expirado depende de vários fatores. Alta capacidade residual funcional (CRF), baixo volume corrente, grande espaço morto ou baixa freqüência respiratória — todos podem contribuir para uma eliminação mais lenta do nitrogênio alveolar. Não obstante, os indivíduos com distribuição normal da resistência nas vias respiratórias reduzirão sua concentração de nitrogênio corrente final expirado para menos de 2,5% dentro de 7 min. Os indivíduos que respiram normalmente e que levam mais de 7 min para alcançar uma concentração do nitrogênio alveolar inferior a 2,5% têm vias respiratórias com alta resistência, ou "alvéolos lentos" (ver seção Complacência dinâmica, no Cap. 2).

Se os logaritmos das concentrações de nitrogênio corrente final forem plotados contra o número de incursões respiratórias realizadas (para um indivíduo que respira regularmente), o resultado será uma linha reta (Fig. 5.4A). (Muitos medidores de nitrogênio têm um débito de log $[N_2]$.) Por outro lado, o log $[N_2]$ plotado para um determinado paciente com distribuição inadequada da resistência nas vias respiratórias, como aquela produzida experimentalmente quando o indivíduo inala um aerossol de histamina (Fig. 5.4B), exibe uma curva mais complexa. Após um curto período de eliminação relativamente rápida do nitrogênio, observa-se um longo período de eliminação do nitrogênio extremamente lenta, o que indica uma população de "alvéolos lentos" precariamente ventilados.

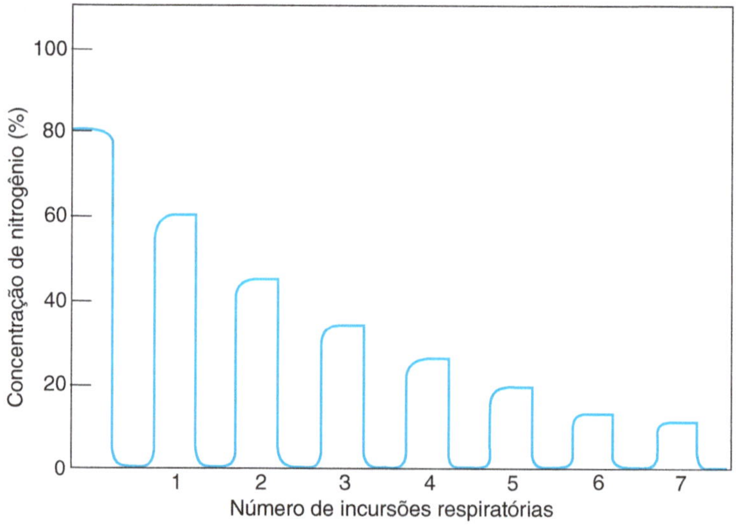


*Fig. 5.3* Ilustração de uma curva da eliminação de nitrogênio.

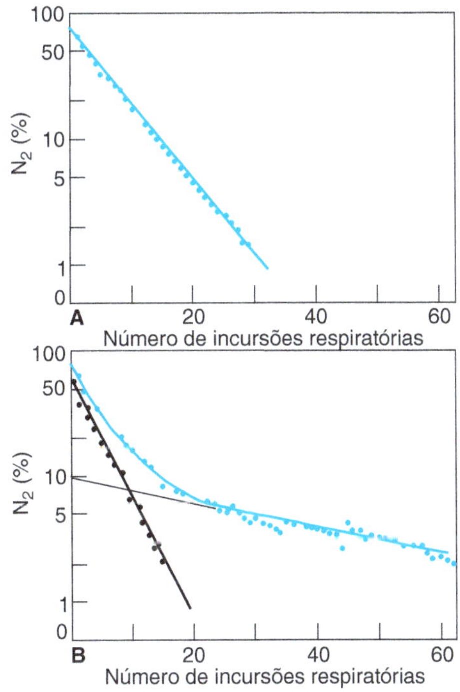


***Fig. 5.4*** Concentração do nitrogênio expirado *versus* número de incursões respiratórias durante a eliminação do nitrogênio. Observe a escala logarítmica para a concentração do nitrogênio. **A.** Curva de um indivíduo normal. **B.** Curva de um indivíduo normal após a inalação de um aerossol de histamina, que produz uma acentuada ausência de uniformidade da ventilação. (Reproduzido, com autorização, de Bouhuys, 1960.)

### Gás Retido

As diferenças entre a CRF determinada pela técnica com diluição do hélio e a CRF determinada ao se utilizar um pletismógrafo corporal podem indicar gás retido nos alvéolos em virtude do fechamento das vias respiratórias (ver Cap. 3). De fato, se houver no pulmão do paciente que está sendo testado um grande número de vias respiratórias com alta resistência, poderá ser necessário um tempo excepcionalmente longo para que a concentração do hélio corrente final expirado pelo paciente entre em equilíbrio com a concentração do hélio no espirômetro. A determinação do volume de fechamento, abordada no final do Cap. 3, também pode demonstrar o fechamento das vias respiratórias no pulmão.

### Marcadores Radioativos

Os métodos descritos até aqui podem indicar a presença de regiões precariamente ventiladas no pulmão, mas não a sua localização. As fotografias do pulmão inteiro obtidas com um contador de cintilação, depois que o indivíduo tiver realizado uma incursão respiratória de uma mistura gasosa radioativa como $Xe^{133}$ ou $Tc^{99m}$ DTPA (ácido dietilenotriamina pentacético marcado com tecnécio) e oxigênio, podem indicar quais são as regiões do pulmão precariamente ventiladas.

## Testes para distribuição não-uniforme do fluxo sanguíneo pulmonar

Esses métodos foram todos abordados resumidamente no Cap. 4 e incluem os *angiogramas*, as cintigrafias pulmonares após injeção intravenosa de *macroagregados de al-*

*bumina* marcados com uma substância radioativa (com iodo radioativo ou tecnécio) e as cintigrafias pulmonares após a administração intravenosa de $Xe^{133}$ dissolvido. Cada um desses métodos pode indicar as localizações de regiões relativamente grandes com uma perfusão precária.

## Testes para disparidade entre ventilação e perfusão

Vários métodos conseguem demonstrar a presença ou a localização de áreas do pulmão com uma disparidade entre a ventilação e a perfusão. Esses métodos incluem os cálculos do *shunt* (derivação) fisiológico, espaço morto fisiológico, diferenças entre a $P_{O_2}$ e a $P_{CO_2}$ alveolares e arteriais e cintigrafias pulmonares após a inalação e a administração intravenosa de $Xe^{133}$ ou $Tc^{99m}$.

### *SHUNTS* FISIOLÓGICOS E A EQUAÇÃO DO *SHUNT*

Um *shunt* (uma derivação) da direita para a esquerda representa a mistura de um sangue venoso que não foi oxigenado (ou que não foi plenamente oxigenado) dentro do sangue arterial. O *shunt fisiológico,* que corresponde ao espaço morto fisiológico, consiste em *shunts* anatômicos mais os *shunts* intrapulmonares. Estes últimos podem ser *shunts absolutos,* ou podem ser "*estados semelhantes a um shunt*", ou seja, áreas de baixas relações de ventilação-perfusão nas quais os alvéolos são subventilados e/ou hiperperfundidos.

*Shunt* fisiológico = *Shunt* anatômico + *Shunt* intrapulmonar

*Shunts* absolutos — "Estados semelhantes a um *shunt*"

**_Shunts_ anatômicos** — os *shunts* anatômicos consistem em sangue venoso sistêmico que penetra no ventrículo esquerdo sem ter entrado na árvore vascular pulmonar. Em um adulto sadio normal, cerca de 2 a 5% do débito cardíaco, incluindo o sangue venoso proveniente das veias brônquicas, das veias de Thebesius e das veias pleurais, penetram no lado esquerdo da circulação diretamente sem terem passado pelos capilares pulmonares. (Esse *shunt* anatômico normal às vezes é denominado também *shunt fisiológico,* porque não representa uma condição patológica.) Os *shunts* anatômicos patológicos, tais como os *shunts* intracardíacos da direita para a esquerda, também podem ocorrer, como na tetralogia de Fallot.

**_Shunts_ intrapulmonares absolutos** — o sangue venoso misto que perfunde os capilares pulmonares associados a alvéolos totalmente subventilados ou colapsados constitui um *shunt* absoluto (assim como os *shunts* anatômicos), pois nenhuma troca gasosa ocorre quando o sangue passa através do pulmão. Às vezes os *shunts* absolutos são denominados também *shunts verdadeiros.*

**Estados semelhantes a um _shunt_** — as unidades alveolocapilares com $\dot{V}_A/\dot{Q}_C$ baixas também atuam no sentido de reduzir o conteúdo de oxigênio arterial, pois o sangue que drena essas unidades tem uma $P_{O_2}$ mais baixa que o sangue proveniente das unidades com boa equivalência entre ventilação e perfusão.

**A equação do _shunt_** — a equação do *shunt* divide *conceitualmente* todas as unidades alveolocapilares em dois grupos: aquelas com uma boa equivalência entre ventilação e perfusão e aquelas com relações de ventilação-perfusão iguais a zero. Assim sendo, a equação do *shunt* combina as áreas de *shunt* absoluto (incluindo os *shunts* anatômicos) e as áreas semelhantes a um *shunt* em um único grupo conceitual. A relação resultante do fluxo no *shunt* para o débito cardíaco, denominada com freqüência *mistura venosa*, é a parte do débito cardíaco que deveria estar perfundindo os *alvéolos absolutamente subventilados* para reproduzir o conteúdo de oxigênio arterial sistêmico obtido de um determinado paciente. Uma proporção muito maior do débito cardíaco pode estar *hiperperfundindo* os alvéolos precariamente ventilados e produzir a mesma relação.

A equação do *shunt* pode ser assim obtida: suponhamos que $\dot{Q}t$ represente a quantidade de fluxo sanguíneo pulmonar total por minuto (*i. e.*, o débito cardíaco) e suponhamos também que $\dot{Q}s$ represente a quantidade de fluxo sanguíneo por minuto que penetra no sangue arterial sistêmico sem receber qualquer oxigênio (o "fluxo do *shunt*"). O volume de sangue por minuto que perfunde as unidades alveolocapilares com uma boa equivalência entre ventilação e perfusão seria igual a $\dot{Q}t - \dot{Q}s$.

O volume total de oxigênio por unidade de tempo que penetra nas artérias sistêmicas é, portanto,

$$\dot{Q}t \times Ca_{O_2}$$

onde a $Ca_{O_2}$ é igual ao *conteúdo* em oxigênio do sangue arterial em mililitros de oxigênio por 100 mℓ de sangue. Essa quantidade total de oxigênio por unidade de tempo que penetra nas artérias sistêmicas é composta pelo oxigênio proveniente de unidades alveolocapilares bem ventiladas e bem perfundidas:

$$(\dot{Q}t - \dot{Q}s) \times Cc'_{O_2}$$

onde $Cc'_{O_2}$ é igual ao conteúdo de oxigênio do sangue no final dos capilares pulmonares ventilados e perfundidos, *mais* o oxigênio no sangue venoso misto inalterado proveniente dos *shunts*, $\dot{Q}s \times C\bar{v}_{O_2}$ (onde $C\bar{v}_{O_2}$ é igual ao conteúdo de oxigênio do sangue venoso misto).

Ou seja,

$$\underbrace{\dot{Q}t \times Ca_{O_2}}_{\text{Fornecimento de oxigênio às artérias sistêmicas}} = \underbrace{(\dot{Q}t - \dot{Q}s) \times Cc'_{O_2}}_{\text{Oxigênio proveniente das unidades com } \dot{V}A/\dot{Q}c \text{ normal}} + \underbrace{\dot{Q}s \times C\bar{v}_{O_2}}_{\text{Oxigênio proveniente do fluxo sanguíneo do } shunt}$$

$$\dot{Q}t \times Ca_{O_2} = \dot{Q}t \times Cc'_{O_2} - \dot{Q}s \times Cc'_{O_2} + \dot{Q}s \times C\bar{v}_{O_2}$$

$$\dot{Q}s \times (Cc'_{O_2} - C\bar{v}_{O_2}) = \dot{Q}t \times (Cc'_{O_2} - Ca_{O_2})$$

$$\frac{\dot{Q}s}{\dot{Q}t} = \frac{Cc'_{O_2} - Ca_{O_2}}{Cc'_{O_2} - C\bar{v}_{O_2}}$$

A fração do *shunt* $\dot{Q}t/\dot{Q}s$ geralmente é multiplicada por 100%, para que o fluxo do *shunt* seja enunciado como um percentual do débito cardíaco.

Os conteúdos de oxigênio arterial e venoso misto podem ser determinados se as amostras de sangue forem obtidas de uma artéria sistêmica e da artéria pulmonar (para o sangue venoso misto), mas será impossível medir diretamente o conteúdo de oxigênio do sangue no final dos capilares pulmonares com uma boa equivalência entre ventilação e perfusão. Esse conteúdo deve ser calculado a partir da *equação do ar alveolar*, abordada no Cap. 3, e da concentração de hemoglobina do paciente, que será abordada no Cap. 7.

As contribuições relativas dos *shunts* intrapulmonares verdadeiros e dos estados semelhantes a um *shunt* para o fluxo no *shunt* calculado podem ser estimadas repetindo-se as mensurações e os cálculos com o paciente em uma concentração de oxigênio inspirado ligeiramente elevada e, em seguida, em uma concentração de oxigênio inspirado muito alta ($F_{I_{O_2}}$ de 0,95 a 1,00). Com as concentrações de oxigênio inspirado mais baixas, a $\dot{Q}s/\dot{Q}t$ calculada incluirá tanto o *shunt* verdadeiro quanto as unidades alveolocapilares com baixas relações $\dot{V}/\dot{Q}$. Depois que o paciente tiver inspirado oxigênio a quase 100% por 20 a 30 min, até mesmo os alvéolos com $\dot{V}/\dot{Q}$ muito baixas terão $P_{O_2}$ alveolares suficientemente altas para saturarem completamente a hemoglobina no sangue que os perfunde. Portanto, essas unidades não contribuirão mais para a $\dot{Q}s/\dot{Q}t$ calculada e o novo *shunt* calculado deverá incluir apenas as áreas de *shunt* absoluto. Lamentavelmente, concentrações muito altas de oxigênio inspirado podem resultar em atelectasia por absorção dos alvéolos muito precariamente ventilados que continuam sendo perfundidos e, assim sendo, esse teste poderá alterar o que está se tentando medir quando são utilizados altos níveis de $F_{I_{O_2}}$.

## Espaço Morto Fisiológico

A utilização da equação de Bohr para determinar o espaço morto fisiológico foi abordada em detalhes no Cap. 3. Se o espaço morto anatômico for subtraído do espaço morto fisiológico, o resultado (se houver alguma diferença) será o *espaço morto alveolar*, ou as áreas de $\dot{V}/\dot{Q}$ infinitas. O espaço morto alveolar também resulta em uma *diferença de $CO_2$ arterial-alveolar*; isto é, a $P_{CO_2}$ corrente final normalmente é igual à $P_{CO_2}$ arterial. Uma $P_{CO_2}$ arterial maior que a $P_{CO_2}$ corrente final costuma indicar a presença de um espaço morto alveolar.

## Diferença Alveolar-Arterial de Oxigênio

Ao longo da maior parte deste livro, as $P_{O_2}$ alveolar e arterial são tratadas como se fossem iguais. No entanto, normalmente a $P_{O_2}$ arterial é uns poucos milímetros de mercúrio (mmHg) menor que a $P_{O_2}$ alveolar. Essa *diferença alveolar-arterial de oxigênio* normal, a $(A\text{-}a)D_{O_2}$, é causada pelo *shunt* anatômico normal, por um certo grau de disparidade entre ventilação e perfusão (ver adiante neste capítulo) e pela limitação da difusão em algumas partes do pulmão. Desses fatores, a disparidade $\dot{V}/\dot{Q}$ geralmente é o mais importante, com uma pequena contribuição por parte dos *shunts* e uma contribuição ainda menor por parte da limitação na difusão. Diferenças acima das normais entre as $P_{O_2}$ alveolar e arterial podem indicar uma disparidade significativa de ventilação-perfusão; entretanto, diferenças alveolares-arteriais de oxigênio aumentadas (Quadro 5.2) podem ser causadas também por *shunts* anatômicos ou intrapulmonares, por um bloqueio da difusão, por baixas $P_{O_2}$ venosas mistas, por respiração de concentrações de oxigênio mais altas que as normais ou por desvios na curva de dissociação da oxiemoglobina (ver também Quadro 8.6).

Normalmente, a diferença na $P_{O_2}$ alveolar-arterial é de cerca de 5 a 15 mmHg em uma pessoa jovem e sadia que respira ar atmosférico ao nível do mar. Essa diferença aumenta com a idade em virtude da redução progressiva na $P_{O_2}$ arterial que ocorre com o envelhecimento pelas razões discutidas no final do Cap. 3. A diferença normal da $P_{O_2}$ alveolar-arterial aumenta em cerca de 20 mmHg entre 20 e 70 anos de idade.

***Quadro 5.2*** Causas de uma maior diferença alveolar-arterial de oxigênio

*Shunt* da direita para a esquerda aumentado
- Anatômico
- Intrapulmonar

Maior disparidade de ventilação-perfusão
Difusão prejudicada
Pressão parcial inspirada de oxigênio aumentada
Pressão parcial venosa mista de oxigênio reduzida
Desvio da curva de dissociação da oxiemoglobina

Reproduzido, com autorização, de Marshall e Wyche, 1972.

Observe que a $P_{O_2}$ "alveolar" usada para determinar a diferença de oxigênio alveolar-arterial é a $P_{AO_2}$ calculada por meio da equação do ar alveolar. Como assinalamos no Cap. 3, trata-se de uma $P_{O_2}$ alveolar média idealizada que representa aquilo que a $P_{O_2}$ alveolar deveria ser, e não necessariamente o que ela realmente é.

Outro indicador clínico útil, além da diferença de oxigênio alveolar-arterial, é a relação da $P_{O_2}$ arterial para a concentração fracional de oxigênio no ar inspirado. A $P_{AO_2}/F_{IO_2}$ deve ser maior ou igual a 200; uma $P_{AO_2}/F_{IO_2}$ inferior a 200 é observada na síndrome de angústia respiratória aguda.

## Teste com uma Única Inalação de Dióxido de Carbono

A concentração expirada de dióxido de carbono pode ser monitorada por um medidor de dióxido de carbono de resposta rápida de uma maneira semelhante àquela utilizada nos testes de uma única inalação com a utilização de um medidor de nitrogênio, como descrevemos no Cap. 3 (ver Fig. 3.9). A fase do platô alveolar da concentração do dióxido de carbono expirado pode mostrar sinais de uma equivalência precária entre ventilação e perfusão quando essas regiões se esvaziam assincronicamente com outras regiões do pulmão.

## Cintigrafias Pulmonares após Marcadores Inalados e Infundidos

As cintigrafias pulmonares após a inalação e a injeção de marcadores podem ser usadas para inspecionar a localização e a quantidade de ventilação e perfusão para as várias regiões do pulmão (ver Caps. 3 e 4).

## Técnica com Eliminação de Vários Gases Inertes

Um método gráfico mais específico para determinação das relações de ventilação-perfusão em seres humanos é denominado *técnica com eliminação de vários gases inertes.* Esta técnica utiliza o conceito de que a eliminação, através dos pulmões, dos diferentes gases dissolvidos no sangue venoso misto é afetada de maneira diferente pelas variações nas relações de ventilação-perfusão das unidades alveolocapilares, de acordo com a solubilidade de cada gás no sangue. Para uma relação de ventilação-perfusão de 1,0, seria retido no sangue um volume maior de um gás relativamente solúvel do que ocorreria no caso de um gás relativamente insolúvel. Assim sendo, a retenção de qualquer gás por uma única unidade alveolocapilar depende do coeficiente de solução sangue-gás desse gás e da relação de ventilação-perfusão da unidade. Os gases com baixíssima solubilidade no sangue seriam retidos no sangue somente pelas unidades com $\dot{V}/\dot{Q}$ muito baixas (ou iguais a zero). Os gases com altíssima solubilidade no sangue seriam eliminados principalmente no ar expirado das unidades com $\dot{V}/\dot{Q}$ muito altas.

Na técnica padronizada de eliminação de vários gases inertes para determinação das relações $\dot{V}/\dot{Q}$, uma mistura de seis gases dissolvidos em solução salina é infundida em uma veia periférica no braço a uma velocidade constante de 2 a 5 mℓ/min até ser estabelecido um estado estável (de equilíbrio dinâmico) de troca gasosa, o que costuma levar cerca de 20 min. Os seis gases — hexafluoreto de enxofre, etano, ciclopropano, halotano, éter dietílico e acetona — foram escolhidos a fim de representarem uma ampla variedade de solubilidades no sangue, sendo a acetona a mais solúvel e o hexafluoreto de enxofre o menos solúvel. As amostras de ar expirado e de sangue arterial são analisadas por cromatografia gasosa a fim de se determinarem as concentrações de cada um dos seis gases. Outros dados em geral obtidos incluem o débito cardíaco por diluição do indicador, a ventilação minuto e os gases no sangue arterial e no sangue venoso misto.

São construídos gráficos que plotam os coeficientes de solução sangue-gás para cada um dos seis gases *versus* suas retenções e excreções. Em seguida é utilizado um computador para transformar esses dados em gráficos como aquele mostrado na Fig. 5.5A. O gráfico, que mostra a distribuição das relações de ventilação-perfusão em um homem jovem e sadio, pode ser lido como um histograma com distribuição da freqüência. O eixo *x* é o espectro das relações de ventilação-perfusão de 0 a 100, exibidas como uma escala logarítmica. O eixo *y* mostra a quantidade de ventilação ou de fluxo sanguíneo que se dirige para as unidades alveolocapilares com a relação $\dot{V}/\dot{Q}$ no eixo *x*. A figura mostra que nesse indivíduo jovem e sadio quase todo o fluxo sanguíneo e a ventilação vão para as unidades alveolocapilares com relações $\dot{V}/\dot{Q}$ próximas de 1. Não existe ventilação nem perfusão das unidades com relações abaixo de 0,3 ou acima de 3,0. A Fig. 5.5B mostra a distribuição da ventilação e da perfusão em um indivíduo sadio de meia-idade. Observe a dispersão mais ampla de ventilação e perfusão, com mais perfusão indo para as unidades com relações acima de 3,0 e muito mais indo para as unidades com relações abaixo de 0,3. De maneira semelhante, a ventilação também exibe uma

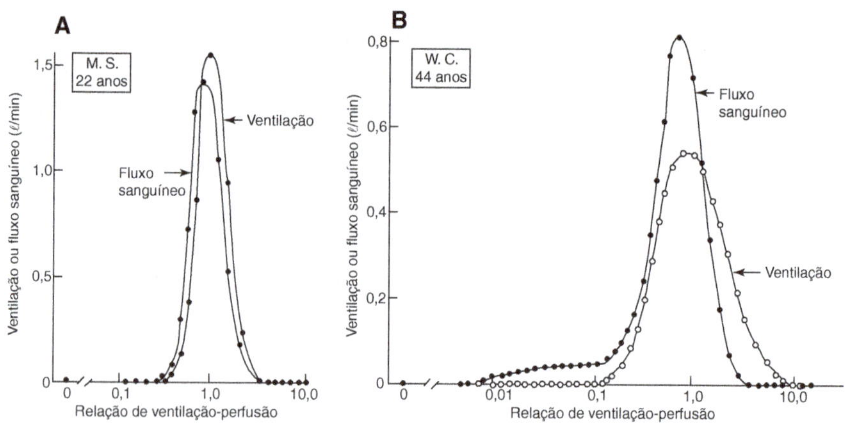


**Fig. 5.5** Exemplos de distribuição das relações de ventilação-perfusão em indivíduos normais. **A.** Os resultados em um indivíduo jovem. **B.** Os resultados em um homem mais velho. (Reproduzido de Wagner PD, Laravuso RB, Uhl RR, West JB: The Journal of Clinical Investigation, 1974, 54:54-68 por autorização do *copyright* da American Society for Clinical Investigation.)

distribuição mais ampla. Observe que não havia *shunt* intrapulmonar verdadeiro em qualquer indivíduo, ou seja, nenhum fluxo sanguíneo paras as unidades alveolocapilares com $\dot{V}/\dot{Q}$ iguais a zero.

## DIFERENÇAS $\dot{V}/\dot{Q}$ REGIONAIS E SUAS CONSEQÜÊNCIAS NO PULMÃO

As variações regionais da ventilação no pulmão normal na posição ereta foram abordadas no Cap. 3. Conforme está resumido no lado esquerdo da Fig. 5.6, as regiões do pulmão que dependem da gravidade recebem mais ventilação por unidade de volume do que as regiões superiores do pulmão quando se está respirando nas proximidades da CRF. A razão para essa diferença regional na ventilação é que existe um gradiente da pressão superficial pleural, que provavelmente é causado pela gravidade e pela interação mecânica do pulmão e da parede torácica. A pressão superficial pleural é mais negativa nas regiões não-dependentes do pulmão e, assim sendo, os alvéolos nessas regiões estão sujeitos a pressões transpulmonares mais altas. Como resultado, esses alvéolos têm maiores volumes do que aqueles localizados nas regiões mais dependentes do pulmão e ficam, portanto, em uma porção menos íngreme de suas curvas de pressão-volume. Esses alvéolos menos complacentes modificam seu volume muito menos a cada incursão respiratória do que aqueles nas regiões mais dependentes.

O lado direito da Fig. 5.6 mostra que as regiões do pulmão que dependem mais da gravidade também recebem mais fluxo sanguíneo por unidade de volume do que

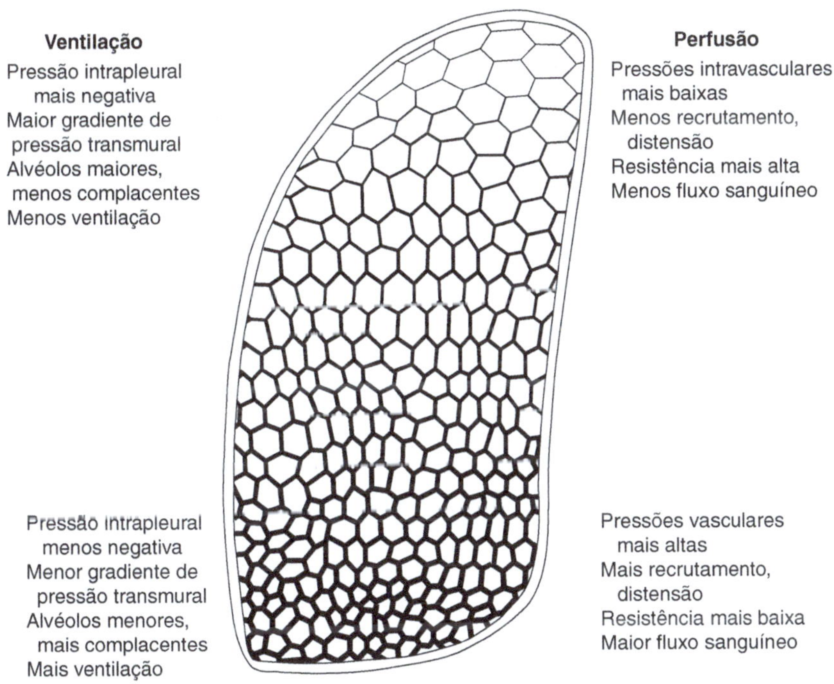


**Fig. 5.6** Resumo das diferenças regionais na ventilação (esquerda) e na perfusão (direita) no pulmão na posição ereta.

as regiões superiores do pulmão, como discutimos no Cap. 4. A razão disso é que a pressão intravascular nas regiões inferiores do pulmão é mais alta em virtude dos efeitos hidrostáticos. Os vasos sanguíneos nas regiões mais dependentes do pulmão são, portanto, mais distendidos, ou então mais vasos são perfundidos em virtude do recrutamento.

## Diferenças regionais nas relações de ventilação-perfusão no pulmão "ereto"

Os gráficos simplificados dos gradientes de ventilação e de perfusão da parte mais baixa para a mais alta dos pulmões normais de cães na posição ereta são mostrados plotados sobre os mesmos eixos na Fig. 5.7. A relação de ventilação-perfusão era calculada em seguida para várias localizações.

A Fig. 5.7 mostra que o gradiente de perfusão da parte mais baixa do pulmão para a parte mais alta é maior que o gradiente de ventilação. Por causa disso, a relação de ventilação-perfusão é relativamente baixa nas regiões do pulmão que mais dependem da gravidade e mais alta nas regiões superiores do pulmão. De fato, se a pressão de perfusão pulmonar for baixa — por exemplo, em virtude de uma hemorragia — ou se a pressão alveolar for alta, em virtude de uma ventilação com pressão positiva e com pressão expiratória final positiva, ou se esses dois fatores estiverem presentes, poderão existir então áreas de zona 1 com relações de ventilação-perfusão infinitas nas partes superiores do pulmão.

## Conseqüências das diferenças regionais de ventilação-perfusão no pulmão ereto normal

Os efeitos das diferenças regionais na $\dot{V}/\dot{Q}$ sobre a $P_{O_2}$ e a $P_{CO_2}$ alveolares podem ser observados na Fig. 5.8. O pulmão foi dividido arbitrariamente em nove seções horizontais imaginárias, e a $\dot{V}/\dot{Q}$ foi calculada para cada seção. Em seguida essas seções

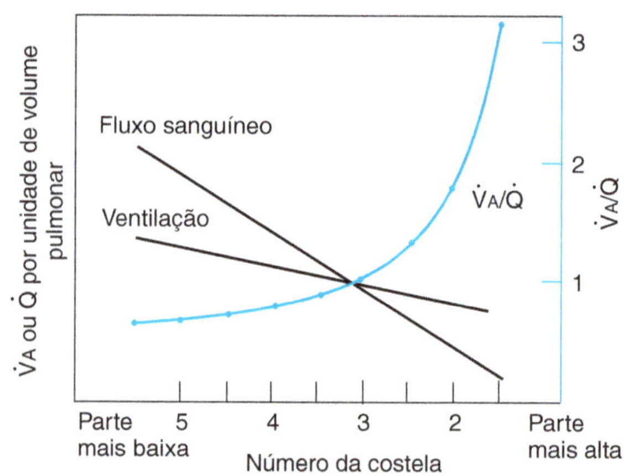


*Fig. 5.7* **Distribuição de ventilação e perfusão e relação ventilação-perfusão descendo pelo pulmão canino na posição ereta.** (Reproduzido, com autorização, de West, 1977, 1990.)

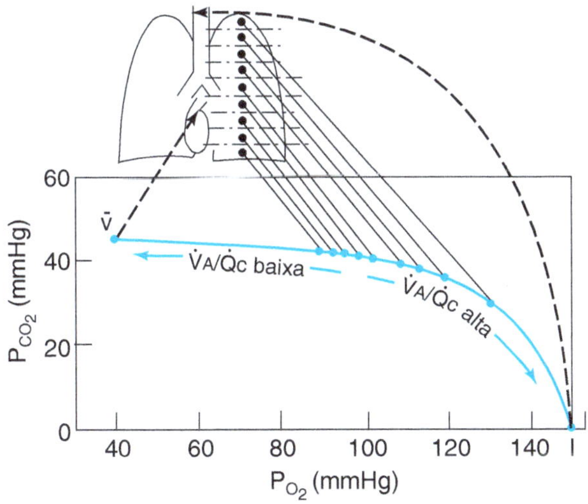


*Fig. 5.8* A V̇A/Q̇c para cada uma das nove seções imaginárias de um pulmão ereto sobre a linha de ventilação-perfusão de um diagrama $O_2$-$CO_2$. As seções superiores têm uma V̇A/Q̇c mais alta com $P_{O_2}$ mais alta e $P_{CO_2}$ mais baixa, e as seções inferiores têm uma V̇A/Q̇c com $P_{O_2}$ mais baixa e $P_{CO_2}$ mais alta. (Reproduzido, com autorização, de West JB. Respiratory Physiology. 4ª ed. Filadélfia, Pa: Lippincott Williams & Wilkins, 1990.)

eram posicionadas sobre a linha de ventilação-perfusão do diagrama $O_2$-$CO_2$ e a $P_{O_2}$ e podiam-se estimar a $P_{CO_2}$ dos alvéolos em cada seção. Em circunstâncias normais, o sangue nos capilares pulmonares entra em equilíbrio com a $P_{O_2}$ e a $P_{CO_2}$ alveolares à medida que se desloca através do pulmão e, dessa forma, podem ser previstos os efeitos das diferenças regionais na $\dot{V}/\dot{Q}$ sobre a troca gasosa regional. Como se pode ver na figura, as seções superiores têm uma $P_{O_2}$ relativamente alta e uma $P_{CO_2}$ baixa; as seções inferiores têm uma $P_{O_2}$ relativamente baixa e uma $P_{CO_2}$ alta.

As Figs. 5.7 e 5.8 mostram que as regiões inferiores do pulmão recebem tanto melhor ventilação quanto melhor perfusão do que as porções superiores do pulmão. Entretanto, o gradiente de perfusão é muito mais íngreme que o gradiente de ventilação e, assim sendo, a relação de ventilação-perfusão é mais alta nas regiões apicais do que nas regiões basais. Como resultado, a $P_{O_2}$ alveolar é mais alta e a $P_{CO_2}$ alveolar é mais baixa nas porções superiores do pulmão do que nas regiões inferiores. Isso significa que o *conteúdo* de oxigênio do sangue que drena as regiões superiores é mais alto e o conteúdo de dióxido de carbono é mais baixo do que aquele do sangue que drena as regiões inferiores. No entanto, esses conteúdos baseiam-se em *mililitros de sangue* (ver Cap. 7) e existe muito menos *fluxo sanguíneo* para as seções mais altas do que para as seções mais baixas. Portanto, apesar de as seções mais altas terem a $\dot{V}/\dot{Q}$ e a $P_{O_2}$ mais altas e a $P_{CO_2}$ mais baixa, existe mais *troca gasosa* nas seções mais basais.

# PONTOS-CHAVE

1. *Ventilação e perfusão devem ser equivalentes no nível alveolocapilar para uma troca gasosa ótima.*

2. *As relações de ventilação-perfusão próximas de 1,0 resultam em $P_{O_2}$ alveolares de aproximadamente 100 mmHg e em $P_{CO_2}$ próximas de 40 mmHg; as relações de ventilação-perfusão acima de 1,0 fazem aumentar a $P_{O_2}$ e reduzem a $P_{CO_2}$; as relações de ventilação-perfusão inferiores a 1,0 reduzem a $P_{O_2}$ e fazem aumentar a $P_{CO_2}$.*

3. ***O espaço morto alveolar** e o **shunt intrapulmonar** representam os dois extremos das relações de ventilação-perfusão, de infinito e de zero, respectivamente.*

4. *As relações de ventilação-perfusão nas regiões mais baixas do pulmão ereto normal são inferiores a 1,0, resultando em $P_{O_2}$ mais baixas e $P_{CO_2}$ mais altas; as relações de ventilação-perfusão nas partes superiores do pulmão são superiores a 1,0, resultando em $P_{O_2}$ mais altas e $P_{CO_2}$ mais baixas; não obstante, existe normalmente mais troca gasosa nas regiões inferiores do pulmão, pois estas recebem mais fluxo sanguíneo.*

## PROBLEMAS CLÍNICOS

*5.1.* *Uma pessoa previamente sadia é levada ao setor de emergência após ter aspirado acidentalmente um corpo estranho no brônquio-fonte principal direito, que ficou parcialmente ocluído. Qual dos seguintes eventos tem maior probabilidade de ocorrer?*

- *a.* *A $P_{A_{O_2}}$ do pulmão direito será mais baixa e sua $P_{A_{CO_2}}$ será mais alta que aquelas do pulmão esquerdo.*
- *b.* *A fração do shunt calculada, $\dot{Q}s/\dot{Q}t$, aumentará.*
- *c.* *O fluxo sanguíneo para o pulmão direito diminuirá.*
- *d.* *A $P_{O_2}$ arterial cairá.*
- *e.* *Todas as respostas acima são corretas.*

*5.2.* *Uma pessoa normal deita-se em decúbito lateral direito e respira normalmente. Pode-se esperar que seu pulmão direito, em comparação com o pulmão esquerdo, terá*

- *a.* *Uma $P_{A_{O_2}}$ mais baixa e uma $P_{A_{CO_2}}$ mais alta.*
- *b.* *Um fluxo sanguíneo mais alto por unidade de volume.*
- *c.* *Maior ventilação por unidade de volume.*
- *d.* *Uma relação de ventilação-perfusão mais alta.*
- *e.* *Alvéolos maiores.*

## BIBLIOGRAFIA

Bouhuys A, Jonsson R, Lichtneckert S, et al. Effects of histamine on pulmonary ventilation in man. *Clin Sci.* 1960;19:79–94.

Comroe JH. *Physiology of Respiration.* 2nd ed. Chicago, Ill: Year Book; 1974:168–182.

Marshall BE, Wyche MQ Jr. Hypoxemia during and after anesthesia. *Anesthesiology.* 1972;37:178–209.

Nunn JF. *Nunn's Applied Respiratory Physiology.* 4th ed. Oxford: Butterworth-Heinemann; 1993:156–197.

Roca J, Wagner PD. Principles and information content of the multiple inert gas elimination technique. *Thorax.* 1993;49:815–824.

Wagner PD, Laravuso RB, Uhl RR, West JB. Continuous distributions of ventilation-perfusion ratios in normal subjects breathing air and 100% $O_2$. *J Clin Invest.* 1974;54:54–58.

West JB. *Ventilation/Blood Flow and Gas Exchange.* 3rd ed. Oxford: Blackwell; 1977:33–52.

West JB. *Ventilation/Blood Flow and Gas Exchange.* 5th ed. Oxford: Blackwell; 1990:29–49, 80–109.

West JB. *Respiratory Physiology —The Essentials.* 5th ed. Baltimore, Md: Lippincott Williams & Wilkins; 1995:51–69.

# Difusão dos gases

6

## OBJETIVOS

*O leitor compreende a difusão dos gases no pulmão.*

- *Define difusão e a distingue do "fluxo em massa".*
- *Enuncia a lei de Fick para a difusão.*
- *Estabelece a diferença entre limitação da perfusão e limitação da difusão da transferência dos gases no pulmão.*
- *Descreve a difusão do oxigênio dos alvéolos para o sangue.*
- *Descreve a difusão do dióxido de carbono do sangue para os alvéolos.*
- *Define a capacidade de difusão e discute sua mensuração.*

A difusão de um gás ocorre quando existe um movimento líquido de moléculas de uma área na qual esse *gás em particular* exerce uma alta pressão parcial para outra área na qual ele exerce uma pressão parcial mais baixa. Portanto, o movimento de um gás por difusão é diferente do movimento dos gases através das vias respiratórias condutoras, que ocorre por um "fluxo em massa" (movimento em massa ou convecção). Durante o fluxo em massa, o movimento do gás resulta de diferenças na pressão *total*, com as moléculas de gases diferentes movimentando-se juntas ao longo do gradiente de pressão total. Durante a difusão, os diferentes gases se movimentam todos de acordo com seus próprios gradientes de pressão parcial individuais. A transferência dos gases durante a difusão ocorre graças ao movimento molecular aleatório (casual) e, portanto, depende da temperatura, pois o movimento molecular aumenta a temperaturas mais altas. Os gases se movimentam em ambas as direções durante a difusão, mas a área com pressão parcial mais alta, em virtude de seu maior número de moléculas por unidades de volume, exibe proporcionalmente mais "partidas" aleatórias. Assim sendo, o movimento *líquido* do gás depende da diferença de pressão parcial entre as duas áreas. Em uma situação estática, a difusão prossegue até não existir diferença de pressão parcial para qualquer um dos gases nas duas áreas; nos pulmões, o oxigênio e o dióxido de carbono entram e saem continuamente dos alvéolos e, assim sendo, não haverá esse tipo de equilíbrio.

## LEI DE FICK PARA A DIFUSÃO

O oxigênio é levado para o interior dos alvéolos pelo fluxo em massa através das vias respiratórias condutoras. Quando o ar flui através das vias respiratórias condutoras durante a inspiração, a velocidade linear do fluxo em massa diminui à medida que o ar se aproxima dos alvéolos. Isso ocorre porque a área total em corte transversal aumenta drasticamente nas porções distais da árvore traqueobrônquica, como foi visto na Fig. 1.5. Quando o ar alcança os alvéolos, o fluxo em massa provavelmente cessa e qualquer movimento adicional do gás se processará por difusão. Em seguida o oxigênio movimenta-se através da fase gasosa nos alvéolos de acordo com seu próprio gradiente de pressão parcial. A distância do ducto alveolar para a interface alveolar-capilar costuma ser inferior a 1 mm. Admite-se que a difusão na fase gasosa alveolar é bastante facilitada pelas pulsações do coração e dos vasos sanguíneos, que são transmitidas aos alvéolos e fazem aumentar o movimento molecular.

Em seguida o oxigênio se difunde através da interface alveolar-capilar. Assim sendo, deverá movimentar-se primeiro da fase gasosa para a fase líquida, de acordo com a *lei de Henry*, a qual estabelece que a quantidade de um gás absorvido por um líquido com o qual não se combina quimicamente é diretamente proporcional à pressão parcial do gás ao qual o líquido é exposto assim como à solubilidade do gás no líquido. O oxigênio deve dissolver-se e difundir-se através da fina camada de surfactante pulmonar, do epitélio alveolar, do interstício e do endotélio capilar, como foi mostrado na Fig. 1.4 (etapa 2, próximo da seta). Em seguida, o oxigênio deverá difundir-se através do plasma (etapa 3), onde parte dele continua dissolvida e a maior parte penetra no eritrócito e se combina com a hemoglobina (etapa 4). O sangue então carreia o oxigênio para fora do pulmão pelo fluxo em massa e o distribui para os outros tecidos do corpo, como foi mostrado na Fig. 1.1. Nos tecidos, o oxigênio se difunde do eritrócito através do plasma, do endotélio capilar, do interstício, da membrana das células teciduais e do interior das células e penetra na membrana mitocondrial. O processo é quase inteiramente invertido para o dióxido de carbono, como mostra a Fig. 1.1.

Os fatores que determinam a velocidade de difusão do gás através da barreira alveolocapilar são descritos pela *lei de Fick para difusão*, mostrada aqui de forma simplificada:

$$\dot{V}_{gás} = \frac{A \times D \times (P_1 - P_2)}{T}$$

onde $\dot{V}_{gás}$ – volume de gás que se difunde através da barreira tecidual por unidade de tempo, mℓ/min

A = área superficial da barreira disponível para a difusão

D = coeficiente de difusão, ou difusividade, do gás na barreira

T = espessura da barreira ou a distância da difusão

$P_1 - P_2$ = diferença da pressão parcial do gás através da barreira

Ou seja, o volume do gás por unidade de tempo que se desloca através da barreira alveolocapilar é diretamente proporcional à área da barreira, à difusividade e à diferença na concentração entre os dois lados, mas é inversamente proporcional à espessura da barreira.

Acredita-se que a área superficial da barreira hematogasosa seja de pelo menos 70 $m^2$ em um adulto sadio de porte médio em repouso. Ou seja, cerca de 70 $m^2$ da área superficial *potencial* são tanto ventilados quanto perfundidos em repouso. Se forem recrutados mais capilares, como acontece no exercício, a área superficial disponível para a difusão aumenta; se o retorno venoso diminui, como, por exemplo, em virtude de uma hemorragia, ou se a pressão alveolar sofre uma elevação em virtude da ventilação com pressão positiva, então os capilares poderão ser desrecrutados e a área da superfície disponível para a difusão poderá diminuir.

A espessura da barreira para a difusão alveolocapilar é de apenas cerca de 0,2 a 0,5 μm. Essa espessura da barreira pode aumentar na fibrose intersticial ou no edema intersticial, interferindo assim na difusão, a qual provavelmente aumenta com os volumes pulmonares mais altos, pois à medida que os alvéolos são distendidos a distância para a difusão diminui ligeiramente (e também porque as pequenas vias respiratórias sujeitas a fechamento podem ficar abertas com volumes pulmonares mais altos).

A difusividade, ou constante de difusão, para um determinado gás é diretamente proporcional à solubilidade do gás na barreira da difusão e inversamente proporcional à raiz quadrada do peso molecular (PM) do gás:

$$D \propto \frac{\text{solubilidade}}{\sqrt{\text{PM}}}$$

A relação entre solubilidade e difusão através da barreira já foi abordada. A difusividade é inversamente proporcional à raiz quadrada do peso molecular do gás, pois diferentes gases com números iguais de moléculas em volumes iguais possuem a mesma energia molecular se estiverem à mesma temperatura. Portanto, as moléculas leves se deslocam com maior rapidez, sofrem colisões mais freqüentes e se difundem com maior rapidez. Assim sendo, a *lei de Graham* estabelece que as velocidades relativas de difusão de dois gases são inversamente proporcionais às raízes quadradas de seus pesos moleculares, se as demais variáveis forem iguais.

Para os dois gases de maior interesse no pulmão,

$$\frac{\sqrt{\text{PM de } O_2}}{\sqrt{\text{PM de } CO_2}} = 0{,}85$$

Pois as velocidades relativas de difusão são *inversamente* proporcionais à relação das raízes quadradas de seus pesos moleculares,

$$\frac{\text{Velocidade de difusão para } O_2}{\text{Velocidade de difusão para } CO_2} \propto \frac{1}{0{,}85} = 1{,}17$$

Ou seja, como o oxigênio é menos denso que o dióxido de carbono, deverá difundir-se a uma velocidade 1,2 vez maior que o dióxido de carbono (o que acontece de fato quando se movimenta através dos alvéolos). Na barreira alveolocapilar, porém, as solubilidades relativas do oxigênio e do dióxido de carbono também devem ser levadas em conta. A solubilidade do dióxido de carbono na fase líquida é cerca de 24 vezes maior que aquela do oxigênio e, assim sendo, o dióxido de carbono se difunde cerca de 0,85 × 24, ou aproximadamente *20 vezes* mais rapidamente através da barreira alveolocapilar que o oxigênio. Por essa razão, os pacientes enfrentam problemas com a difusão do oxigênio através da barreira alveolocapilar antes de ocorrer uma retenção de dióxido de carbono em virtude da deficiência de difusão.

## LIMITAÇÕES DA TRANSFERÊNCIA DOS GASES

Os fatores que limitam o movimento de um gás através da barreira alveolocapilar, tal como descritos pela lei de Fick para difusão, podem ser divididos arbitrariamente em três componentes: o coeficiente de difusão, a área superficial e a espessura da membrana alveolocapilar, e o gradiente de pressão parcial através da barreira para cada gás em particular. O coeficiente de difusão, como abordamos na seção precedente, depende das propriedades físicas dos gases e da membrana alveolocapilar. A área superficial e a espessura da membrana são propriedades físicas da barreira, mas podem ser alteradas por mudanças no volume de sangue nos capilares pulmonares, no débito cardíaco ou na pressão da artéria pulmonar, ou por mudanças no volume pulmonar. O gradiente de pressão parcial de um gás (através da barreira) é o principal determinante final da velocidade de difusão do gás. A pressão parcial de um gás do *sangue venoso misto* e nos *capilares pulmonares* é um fator tão importante quanto sua pressão parcial *alveolar* no sentido de determinar sua velocidade de difusão, o que será demonstrado na próxima seção.

### Limitação da difusão

Um eritrócito e seu plasma correspondente gastam em média cerca de 0,75 a 1,2 s dentro dos capilares pulmonares para os débitos cardíacos em repouso. Pode-se estimar esse período dividindo-se o volume sanguíneo dos capilares pulmonares pelo fluxo sanguíneo pulmonar (enunciado em mililitros por segundo). Alguns eritrócitos podem levar menos tempo para atravessar os capilares pulmonares; outros poderão levar mais tempo. A Fig. 6.1 mostra esquematicamente a mudança calculada com o passar do tempo nas pressões parciais dos três gases no sangue: oxigênio, monóxido de carbono e óxido nitroso. Essas pressões são mostradas em comparação com as pressões parciais alveolares para cada gás, conforme indica a linha tracejada. Essa pressão parcial alveolar é diferente para cada um dos três gases, e depende de sua concentração na mistura gasosa inspirada, bem como da rapidez com que é retirada pelo sangue dos capilares pulmonares. A representação esquemática é feita como se todos os três gases fossem administrados simultaneamente, o que nem sempre ocorre. Convém considerar cada gás como se estivesse atuando independentemente dos outros.

A pressão parcial do monóxido de carbono no sangue dos capilares pulmonares sobe muito lentamente em comparação com aquela dos outros dois gases na figura. (Obviamente, uma baixa concentração inspirada de monóxido de carbono deve ser utilizada por um período muito curto em uma experiência desse tipo.) Não obstante, se o *conteúdo* de monóxido de carbono (em mililitros de monóxido de carbono por mililitro de sangue) fosse medido simultaneamente, evidenciaria uma elevação muito rápida. A explicação para essa elevação rápida é que o monóxido de carbono combina-se quimicamente com a hemoglobina nos eritrócitos. Na verdade, a afinidade do dióxido de carbono com a hemoglobina é cerca de 210 vezes maior que aquela do oxigênio com a hemoglobina. O monóxido de carbono que está combinado quimicamente com a hemoglobina não contribui para a pressão parcial do monóxido de carbono no sangue, pois não estará mais *dissolvido fisicamente* nele. Portanto, a pressão parcial do monóxido de carbono no sangue dos capilares pulmonares não se aproxima da pressão parcial do monóxido de carbono nos alvéolos durante o período no qual o sangue fica exposto ao monóxido de carbono alveolar. O gradiente de pressão

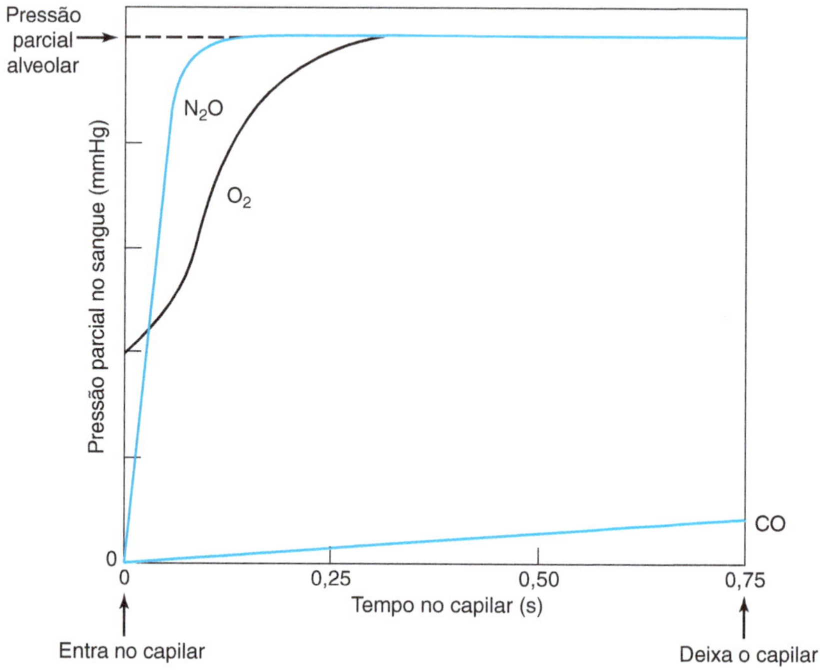


*Fig. 6.1* Mudanças calculadas nas pressões parciais do monóxido de carbono, óxido nitroso e oxigênio no sangue quando passa através de um capilar pulmonar funcional. Não existem unidades sobre a ordenada, pois a escala é diferente para cada um dos três gases, dependendo da pressão parcial alveolar de cada gás. A abscissa é em segundos, indicando o período durante o qual o sangue permaneceu no capilar. Para os débitos cardíacos em repouso, o sangue passa cerca de 0,75 de segundo em um capilar pulmonar. A pressão parcial de cada gás é indicada pela linha tracejada. Observe que as pressões parciais do óxido nitroso e do oxigênio se equilibram rapidamente com sua pressão parcial alveolar. (Reproduzido, com autorização, de Comroe, 1962.)

parcial através da barreira alveolocapilar para o monóxido de carbono é, portanto, bem mantido durante todo o período em que o sangue permanece no capilar pulmonar, e a difusão do monóxido de carbono é limitada apenas por sua difusividade na barreira, pela área superficial e pela espessura da barreira. A transferência do monóxido de carbono do alvéolo para o sangue dos capilares pulmonares é designada como sendo *limitada por difusão* em vez de ser *limitada por perfusão*.

## Limitação da perfusão

A pressão parcial do oxido nitroso no sangue capilar pulmonar entra em equilíbrio muito rapidamente com a pressão parcial do óxido nitroso no alvéolo, pois o óxido nitroso movimenta-se através da barreira alveolocapilar com muita facilidade e porque não se combina quimicamente com a hemoglobina nos eritrócitos. Após apenas cerca de 0,1 de segundo de exposição do sangue capilar pulmonar ao óxido nitroso alveolar, o gradiente de pressão parcial através da barreira alveolocapilar já terá sido abolido. Desse momento em diante, não ocorre transferência adicional de óxido nitroso do alvéolo para a porção do sangue no capilar que já entrou em equilíbrio com a pressão parcial do óxido nitroso alveolar; durante o último 0,6 a 0,7 de segundo, nenhuma difusão global ocorre entre o alvéolo e o sangue quando este se desloca através do capilar pulmonar. Evidentemente, o sangue que acaba de penetrar no capilar na extremidade arterial não entrará em equilíbrio com a pressão parcial alveolar do óxido nitroso e, assim sendo, o óxido nitroso poderá difundir-se para o sangue na extremidade arterial. Portanto, a transferência do óxido nitroso é *limitada pela perfusão*. A transferência do óxido nitroso de um alvéolo para um de seus capilares pulmonares pode ser acelerada se houver um aumento no débito cardíaco e, dessa forma, redução do tempo durante o qual o sangue permanece no capilar pulmonar após ter sido estabelecido o equilíbrio com a pressão parcial alveolar do óxido nitroso. (Levando-se em conta que um aumento do débito cardíaco pode recrutar capilares que até então não estavam sendo perfundidos, a difusão *total* tanto do monóxido de carbono quanto do óxido nitroso pode aumentar à medida que aumenta a área superficial para a difusão.)

## DIFUSÃO DO OXIGÊNIO

Como se pode ver na Fig. 6.1, a evolução temporal para a transferência do oxigênio enquadra-se entre aquelas para o monóxido de carbono e o óxido nitroso. A pressão parcial do oxigênio aumenta com bastante rapidez (observe que começa com a $P_{O_2}$ do sangue venoso misto, de cerca de 40 mmHg, em vez de começar em zero) e o equilíbrio com a $P_{O_2}$ alveolar de aproximadamente 100 mmHg ocorre em aproximadamente 0,25 de segundo, ou cerca de 33% do período durante o qual o sangue permanece no capilar pulmonar com débitos cardíacos em repouso normais. O oxigênio movimenta-se facilmente através da barreira alveolocapilar e penetra nos eritrócitos, onde se combina quimicamente com a hemoglobina. A pressão parcial do oxigênio sobe mais rapidamente que a pressão parcial do monóxido de carbono. Não obstante, o oxigênio combinado quimicamente com a hemoglobina (e, portanto, que não se encontra mais fisicamente dissolvido) não exerce qualquer pressão parcial e, assim sendo, o gradiente de pressão parcial através da membrana alveolocapilar inicialmente é muito bem mantida e ocorre transferência de oxigênio. A combinação química do oxigênio com a hemoglobina, porém, se processa rapidamente (dentro de centésimos de segundo) e, com a pressão parcial alveolar normal do oxigênio, a hemoglobina torna-se quase saturada com oxigênio muito rapidamente, como veremos no próximo capítulo. Quando isso acontece, a pressão parcial do oxigênio no sangue sobe rapidamente até aquela existente no alvéolo e, a partir desse momento, não poderá ocorrer transferência adicional de oxigênio do alvéolo para o sangue equilibrado. Portanto, em condições de $P_{O_2}$ alveolar normal e débito cardíaco de repouso normal, a transferência de oxigênio do alvéolo para o capilar pulmonar é *limitada pela perfusão*.

A Fig. 6.2A mostra gráficos semelhantes das mudanças calculadas na pressão parcial do oxigênio no sangue à medida que se movimenta através de um capilar pulmonar. A $P_{O_2}$ alveolar é normal. Durante o exercício, o sangue movimenta-se através do capilar

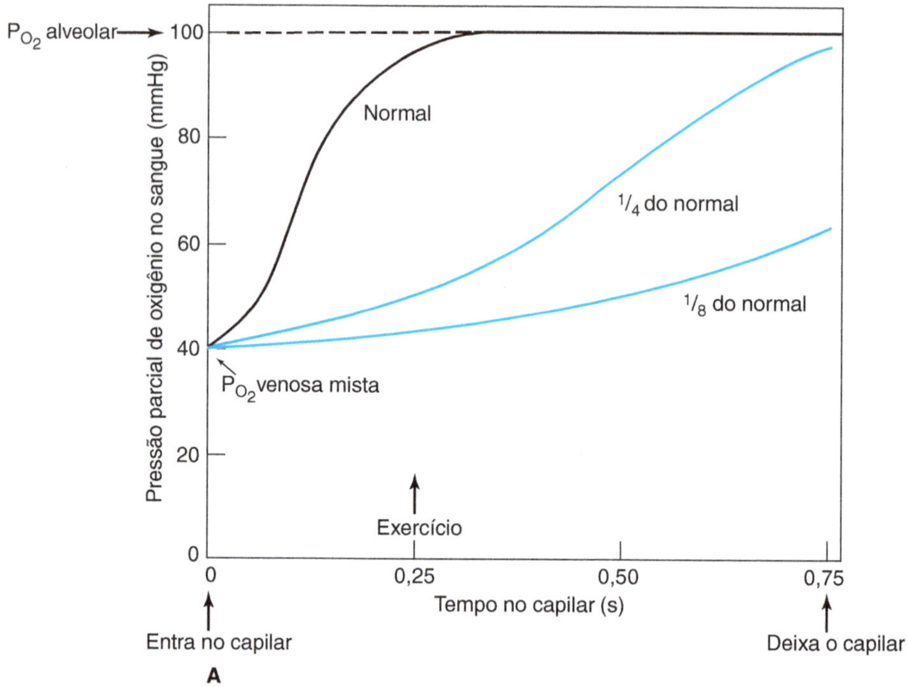


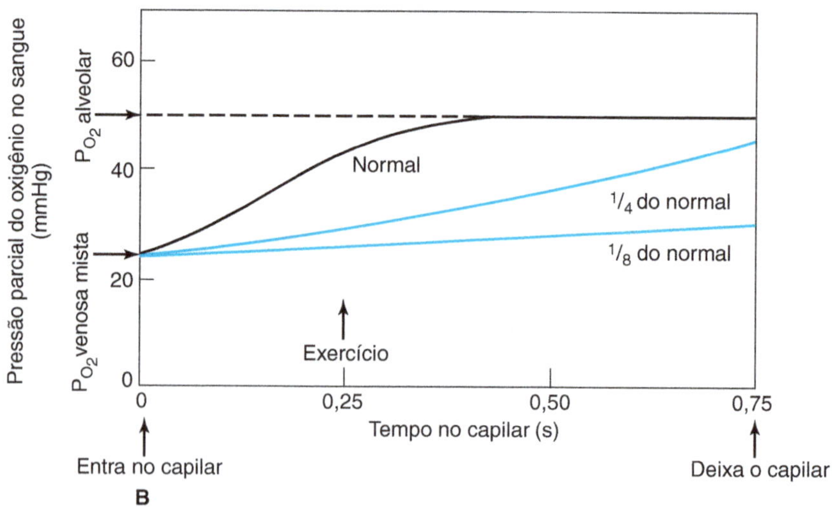


***Fig. 6.2*** **Mudanças calculadas na pressão parcial de oxigênio quando o gás passa através de um capilar pulmonar. O painel superior mostra os padrões com uma $P_{O_2}$ alveolar normal de aproximadamente 100 mmHg e difusão normal e anormal através da barreira alveolocapilar. O painel inferior mostra os padrões com $P_{O_2}$ alveolar baixa e difusão normal e anormal através da barreira alveolocapilar. A $P_{O_2}$ alveolar é indicada pela linha tracejada.** (Reproduzido, com autorização, de Wagner, 1972, e West JB, Respiratory Physiology — The Essentials, 4ª ed. Filadélfia, Pa: Lippincott Williams & Wilkins, 1990.)

pulmonar com uma rapidez muito maior do que na vigência de débitos cardíacos de repouso. De fato, o sangue pode permanecer no capilar pulmonar "funcional" por um tempo médio de apenas cerca de 0,25 de segundo durante exercício vigoroso, como indica o gráfico. A transferência de oxigênio para o sangue por unidade de tempo será grandemente aumentada, pois existe pouca ou nenhuma limitação da perfusão para a transferência de oxigênio. (Em verdade, a parte do sangue que permanece no capilar por *menos* que o tempo médio pode estar sujeito a uma limitação da difusão para a transferência de oxigênio.) Evidentemente, a transferência *total* de oxigênio é aumentada também durante o exercício, por causa do recrutamento de capilares que até então não estavam sendo perfundidos, o que faz aumentar a área superficial para a difusão, bem como em virtude de uma melhor equivalência entre ventilação e perfusão. Uma pessoa com uma barreira alveolocapilar anormal em virtude de um espessamento fibrótico ou de edema intersticial pode aproximar-se da limitação da difusão para a transferência de oxigênio em repouso e poderá evidenciar uma acentuada limitação da difusão para a transferência de oxigênio durante o exercício vigoroso, como se pode ver na curva média na Fig. 6.2A. Uma pessoa com uma barreira alveolocapilar extremamente anormal pode ter uma limitação da difusão para a transferência de oxigênio até mesmo em repouso, como pode ser visto à direita na figura.

O efeito de uma baixa pressão parcial alveolar do oxigênio sobre a transferência do oxigênio do alvéolo para o capilar é visto na Fig. 6.2B. A $P_{O_2}$ alveolar baixa determina o limite superior para a $P_{O_2}$ do sangue capilar terminal. Levando-se em conta que o conteúdo de oxigênio do sangue arterial é reduzido, a $P_{O_2}$ venosa mista também é deprimida. A redução ainda maior na pressão parcial alveolar do oxigênio, porém, acarreta uma redução do gradiente da pressão parcial alveolocapilar, e a $P_{O_2}$ do sangue leva mais tempo para entrar em equilíbrio com a $P_{O_2}$ alveolar. Por esta razão, uma pessoa normal que se exercita a grandes altitudes pode estar sujeita a uma limitação da difusão para a transferência de oxigênio.

## DIFUSÃO DO DIÓXIDO DE CARBONO

A evolução temporal da transferência do dióxido de carbono do sangue capilar pulmonar para o alvéolo é mostrada na Fig. 6.3. Em uma pessoa normal com uma pressão parcial venosa mista do dióxido de carbono de 45 mmHg e uma pressão parcial alveolar do dióxido de carbono de 40 mmHg, o equilíbrio é alcançado em cerca de 0,25 de segundo, ou aproximadamente o mesmo tempo necessário para o oxigênio. Esse fato pode parecer surpreendente, se levarmos em conta que a difusividade do dióxido de carbono é cerca de 20 vezes maior que aquela do oxigênio, porém o gradiente de pressão parcial normalmente é de apenas cerca de 5 mmHg para o dióxido de carbono, enquanto é de cerca de 60 mmHg para o oxigênio. Portanto, normalmente a transferência do dióxido de carbono é *limitada pela perfusão*, embora possa ser limitada pela difusão em uma pessoa com uma barreira alveolocapilar anormal, como mostra a figura.

## MENSURAÇÃO DA CAPACIDADE DE DIFUSÃO

Com bastante freqüência é útil determinar as características de difusão dos pulmões de um paciente durante sua avaliação no laboratório para função pulmonar.

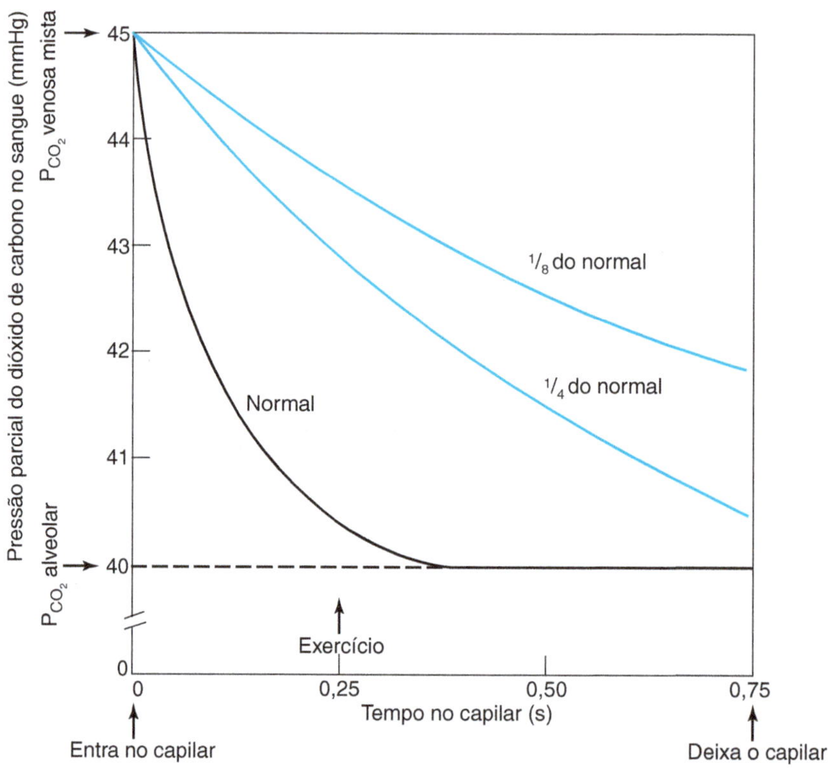


***Fig. 6.3*** Mudanças calculadas na pressão parcial do dióxido de carbono quando o sangue passa através de um capilar pulmonar. A $P_{O_2}$ venosa mista é de aproximadamente 45 mmHg. A $P_{CO_2}$ alveolar é indicada pela linha tracejada. São mostrados os padrões para a difusão normal e anormal através da barreira alveolocapilar. Observe que a pressão parcial de $CO_2$ no sangue capilar pulmonar normalmente entra em equilíbrio com rapidez com a $P_{CO_2}$ alveolar. (Reproduzido, com autorização, de Wagner, 1972.)

Poderá ser particularmente importante determinar se uma deficiência aparente na difusão representa o resultado de uma *limitação da perfusão* ou de uma *limitação da difusão*.

A *capacidade de difusão* (ou *fator de transferência*) é a velocidade à qual o oxigênio ou o monóxido de carbono é absorvido do gás alveolar para os capilares pulmonares (em mililitros por minuto) por unidade de gradiente de pressão parcial (em milímetros de mercúrio). A capacidade de difusão do pulmão (para o gás $x$), $D_{L_x}$ é, portanto, igual à captação do gás $x$, $\dot{V}_x$, dividida pela diferença entre a pressão parcial alveolar do gás $x$, $P_{A_x}$, e a pressão parcial capilar média do gás $x$, $P\bar{c}_x$:

$$D_{L_x} = \frac{\dot{V}_x}{P_{A_x} - P\bar{c}_x} \text{ m}\ell\text{/min/mmHg}$$

Em verdade esse é apenas um rearranjo da equação de Fick mostrada no início deste capítulo. Os termos para área, difusividade e espessura foram combinados em $\mathrm{DL}_x$ e a equação foi reorganizada:

$$\dot{V}_x = \frac{A \times D \times (P_1 - P_2)}{T}$$

$$\frac{\dot{V}_x}{P_1 - P_2} = \frac{A \times D}{T}$$

$$\mathrm{DL}_x = \frac{\dot{V}_x}{P_1 - P_2}$$

A pressão parcial média do oxigênio e do monóxido de carbono é, como já foi discutido, afetada por suas reações químicas com a hemoglobina, assim como por sua transferência através da barreira alveolocapilar. Por essa razão, a capacidade de difusão do pulmão é determinada tanto pela capacidade difusora da membrana, DM, quanto pela reação com a hemoglobina, enunciada como $\theta \times \mathrm{Vc}$, onde $\theta$ é o volume do gás em mililitros por minuto captado pelos eritrócitos em 1 mℓ de sangue por mililitro de gradiente de pressão parcial de mercúrio entre o plasma e o eritrócito e Vc é o volume de sangue capilar em mililitros. (As unidades de $\theta \times \mathrm{Vc}$ são, portanto, mℓ/min/mmHg.) Pode-se mostrar que a capacidade difusora do pulmão, DL, está relacionada com DM e $\theta \times \mathrm{Vc}$ da seguinte maneira:

$$\frac{1}{\mathrm{DL}} = \frac{1}{\mathrm{DM}} + \frac{1}{\theta \times \mathrm{Vc}} \left( + \frac{1}{\mathrm{DA}} \right)$$

A DA, ou difusão através do alvéolo, normalmente é muito rápida e, em geral, pode ser desprezada.

O monóxido de carbono é usado mais freqüentemente nas determinações da capacidade de difusão, pois a pressão parcial média do monóxido de carbono nos capilares pulmonares é praticamente igual a zero quando são utilizadas pressões parciais alveolares não-letais de monóxido de carbono:

$$\mathrm{DL}_{CO} = \frac{\dot{V}_{CO}}{\mathrm{PA}_{CO} - \mathrm{P}\bar{c}_{CO}}$$

$$\text{porém } \mathrm{P}\bar{c}_{CO} \simeq 0$$

$$\text{e, assim sendo, } \mathrm{DL}_{CO} = \frac{\dot{V}_{CO}}{\mathrm{PA}_{CO}}$$

Vários métodos diferentes são usados na clínica para medir a capacidade de difusão do monóxido de carbono e envolvem as técnicas tanto de uma única inalação quanto de equilíbrio dinâmico (*steady-state*), às vezes durante o exercício. A $\mathrm{DL}_{CO}$ é reduzida nas doenças associadas a fibrose intersticial ou alveolar, tais como sarcoidose, esclerodermia e asbestose, ou a condições que causam edema pulmonar intersticial ou alveolar, como indica o Quadro 6.1. É reduzida também nas condições que acarretam uma diminuição na área superficial disponível para a difusão, como o enfisema, os tumores, um baixo débito cardíaco, ou um baixo volume de sangue nos capilares pulmonares, assim como nas condições que acarretam uma disparidade de ventilação-perfusão, o que reduz efetivamente a área superficial disponível para a difusão.

***Quadro 6.1*** Condições que reduzem a capacidade de difusão

Espessura da barreira
- Edema intersticial ou alveolar
- Fibrose intersticial ou alveolar
  - Sarcoidose
  - Esclerodermia

Área superficial reduzida
- Enfisema
- Tumores
- Baixo débito cardíaco
- Volume sanguíneo baixo nos capilares pulmonares

Captação reduzida pelos eritrócitos
- Anemia
- Baixo volume sanguíneo nos capilares pulmonares

Disparidade de ventilação-perfusão

## PONTOS-CHAVE

1. *O volume de gás por unidade de tempo que se movimenta através da barreira alveolocapilar é diretamente proporcional à área da barreira, à difusividade do gás na barreira e à diferença na concentração do gás entre os dois lados da barreira, mas é inversamente proporcional à espessura da barreira.*

2. *Se a pressão parcial de um gás no plasma entra em equilíbrio com a pressão parcial alveolar do gás ao longo do tempo durante o qual o sangue permanece no capilar pulmonar, sua transferência é **limitada pela perfusão**; se o equilíbrio não ocorre ao longo do tempo durante o qual o sangue permanece no capilar, a transferência é **limitada pela difusão**.*

## PROBLEMAS CLÍNICOS

6.1. *Como se poderia esperar que cada uma das seguintes condições ou circunstâncias viesse a afetar a capacidade de difusão ($D_L$) do pulmão? Explique suas respostas.*

a. *Passando da posição supina para a posição ereta.*

b. *Exercício.*

c. *Manobra de Valsalva.*

d. *Anemia.*

e. *Baixo débito cardíaco devido a perda de sangue*

f. *Fibrose intersticial difusa dos pulmões*

g. *Enfisema*

6.2. *Se a pressão parcial de um gás nos capilares pulmonares entra em equilíbrio com aquela existente no alvéolo antes de o sangue deixar o capilar (admitindo-se que o gás está se difundindo do alvéolo para o capilar pulmonar):*

a. *admite-se que sua transferência é limitada pela perfusão.*

b. *admite-se que sua transferência é limitada pela difusão.*

c. *um aumento no débito cardíaco não fará aumentar a quantidade de gás que se difunde através da barreira alveolocapilar.*

d. *um aumento na pressão parcial alveolar do gás não fará aumentar a quantidade do gás que se difunde através da barreira alveolocapilar.*

e. *o recrutamento de outros capilares pulmonares não aumentará a quantidade do gás que se difunde através da barreira alveolocapilar.*

## BIBLIOGRAFIA

Comroe JH, Forster RE II, DuBois AB, Briscoe WA, Carlsen E. *The Lung*. 2nd ed. Chicago, Ill: Year Book; 1962:111–139.

Forster RE II, Dubois AB, Briscoe WA, Fisher AB. *The Lung: Physiologic Basis of Pulmonary Function Tests*. 3rd ed. Chicago, Ill: Year Book; 1986:190–222.

Maeda N, Shiga T. Velocity of oxygen transfer and erythrocyte rheology. *News Physiol Sci*. 1994;9:22–27. Wagner PD, West JB. Effects of diffusion impairment on $O_2$ and $CO_2$ time courses in pulmonary capillaries. *J Appl Physiol*. 1972;33:62–71.

West JB. *Respiratory Physiology—The Essentials*. 6th ed. Baltimore, Md: Lippincott Williams & Wilkins; 2000:21–28.

# Transporte do oxigênio e do dióxido de carbono no sangue

7

## OBJETIVOS

*O leitor compreende como o oxigênio e o dióxido de carbono são transportados para e a partir dos tecidos no sangue.*

- *Enuncia a relação entre a pressão parcial do oxigênio no sangue e a quantidade de oxigênio fisicamente dissolvida no sangue.*
- *Descreve a combinação química do oxigênio com a hemoglobina e a "curva de dissociação da oxiemoglobina".*
- *Define saturação da hemoglobina, a capacidade de carrear oxigênio e o conteúdo de oxigênio do sangue.*
- *Enuncia as conseqüências fisiológicas do formato da curva de dissociação da oxiemoglobina.*
- *Enumera os fatores fisiológicos que podem influenciar a curva de dissociação da oxiemoglobina e prevê os efeitos sobre o transporte de oxigênio pelo sangue.*
- *Enuncia a relação entre a pressão parcial do dióxido de carbono no sangue e a quantidade de dióxido de carbono dissolvida fisicamente no sangue.*
- *Descreve o transporte do dióxido de carbono em forma de compostos carbamino com as proteínas do sangue.*
- *Explica de que maneira a maior parte do dióxido de carbono no sangue é transportada como bicarbonato.*
- *Descreve a curva de dissociação do dióxido de carbono para o sangue total.*
- *Explica os efeitos de Bohr e de Haldane.*

A etapa final na troca dos gases entre o meio externo e os tecidos é o transporte de oxigênio e de dióxido de carbono para e a partir do pulmão pelo sangue. O oxigênio é carreado tanto fisicamente dissolvido no sangue quanto combinado quimicamente à hemoglobina. O dióxido de carbono é carreado dissolvido fisicamente no sangue, em combinação química com as proteínas do sangue em forma de compostos carbamino, e como bicarbonato.

## TRANSPORTE DO OXIGÊNIO PELO SANGUE

O oxigênio é transportado tanto dissolvido fisicamente no sangue quanto em combinação química com a hemoglobina nos eritrócitos. Normalmente é transportado muito mais oxigênio combinado com a hemoglobina do que a quantidade dissolvida fisicamente no sangue. Sem hemoglobina, o sistema cardiovascular não poderia fornecer oxigênio suficiente para atender as demandas teciduais.

## Fisicamente dissolvido

A uma temperatura de 37°C, 1 mℓ de plasma contém 0,00003 mℓ de $O_2$/mmHg de $P_{O_2}$. Isso corresponde à lei de Henry, como vimos no Cap. 6. O sangue total contém uma quantidade semelhante de oxigênio dissolvido por mililitro, pois o oxigênio se dissolve no líquido dos eritrócitos aproximadamente na mesma quantidade. Portanto, o sangue arterial normal com uma $P_{O_2}$ de aproximadamente 100 mmHg contém apenas cerca de 0,003 mℓ de $O_2$/mℓ de sangue, ou 0,3 mℓ de $O_2$/100 mℓ de sangue. (O conteúdo de oxigênio do sangue é convencionalmente enunciado em mililitros de oxigênio por 100 mℓ de sangue, ou *volumes percentuais.*)

Uns poucos cálculos simples conseguem demonstrar que o oxigênio dissolvido fisicamente no sangue não é suficiente para atender a demanda de oxigênio do organismo (para uma $F_{I_{O_2}}$ e pressão barométrica normais). O consumo de oxigênio em repouso por um adulto é de aproximadamente 250 a 300 mℓ de $O_2$/min. Se os tecidos fossem capazes de remover toda a quantidade de 0,3 mℓ de $O_2$/100 mℓ de fluxo sanguíneo que eles recebem, o débito cardíaco deveria ser de aproximadamente 83,3 ℓ/min para atender a demanda tecidual de oxigênio em repouso:

$$\frac{250 \text{ m}\ell \text{ O}_2}{\text{min}} \div \frac{0{,}3 \text{ m}\ell \text{ O}_2}{100 \text{ m}\ell \text{ de sangue}} = \frac{83{,}333 \text{ m}\ell}{\text{min}} = \frac{83{,}3\ \ell}{\text{min}}$$

Durante o exercício intenso, a demanda de oxigênio pode aumentar em até 16 vezes, indo para 4 ℓ/min ou mais. Nessas condições, o débito cardíaco deveria ser superior a 1.000 ℓ/min se o oxigênio fisicamente dissolvido tivesse como finalidade suprir todo o oxigênio de que os tecidos necessitam. Os débitos cardíacos máximos que podem ser alcançados por adultos normais durante exercício intenso situam-se na variação de 25 ℓ/min. Obviamente, o oxigênio *dissolvido fisicamente* no sangue não consegue atender a demanda metabólica de oxigênio, até mesmo em repouso.

## Em combinação química com a hemoglobina

### Estrutura da Hemoglobina

A hemoglobina é uma molécula complexa com um peso molecular de aproximadamente 64.500. A porção protéica (globina) tem uma estrutura tetramérica que consiste em quatro cadeias polipeptídicas acopladas, cada uma delas estando conectada a um grupo de protoporfirina (heme). Cada grupo heme consiste em quatro pirróis organizados simetricamente com um átomo de ferro ferroso ($Fe^{2+}$) em seu centro. O átomo de ferro está ligado a cada um dos grupos pirróis e a uma das quatro cadeias polipeptídicas. Um sexto local de ligação no átomo de ferro ferroso continua livremente disponível para unir-se com o oxigênio (ou com o monóxido de carbono). Portanto, *cada* uma das quatro cadeias polipeptídicas pode unir uma molécula de oxigênio (ou de monóxido de carbono) ao átomo de ferro em seu próprio grupo heme e, dessa forma, a molécula tetramérica de hemoglobina consegue combinar-se quimicamente com quatro moléculas de oxigênio (ou com oito átomos de oxigênio). Tanto o componente globina quanto o componente heme (com seu átomo de ferro no estado ferroso), em sua orientação espacial recíproca apropriada, são necessários para que ocorra a reação química com o oxigênio — isoladamente, o heme e a globina não conseguem combinar-se com o oxigênio. Cada uma das subunidades tetraméricas de hemoglobina consegue combinar-se sozinha com o oxigênio (ver Fig. 7.4C).

As variações nas seqüências de aminoácidos das quatro subunidades de globina podem comportar importantes conseqüências fisiológicas. A hemoglobina adulta (HbA) normal consiste em duas cadeias alfa (α), cada uma das quais possui 141 aminoácidos, e duas cadeias beta (β), cada uma das quais contendo 146 aminoácidos. A hemoglobina fetal (HbF), que consiste em duas cadeias α e duas cadeias gama (γ), tem uma afinidade mais alta com o oxigênio do que a hemoglobina adulta. A síntese das cadeias β começa normalmente cerca de 6 semanas antes do nascimento e, em geral, a HbA substitui quase toda a HbF quando o lactente tem 4 meses de vida. Outras moléculas *anormais* de hemoglobina podem ser produzidas por substituição genética de um único aminoácido que irá ocupar o lugar do aminoácido normal em uma cadeia α ou β ou (raramente) por alterações na estrutura dos grupos heme. Essas alterações podem provocar mudanças na afinidade da hemoglobina com o oxigênio, modificar as propriedades físicas da hemoglobina ou alterar a interação da hemoglobina com outras substâncias que afetam sua combinação com o oxigênio, tais como 2,3-bifosfoglicerato (2,3-BPG) (o que será discutido adiante neste capítulo). Mais de 120 variantes anormais da hemoglobina adulta normal foram demonstradas em pacientes. Aquela que é mais bem conhecida, a hemoglobina S, está presente na doença falciforme. A hemoglobina S tende a polimerizar-se e cristalizar-se no citoplasma do eritrócito quando não está combinada com o oxigênio. Essa polimerização e cristalização reduz a solubilidade da hemoglobina S dentro do eritrócito e modifica o formato da célula do disco bicôncavo normal para um crescente ou formato de "foice". Uma célula afoiçada (falciforme) é mais frágil que uma célula normal. Ademais, as células têm certa tendência a aderir umas às outras, o que faz aumentar a viscosidade do sangue e favorece também a trombose ou o bloqueio dos vasos sanguíneos.

## Reação química de oxigênio e hemoglobina

A hemoglobina entra rapidamente em combinação *reversível* com o oxigênio. É essa reversibilidade da reação que possibilita que o oxigênio seja liberado para os tecidos; se a reação não prosseguisse facilmente em ambas as direções, a hemoglobina teria pouca utilidade no sentido de fornecer o oxigênio necessário para satisfazer as necessidades metabólicas. A reação é muito rápida, com um meio-tempo de 0,01 de segundo ou menos. Cada grama de hemoglobina é capaz de combinar-se com cerca de 1,39 mℓ de oxigênio em condições ideais; no entanto, em circunstâncias normais, existe alguma hemoglobina em forma de metemoglobina (na qual o átomo de ferro existe no estado férrico) ou combinada com o monóxido de carbono, caso em que a hemoglobina não consegue unir-se ao oxigênio. Por essa razão, a *capacidade* da hemoglobina de carrear oxigênio é considerada convencionalmente como sendo de 1,34 mℓ de $O_2$/g de Hb. Ou seja, cada grama de hemoglobina, quando *plenamente saturada* de oxigênio, fixa 1,34 mℓ de oxigênio. Portanto, uma pessoa com 15 g de Hb/100 mℓ de sangue tem uma capacidade de carrear oxigênio de 20,1 mℓ de $O_2$/100 mℓ de sangue:

$$\frac{15\text{ g de Hb}}{100\text{ m}\ell\text{ de sangue}} \times \frac{1{,}34\text{ m}\ell\ O_2}{\text{g de Hb}} = \frac{20{,}1\text{ m}\ell\ O_2}{100\text{ m}\ell\text{ de sangue}}$$

A reação entre hemoglobina e oxigênio é representada convencionalmente como

$$\underset{\text{Desoxiemoglobina}}{Hb + O_2} \rightleftharpoons \underset{\text{Oxiemoglobina}}{HbO_2}$$

## HEMOGLOBINA E IMPLICAÇÕES FISIOLÓGICAS DA CURVA DE DISSOCIAÇÃO DA OXIEMOGLOBINA

O ponto de equilíbrio da reação reversível da hemoglobina com o oxigênio depende, evidentemente, da quantidade de oxigênio a que a hemoglobina é exposta no sangue. Isso corresponde diretamente à pressão parcial do oxigênio no plasma nas condições que vigoram no organismo. Assim sendo, a $P_{O_2}$ do plasma *determina* a quantidade de oxigênio que se fixa na hemoglobina existente nos eritrócitos.

### Curva de dissociação da oxiemoglobina

Uma maneira de enunciar a proporção de hemoglobina que se fixa ao oxigênio é como *saturação percentual*. Isso é igual ao conteúdo de oxigênio no sangue (menos a porção dissolvida fisicamente) dividido pela capacidade da hemoglobina de carrear oxigênio no sangue vezes 100%:

$$\% \text{ de saturação de Hb} = \frac{O_2 \text{ ligado à Hb}}{\text{Capacidade de } O_2 \text{ da Hb}} \times 100\%$$

Observe que a *capacidade* de carrear oxigênio de uma pessoa depende da quantidade de hemoglobina que o sangue dela contém. O *conteúdo* de oxigênio do sangue depende também da quantidade de hemoglobina presente (assim como da $P_{O_2}$). Tanto o conteúdo quanto a capacidade são enunciados como mililitros de oxigênio por 100 mℓ de sangue. Por outro lado, a saturação percentual da hemoglobina enuncia apenas um percentual e não uma quantidade ou um volume de oxigênio. Portanto, a expressão "saturação percentual" não pode ser utilizada como sinônimo de "conteúdo de oxigênio". Por exemplo, dois pacientes podem ter o mesmo percentual de saturação da hemoglobina, mas se um deles tiver uma concentração de hemoglobina mais baixa no sangue em virtude de uma anemia, terá um conteúdo de oxigênio mais baixo no sangue.

A relação entre a $P_{O_2}$ do plasma e o percentual de saturação da hemoglobina é mostrada graficamente como a *curva de dissociação da oxiemoglobina*. Uma curva de dissociação da oxiemoglobina para o sangue normal é mostrada na Fig. 7.1.

A curva de dissociação da oxiemoglobina constitui, na verdade, uma representação gráfica de como a disponibilidade de um dos reagentes, o oxigênio (enunciado como a $P_{O_2}$ do plasma), afeta a reação química reversível do oxigênio com a hemoglobina. O produto, oxiemoglobina, é enunciado como saturação percentual — na verdade, um percentual do máximo para qualquer quantidade específica de hemoglobina.

Como se pode ver na Fig. 7.1, a relação entre $P_{O_2}$ e $HbO_2$ não é linear; trata-se de uma curva com formato de S, íngreme para as $P_{O_2}$ mais baixas e quase plana quando a $P_{O_2}$ está acima de 70 mmHg. É esse formato de S que é responsável por várias das propriedades fisiológicas extremamente importantes da reação do oxigênio com a hemoglobina. A explicação para a curva ter o formato de S em vez de ser linear é que, na verdade, ela constitui uma representação gráfica de quatro reações

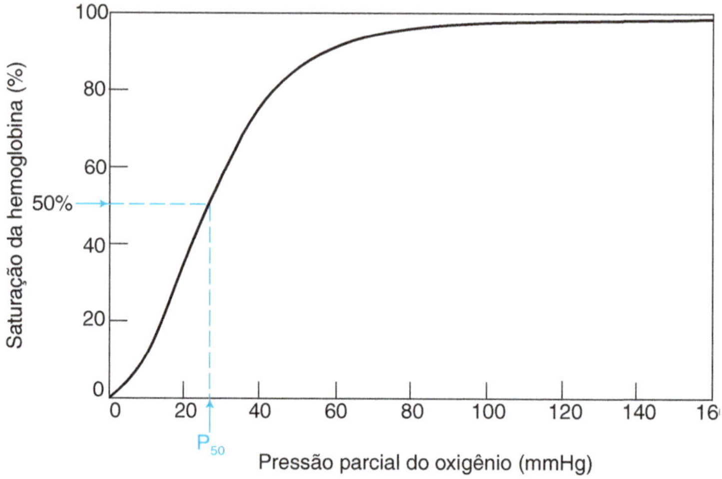


**Fig. 7.1** Uma curva de dissociação da oxiemoglobina adulta típica "normal" para o sangue a 37°C com um pH de 7,40 e uma $P_{CO_2}$ de 40 mmHg. A $P_{50}$ é a pressão parcial do oxigênio à qual a hemoglobina é 50% saturada com oxigênio.

em vez de apenas uma. Ou seja, cada uma das quatro subunidades de hemoglobina pode combinar-se com uma molécula de oxigênio. Com efeito, pode ser mais correto escrever a seguinte equação:

$$Hb_4 + 4O_2 \rightleftharpoons Hb_4O_8$$

As reações para as quatro subunidades de hemoglobina com o oxigênio não parecem ocorrer simultaneamente. Pelo contrário, admite-se que ocorrem seqüencialmente em quatro etapas, e ocorre uma interação entre as subunidades de tal modo que, durante as combinações sucessivas das subunidades com o oxigênio, cada combinação facilita a seguinte ("cooperatividade positiva"). De modo semelhante, a dissociação do oxigênio separando-se das subunidades de hemoglobina facilita as dissociações subseqüentes. A curva de dissociação para um único monômero da hemoglobina é muito diferente daquela que existe para o tetrâmero (ver Fig. 7.4C).

Como já dissemos, para que a hemoglobina possa participar no transporte de oxigênio dos pulmões para os tecidos, deverá combinar-se com o oxigênio nos capilares pulmonares e, em seguida, liberar o oxigênio para os tecidos responsáveis pela atividade metabólica nos capilares sistêmicos. A curva de dissociação da oxiemoglobina na Fig. 7.1 mostra como isso é conseguido.

## Transporte de Oxigênio no Pulmão

O sangue venoso misto que penetra nos capilares pulmonares tem normalmente uma $P_{O_2}$ de cerca de 40 mmHg, como vimos no Cap. 5. Para uma $P_{O_2}$ de 40 mmHg, a hemoglobina está cerca de 75% saturada de oxigênio, como vimos na Fig. 7.1. Admitindo-se uma concentração de hemoglobina no sangue de 15 g de Hb/100 mℓ de sangue, isso corresponde a 15,08 mℓ de $O_2$/100 mℓ de sangue *ligados à hemoglobina* mais uma quantidade adicional de 0,12 mℓ de $O_2$/100 mℓ de sangue *dissolvido fisicamente*, ou um *conteúdo total de oxigênio* de aproximadamente 15,2 mℓ de $O_2$/100 mℓ de sangue.

A *capacidade* de carrear oxigênio é

$$\frac{15 \text{ g de Hb}}{100 \text{ m}\ell \text{ de sangue}} \times \frac{1{,}34 \text{ m}\ell \text{ de } O_2}{\text{g de Hb}} = \frac{20{,}1 \text{ m}\ell \text{ de } O_2}{100 \text{ m}\ell \text{ de sangue}}$$

O oxigênio *ligado à hemoglobina* para uma $P_{O_2}$ de 40 mmHg (37°C, pH de 7,4) é

$$\underset{\text{Capacidade}}{\frac{20{,}1 \text{ m}\ell \text{ de } O_2}{100 \text{ m}\ell \text{ de sangue}}} \times \underset{\text{\% de saturação}}{75\%} = \underset{\text{Conteúdo}}{\frac{15{,}08 \text{ m}\ell \text{ de } O_2}{100 \text{ m}\ell \text{ de sangue}}}$$

O oxigênio *dissolvido fisicamente* para uma $P_{O_2}$ de 40 mmHg é

$$\frac{0{,}003 \text{ m}\ell \text{ de } O_2}{100 \text{ m}\ell \text{ de sangue} \cdot P_{O_2} \text{ (em mmHg)}} \times 40 \text{ mmHg} = \frac{0{,}12 \text{ m}\ell \text{ de } O_2}{100 \text{ m}\ell \text{ de sangue}}$$

O conteúdo total de oxigênio no sangue para uma $P_{O_2}$ de 40 mmHg (37°C, pH de 7,4) é

$$\underset{\text{Ligado à Hb}}{\frac{15{,}08 \text{ m}\ell \text{ de } O_2}{100 \text{ m}\ell \text{ de sangue}}} + \underset{\text{Fisicamente dissolvido}}{\frac{0{,}12 \text{ m}\ell \text{ de } O_2}{100 \text{ m}\ell \text{ de sangue}}} = \underset{\text{Total}}{\frac{15{,}2 \text{ m}\ell \text{ de } O_2}{100 \text{ m}\ell \text{ de sangue}}}$$

À medida que o sangue passa através dos capilares pulmonares, entra em equilíbrio com a $P_{O_2}$ alveolar de aproximadamente 100 mmHg. Para uma $P_{O_2}$ de 100 mmHg, a hemoglobina está cerca de 97,4% saturada de oxigênio, como vimos na Fig. 7.1. Isso corresponde a 19,58 mℓ de $O_2$/100 mℓ de *sangue ligados à hemoglobina* mais 0,3 mℓ de $O_2$/100 mℓ de sangue *dissolvido fisicamente*, ou um *conteúdo total de oxigênio* de 19,88 mℓ de $O_2$/100 mℓ de sangue.

O oxigênio *ligado à hemoglobina* para uma $P_{O_2}$ de 100 mmHg (37°C, pH de 7,4) é

$$\underset{\text{Capacidade}}{\frac{20{,}1 \text{ m}\ell \text{ de } O_2}{100 \text{ m}\ell \text{ de sangue}}} \times \underset{\text{\% de saturação}}{97{,}4\%} = \underset{\text{Conteúdo}}{\frac{19{,}58 \text{ m}\ell \text{ de } O_2}{100 \text{ m}\ell \text{ de sangue}}}$$

O oxigênio *dissolvido fisicamente* para uma $P_{O_2}$ de 100 mmHg é

$$\frac{0{,}003 \text{ m}\ell \text{ de } O_2}{100 \text{ m}\ell \text{ de sangue} \cdot P_{O_2} \text{ (em mmHg)}} \times 100 \text{ mmHg} = \frac{0{,}3 \text{ m}\ell \text{ de } O_2}{100 \text{ m}\ell \text{ de sangue}}$$

O conteúdo total de oxigênio no sangue para uma $P_{O_2}$ de 100 mmHg (37°C, pH de 7,4) é

$$\underset{\text{Ligado à Hb}}{\frac{19{,}58 \text{ m}\ell \text{ de } O_2}{100 \text{ m}\ell \text{ de sangue}}} + \underset{\text{Fisicamente dissolvido}}{\frac{0{,}3 \text{ m}\ell \text{ de } O_2}{100 \text{ m}\ell \text{ de sangue}}} = \underset{\text{Total}}{\frac{19{,}88 \text{ m}\ell \text{ de } O_2}{100 \text{ m}\ell \text{ de sangue}}}$$

Assim sendo, ao passar através dos pulmões, cada 100 mℓ de sangue terá recebido uma carga de (19,88 – 15,20) mℓ de $O_2$, ou 46,8 mℓ de $O_2$. Admitindo-se um débito cardíaco de 5 ℓ/min, isso significa que o sangue recebeu uma carga de aproximadamente 234 mℓ de $O_2$ por minuto:

$$\frac{5\ \ell \text{ de sangue}}{\text{min}} \times \frac{46{,}8 \text{ m}\ell \text{ de } O_2}{\text{litro de sangue}} = \frac{234 \text{ m}\ell \text{ de } O_2}{\text{min}}$$

Observe que a curva de dissociação da oxiemoglobina é relativamente plana quando a $P_{O_2}$ é superior a aproximadamente 70 mmHg. Isso é fisiologicamente muito importante, pois significa que existe apenas um pequeno aumento no *conteúdo de oxigênio* no sangue equilibrado com uma $P_{O_2}$ de 70 mmHg em vez de 100 mmHg. De fato, a curva mostra que, para uma $P_{O_2}$ de 70 mmHg, a hemoglobina ainda é aproximadamente 94,1% saturada com oxigênio, o que constitui um importante fator de segurança, pois o paciente com uma $P_{O_2}$ alveolar ou arterial relativamente baixa de 70 mmHg (em virtude de hipoventilação ou de uma derivação intrapulmonar, por exemplo) ainda é capaz de transportar oxigênio para dentro do sangue com pouca dificuldade. Um cálculo rápido mostra que, para 70 mmHg, o conteúdo total de oxigênio no sangue é de aproximadamente 19,12 mℓ de $O_2$/100 mℓ de sangue em comparação com os 19,88 mℓ de $O_2$/100 mℓ de sangue para uma $P_{O_2}$ de 100 mmHg. Esses cálculos mostram que a $P_{O_2}$ constitui com freqüência um indicador diagnóstico mais sensível do estado do sistema respiratório de um determinado paciente do que o conteúdo de oxigênio arterial. Evidentemente, o conteúdo de oxigênio é fisiologicamente mais importante para o paciente.

Deve-se assinalar também que, levando-se em conta que a hemoglobina é aproximadamente 97,4% saturada para uma $P_{O_2}$ de 100 mmHg, ao elevar-se a $P_{O_2}$ alveolar até acima de 100 mmHg consegue-se combinar pouco oxigênio adicional com a hemoglobina (apenas cerca de 0,52 mℓ de $O_2$/100 mℓ de sangue para uma concentração de hemoglobina de 15 g/100 mℓ de sangue). A hemoglobina é plenamente saturada com oxigênio para uma $P_{O_2}$ de cerca de 250 mmHg.

### Liberação do Oxigênio nos Tecidos

À medida que o sangue passa das artérias e penetra nos capilares sistêmicos, fica exposto a $P_{O2}$ mais baixas e o oxigênio é liberado pela hemoglobina. A $P_{O_2}$ nos capilares varia de um tecido para outro, sendo muito baixa em alguns (p. ex., no miocárdio) e relativamente mais alta em outras (p. ex., no rim). Como se pode ver na Fig. 7.1, a curva de dissociação da oxiemoglobina é muito íngreme na variação de 40 a 10 mmHg. Isto significa que uma pequena queda na $P_{O_2}$ pode resultar em uma substancial dissociação adicional de oxigênio e de hemoglobina, descarregando mais oxigênio para ser utilizado pelos tecidos. Para uma $P_{O_2}$ de 40 mmHg, a hemoglobina é cerca de 75% saturada com oxigênio, com um conteúdo total de oxigênio no sangue de 15,2 mℓ de $O_2$/100 mℓ de sangue (para 15 g de Hb/100 mℓ de sangue). Para uma $P_{O_2}$ de 20 mmHg, a hemoglobina é apenas 32% saturada com oxigênio. O conteúdo total de oxigênio no sangue é de apenas 6,49 mℓ de $O_2$/100 mℓ de sangue, o que corresponde a uma redução de 8,71 mℓ de $O_2$/100 mℓ de sangue para uma queda de apenas 20 mmHg na $P_{O_2}$.

A liberação do oxigênio nos tecidos é facilitada também por outros fatores fisiológicos que podem *alterar o formato e a posição* da curva de dissociação da oxiemoglobina, fatores esses que incluem o pH, a $P_{CO_2}$, a temperatura do sangue e a concentração de 2,3-BPG nos eritrócitos.

## INFLUÊNCIAS SOBRE A CURVA DE DISSOCIAÇÃO DA OXIEMOGLOBINA

A Fig. 7.2 mostra a influência de alterações na temperatura, no pH, na $P_{CO_2}$ e no 2,3-BPG sobre a curva de dissociação da oxiemoglobina. Temperatura alta, pH baixo, $P_{CO_2}$ alta e níveis elevados de 2,3-BPG atuam “desviando para a direita a curva de dissociação da oxiemoglobina”. Ou seja, para qualquer $P_{O_2}$ em particular, haverá menos oxigênio combinado quimicamente com a hemoglobina para as temperaturas mais altas, pH mais baixos, $P_{CO_2}$ mais altas e níveis mais elevados de 2,3-BPG.

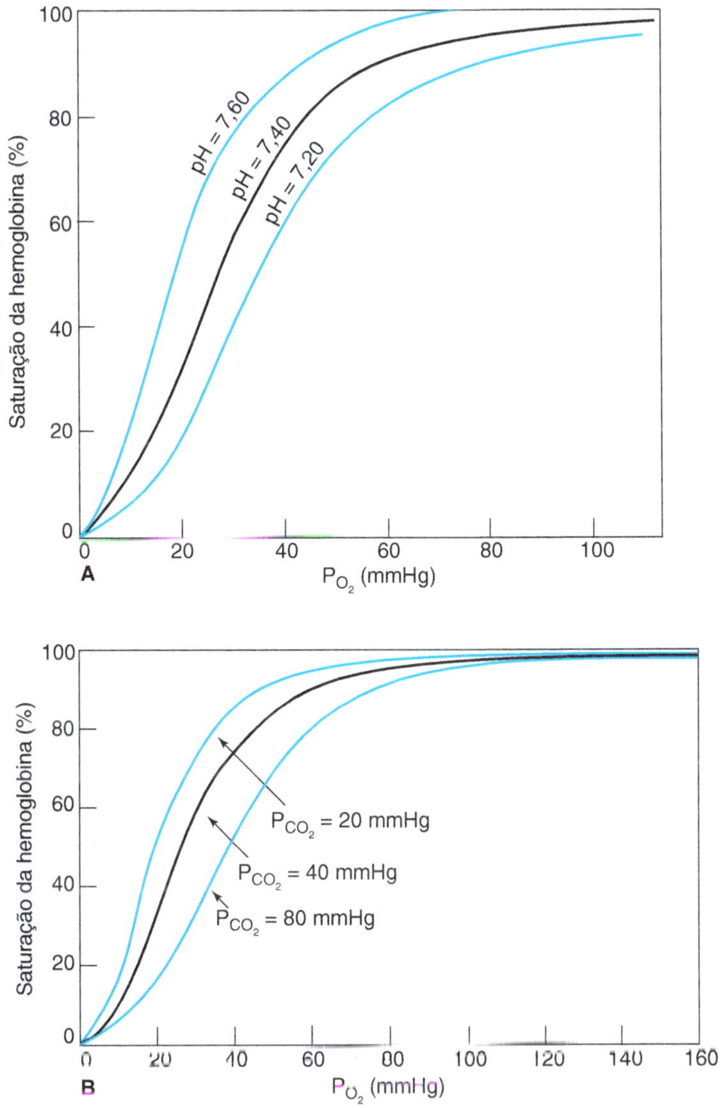


***Fig. 7.2*** Efeitos do pH (**A**), da $P_{CO_2}$ (**B**), da temperatura (**C**) e do 2,3-BPG (**D**) sobre a curva de dissociação da oxiemoglobina.

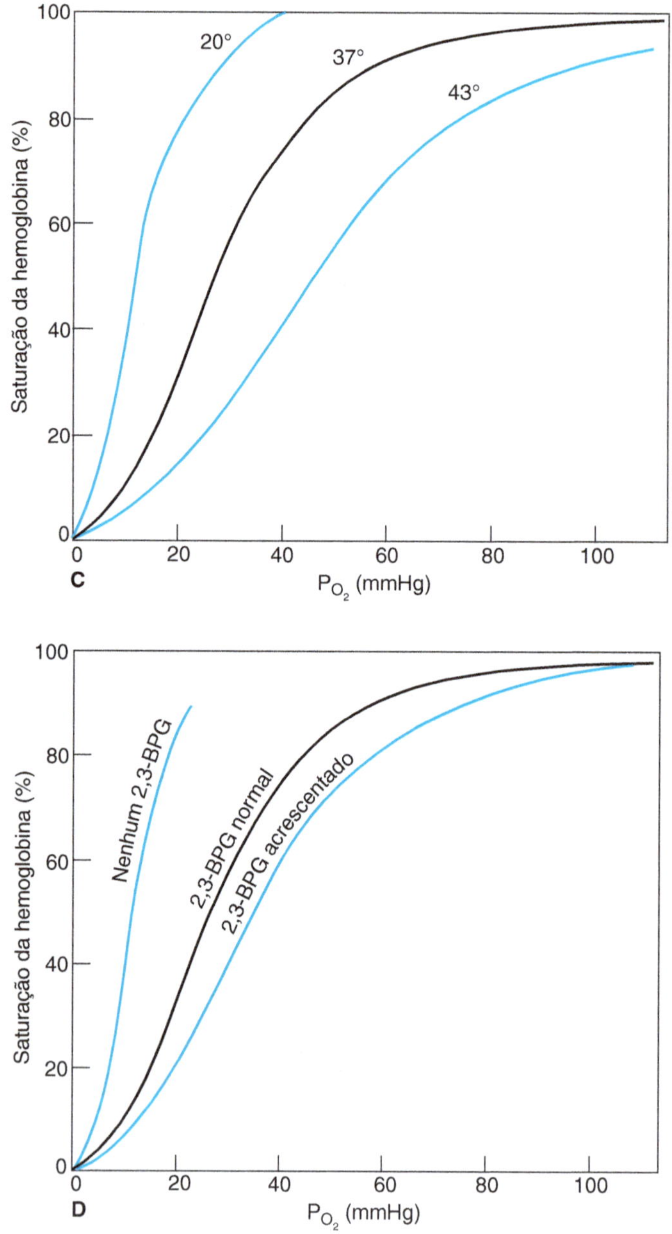


*Fig. 7.2* (*Continuação*)

### Efeitos do pH e da $P_{CO_2}$

Os efeitos do pH e da $P_{CO_2}$ no sangue sobre a curva de dissociação da oxiemoglobina são mostrados na Figs. 7.2A e B. Tanto pH baixos como $P_{CO_2}$ altas desviam a curva para a direita. Os pH altos e as $P_{CO_2}$ baixas desviam a curva para a esquerda. Uma vez que as $P_{CO_2}$ altas no sangue estão freqüentemente associadas a pH baixos, com freqüência esses dois efeitos ocorrem juntos (ver adiante e Cap. 8 para mais detalhes). A influência do pH (e da $P_{CO_2}$) sobre a curva de dissociação da oxiemoglobina recebe a designação de *efeito Bohr*, o qual será abordado em mais detalhes no final deste capítulo.

### Efeitos da temperatura

A Fig. 7.2C mostra os efeitos da temperatura do sangue sobre a curva de dissociação da oxiemoglobina, com as temperaturas mais altas desviando a curva para a direita e as temperaturas mais baixas desviando-a para a esquerda. Para temperaturas do sangue muito baixas, a hemoglobina adquire uma afinidade tão alta com o oxigênio que deixa de liberá-lo, até mesmo para $P_{O_2}$ muito baixas. Deve-se assinalar também que o oxigênio é mais solúvel na água ou no plasma a temperaturas mais baixas do que à temperatura corporal normal. A 20°C, cerca de 50% mais oxigênio estarão dissolvidos no plasma.

### Efeitos do 2,3-BPG

O 2,3-BPG (também denominado 2,3-difosfoglicerato, ou 2,3-DPG) é produzido pelos eritrócitos durante sua glicólise normal e está presente em concentrações razoavelmente altas dentro das hemácias (cerca de 15 mmol/g de Hb). O 2,3-BPG fixa-se à hemoglobina nos eritrócitos, o que eleva a afinidade da hemoglobina com o oxigênio. Concentrações mais altas de 2,3-BPG, portanto, desviam para a direita a curva de dissociação da oxiemoglobina, como mostra a Fig. 7.2D. Foi demonstrado que é produzido mais 2,3-BPG durante as condições hipóxicas crônicas, desse modo desviando para a direita a curva de dissociação e possibilitando que mais oxigênio se separe da hemoglobina para uma determinada $P_{O_2}$. Níveis muito baixos de 2,3-BPG desviam a curva muito mais para a esquerda, como mostra a figura. Isto significa que o sangue com deficiência de 2,3-BPG não libera muito oxigênio, exceto a $P_{O_2}$ muito baixas. É importante assinalar que o sangue armazenado nos bancos de sangue por um período de apenas 1 semana tem níveis muito baixos de 2,3-BPG. A utilização de sangue estocado nos pacientes pode resultar em liberação muito reduzida de oxigênio para os tecidos, a não ser quando são tomadas providências destinadas a restaurar os níveis normais de 2,3-BPG. Em suma, o 2,3-BPG é um mecanismo regulador importante na liberação de oxigênio pela hemoglobina. Sem a sua presença, a alta afinidade da hemoglobina com o oxigênio pode prejudicar o suprimento de oxigênio para os tecidos.

### Conseqüências fisiológicas dos efeitos da temperatura, do pH, da $P_{CO_2}$ e do 2,3-BPG

Quando o sangue penetra nos tecidos metabolicamente ativos, fica exposto a um ambiente diferente daquele existente na árvore arterial. A $P_{CO_2}$ é mais alta, o pH é mais baixo e a temperatura também é mais alta do que aqueles do sangue arterial. É evidente, pois, que em nossa discussão original da curva de dissociação da oxiemoglobina, mostrada na Fig. 7.1, nós estávamos negligenciando alguns fatores importantes. A curva mostrada na Fig. 7.1 é válida para o sangue a 37°C, com um pH de 7,4 e uma $P_{CO_2}$ de 40 mmHg. O sangue nos tecidos metabolicamente ativos e, portanto, o sangue venoso que os drena não estão mais sujeitos a essas condições, pois foram expostos a um ambiente diferente. Uma vez que um pH baixo, uma $P_{CO_2}$ alta, níveis elevados de 2,3-BPG e uma temperatura mais alta *desviam a curva de dissociação da oxiemoglobina para a direita*, todos eles podem ajudar a liberar o oxigênio da hemoglobina nos tecidos. Por outro lado, à medida que o sangue venoso retorna aos pulmões e o $CO_2$ deixa o sangue (o que eleva o pH), a afinidade da hemoglobina com o oxigênio aumenta quando a curva se desvia novamente para a esquerda, como mostra a Fig. 7.3.

Convém assinalar que os efeitos do pH, da $P_{CO_2}$ e da temperatura mostrados na Fig. 7.2 são todos mais pronunciados para $P_{O_2}$ mais baixas do que para $P_{O_2}$ mais altas. Ou seja, eles exercem um efeito mais profundo no sentido de acelerar a liberação de oxigênio para os tecidos do que no sentido de interferir em seu transporte até os pulmões.

Uma maneira conveniente de discutir o desvio na curva de dissociação da oxiemoglobina é a $P_{50}$, mostrada nas Figs. 7.1 e 7.3. A $P_{50}$ é a $P_{O_2}$ à qual 50% da hemoglobina presente no sangue encontra-se no estado de desoxiemoglobina e 50% encontra-se no estado de oxiemoglobina. A uma temperatura de 37°C, um pH de 7,4 e uma $P_{CO_2}$ de 40 mmHg, o sangue humano normal tem uma $P_{50}$ de 26 ou 27 mmHg. Se a curva de dissociação da oxiemoglobina for desviada para a direita, a $P_{50}$ aumenta e, se for desviada para a esquerda, a $P_{50}$ diminui.

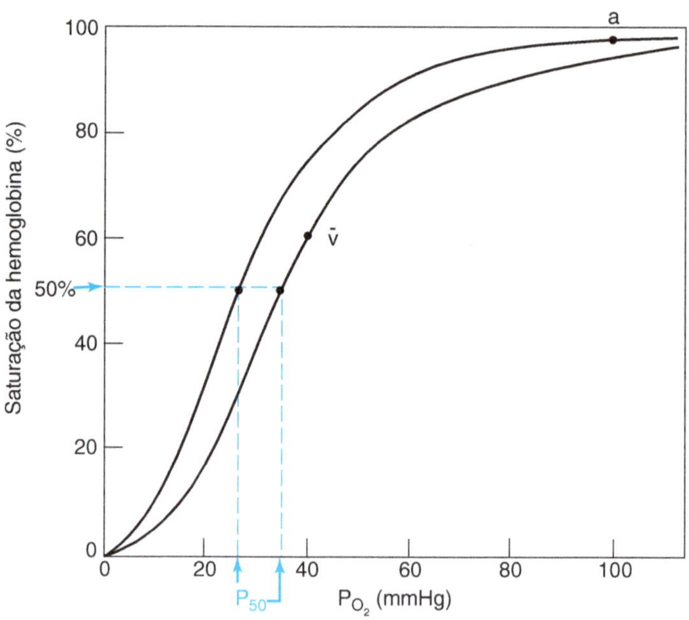


*Fig. 7.3* Curvas de dissociação da oxigemoglobina no sangue arterial e venoso. A curva de dissociação da oxiemoglobina é desviada para a direita porque o pH é mais baixo e a $P_{CO_2}$ (e, possivelmente, a temperatura) é mais alta. O desvio para a direita resulta em uma $P_{50}$ mais alta para o sangue venoso. a = ponto arterial ($P_{O_2}$ = 100 mmHg); v̄ = ponto venoso misto ($P_{O_2}$ = 40 mmHg).

## Outros fatores que afetam o transporte de oxigênio

### Anemia

A maioria das formas de anemia não afeta a curva de dissociação da oxiemoglobina se a associação do oxigênio com a hemoglobina for enunciada como saturação percentual. Por exemplo, a anemia secundária à perda de sangue não afeta a combinação do oxigênio com a hemoglobina para os eritrócitos restantes. É a *quantidade* de hemoglobina que diminui, não a saturação percentual nem sequer a $P_{O_2}$ arterial. O *conteúdo* arterial de oxigênio, porém, em mililitros de oxigênio por 100 mℓ de sangue, é reduzido, como mostra a Fig. 7.4A, pois a menor quantidade de hemoglobina por 100 mℓ de sangue reduz a *capacidade* do sangue de carrear oxigênio.

### Monóxido de Carbono

O monóxido de carbono tem uma afinidade muito maior com a hemoglobina do que o oxigênio, como vimos no Cap. 6. Portanto, ele bloqueia efetivamente a combinação do oxigênio com a hemoglobina, pois o oxigênio não poderá ligar-se aos átomos de ferro já combinados com o monóxido de carbono, o qual exerce um segundo efeito deletério: desvia a curva de dissociação da oxiemoglobina para a esquerda. Assim sendo, o monóxido de carbono pode impedir o carregamento de oxigênio dentro do sangue nos pulmões e pode interferir também na liberação do oxigênio para os tecidos, o que pode ser visto na Fig. 7.4A.

O monóxido de carbono é particularmente perigoso, por várias razões. Uma pessoa que inala baixíssimas concentrações de monóxido de carbono pode alcançar lentamente níveis ameaçadores de carboxiemoglobina (COHb) no sangue, pois o monóxido de carbono tem uma afinidade extremamente alta com a hemoglobina, além de o efeito ser cumulativo. O que é ainda pior é que a pessoa que está inalando monóxido de carbono não está ciente desse fato — o gás é incolor, inodoro e insípido e não induz qualquer reflexo de tosse ou de espirro, qualquer aumento na ventilação ou qualquer sensação de dificuldade respiratória.

O fumo e a vida em áreas urbanas fazem com que pequenas quantidades de carboxiemoglobina estejam presentes no sangue de adultos sadios. Um não-fumante que vive em uma área rural pode ter apenas cerca de 1% de carboxiemoglobina; um fumante que vive em uma área urbana pode ter 5 a 8% de carboxiemoglobina no sangue.

### Óxido Nítrico

A hemoglobina dentro dos eritrócitos consegue remover rapidamente o óxido nítrico (ON). Este ácido pode reagir com a oxiemoglobina para formar metemoglobina e nitrato ou reagir com a desoxiemoglobina para formar um complexo de hemoglobina-óxido nítrico. Além disso, a hemoglobina pode atuar como um carreador para o óxido nítrico, em forma de S-nitrosotiol, sobre os resíduos de cisteína existentes na cadeia de β-globina. Isso recebe a designação de s-nitroso hemoglobina (SNO-Hb). Quando a hemoglobina fixa o oxigênio, a formação desse S-nitrosotiol é acelerada; quando a hemoglobina libera oxigênio, o óxido nítrico poderá ser liberado. Assim sendo, nas regiões em que a $P_{O_2}$ é baixa, o óxido nítrico — um poderoso vasodilatador — poderá ser liberado. Alguns pesquisadores propuseram que esse mecanismo desempenha um importante papel na vasodilatação induzida por hipoxia ou que a remoção do óxido nítrico realizada pela hemoglobina desempenha algum papel na vasoconstrição pulmonar hipóxica, mas esse fato ainda não foi bem estabelecido.

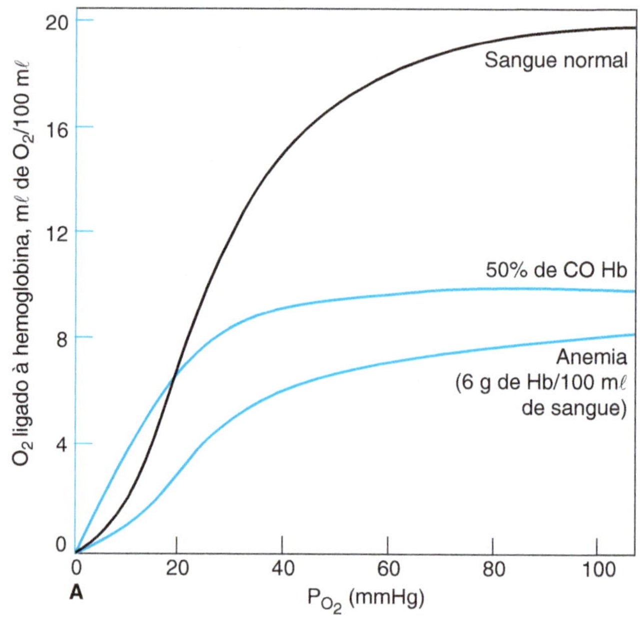


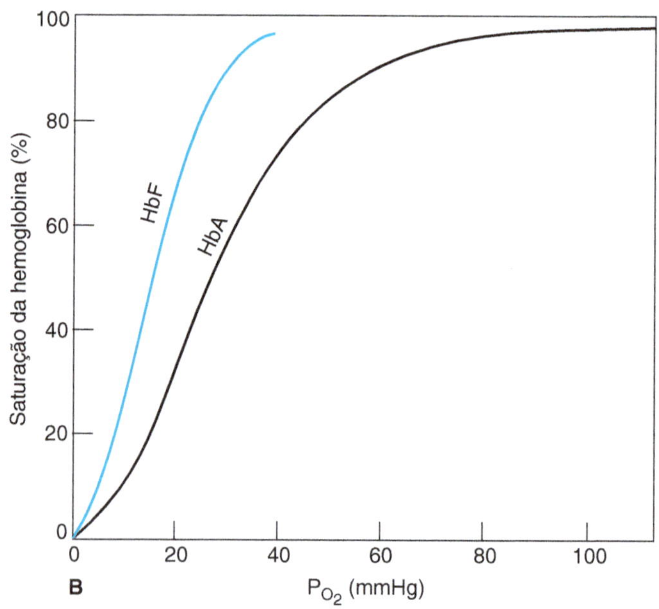


***Fig. 7.4*** **A.** Efeitos do monóxido de carbono e da anemia sobre o transporte de oxigênio pela hemoglobina. Observe que a ordenada é enunciada como o *volume* de oxigênio ligado à hemoglobina em mililitros de oxigênio por 100 mℓ de sangue. **B.** Comparação das curvas de dissociação da oxiemoglobina para a hemoglobina adulta normal (HbA) e hemoglobina fetal (HbF). **C.** Curvas de dissociação para HbA normal, uma única subunidade monomérica de hemoglobina (subunidade Hb) e mioglobina (Mb).

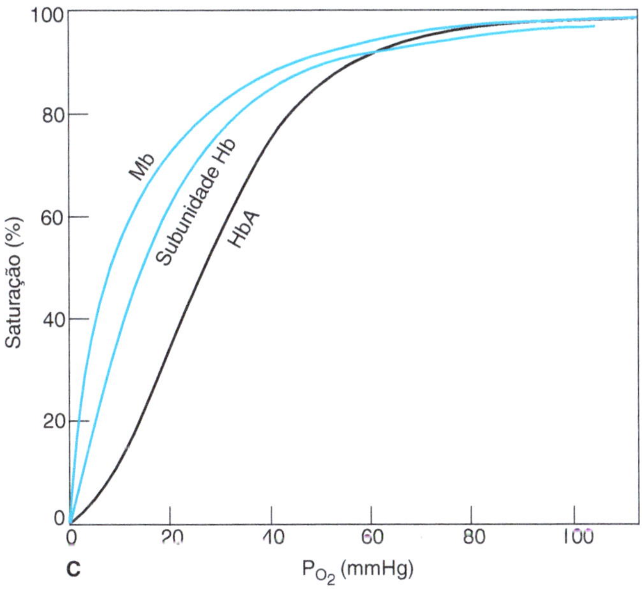


*Fig. 7.4* (*Continuação*)

## Metemoglobina

A metemoglobina é a hemoglobina com o ferro no estado férrico ($Fe^{3+}$). Pode ser induzida por envenenamento por nitritos ou por reações tóxicas a medicamentos oxidantes, ou pode ser encontrada na forma congênita nos pacientes com hemoglobina M. Os átomos de ferro no estado $Fe^{3+}$ não se combinarão com o oxigênio.

## Hemoglobinas Diferentes de HbA

Como já foi abordado neste capítulo, as variantes da hemoglobina A (HbA) adulta normal podem ter afinidades diferentes com o oxigênio. A hemoglobina fetal (HbF) nas hemácias exibe uma curva de dissociação para a esquerda em comparação com aquela para HbA, como mostra a Fig. 7.4B. Isso é perfeitamente razoável porque as $P_{O_2}$ fetais são muito mais baixas que as de um adulto. A curva fica localizada corretamente para sua variação operacional. Além disso, a maior afinidade da hemoglobina fetal com o oxigênio em relação à hemoglobina materna promove o transporte do oxigênio através da placenta em virtude da manutenção do gradiente de difusão. O formato da curva da HbF no sangue parece resultar do fato de que o 2,3-BPG exerce pouco efeito sobre a afinidade da HbF com o oxigênio. Em verdade, a curva é semelhante àquela de HbA sem 2,3-BPG (Fig. 7.2D). As hemoglobinas anormais podem ter afinidades tanto maiores quanto menores com o oxigênio. Por exemplo, a Hb Seattle e a Hb Kansas têm afinidades mais baixas com o oxigênio do que a HbA; a Hb de Rainier tem uma afinidade mais alta com o oxigênio.

## Mioglobina

A mioglobina (Mb), uma proteína do heme que ocorre naturalmente nas células musculares, consiste em uma única cadeia de polipeptídios ligada a um grupo heme. Portanto, pode combinar-se quimicamente com uma única molécula de oxigênio, sendo estruturalmente semelhante a uma única subunidade de hemoglobina. Como se pode ver na Fig. 7.4C, a curva de dissociação hiperbólica da mioglobina (que é semelhante àquela de uma única subunidade da hemoglobina) é muito mais para a esquerda do que a curva da hemoglobina adulta normal. Ou seja, para $P_{O_2}$ mais baixas, muito mais oxigênio continua ligado à mioglobina. Portanto, a mioglobina pode atuar transportando e armazenando oxigênio no músculo esquelético. Quando o sangue passa através do músculo, o oxigênio deixa a hemoglobina e fixa-se na mioglobina, podendo ser liberado da mioglobina quando as condições acarretam uma queda na $P_{O_2}$.

### Sangue Artificial

O oxigênio pode ligar-se de maneira reversível às emulsões de *fluorocarbonos*. Essas emulsões de fluorocarbonos não têm exatamente a mesma capacidade de carrear oxigênio evidenciada pela hemoglobina a $P_{O_2}$ normais, mas conseguem carrear quantidades muito maiores de oxigênio que o plasma. Para $P_{O_2}$ muito altas (p. ex., de aproximadamente 660 mmHg, que podem ser alcançadas nos capilares pulmonares de alvéolos ventilados com 100% de $O_2$), essas emulsões de fluorocarbonos podem carrear quase a mesma quantidade de oxigênio carreada pela hemoglobina. Os fluorocarbonos poderão tornar-se úteis como substitutos emergenciais do sangue, para as transfusões e para acelerar o transporte do sangue nos pacientes anêmicos ou durante uma cirurgia. Já estão sendo usados para oxigenar o miocárdio durante os procedimentos de angioplastia coronariana.

### Cianose

A cianose não exerce de fato qualquer influência sobre o transporte do oxigênio, mas constitui apenas um sinal de transporte precário do oxigênio. A cianose ocorre quando mais de 5 g de Hb/100 mℓ de sangue arterial estão no estado desoxi, que corresponde a uma pigmentação púrpura-azulada da pele, dos leitos ungueais e das membranas mucosas, e sua presença é indicativa de uma concentração anormalmente alta de desoxiemoglobina no sangue arterial. Sua ausência, porém, não exclui a hipoxemia, pois um paciente anêmico com hipoxemia pode não ter hemoglobina suficiente para ficar cianótico. Os pacientes com níveis anormalmente altos de hemoglobina em seu sangue arterial, tais como aqueles com policitemia, podem parecer cianóticos sem serem hipoxêmicos.

## TRANSPORTE DO DIÓXIDO DE CARBONO PELO SANGUE

4 O dióxido de carbono é carreado no sangue em solução física, combinado quimicamente aos aminoácidos nas proteínas do sangue e como íons bicarbonato. Cerca de 200 a 250 mℓ de dióxido de carbono são produzidos pelo metabolismo tecidual por minuto em uma pessoa de 70 kg em repouso e deverão ser carreados pelo sangue venoso até o pulmão para serem removidos do corpo. Para um débito cardíaco de 5 ℓ/min, cada 100 mℓ de sangue que passam através do pulmão deverão, portanto, descarregar 4 a 5 mℓ de dióxido de carbono.

### Dissolvido fisicamente

O dióxido de carbono é cerca de 20 vezes mais solúvel no plasma (e dentro dos eritrócitos) do que o oxigênio. Cerca de 5 a 10% do dióxido de carbono total transportado pelo sangue são carreados em solução física.

Cerca de 0,0006 mℓ de $CO_2$/mmHg de $P_{CO_2}$ se dissolve em 1 mℓ de plasma a 37°C. Cem mililitros de plasma ou de sangue total a uma $P_{CO_2}$ de 40 mmHg, portanto,

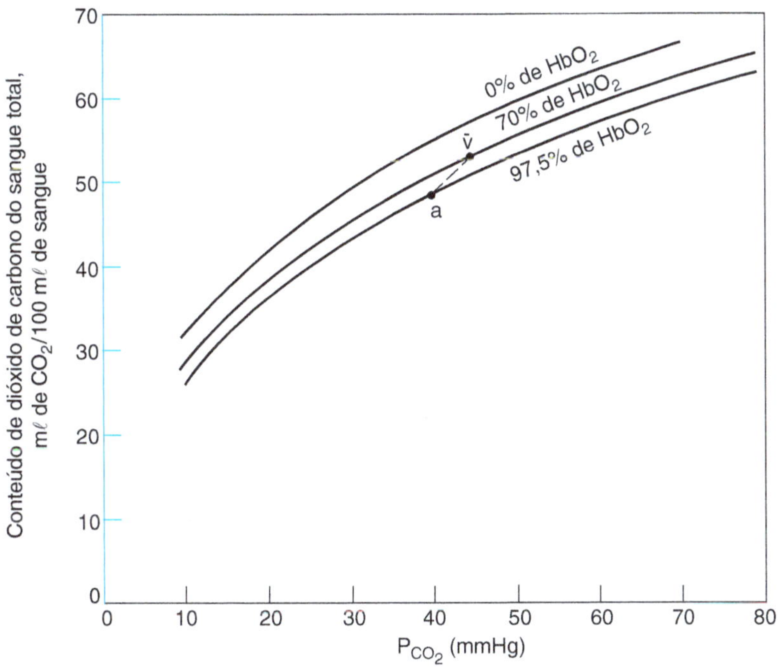


***Fig. 7.5*** Curvas de dissociação do dióxido de carbono para o sangue total (37°C) a diferentes saturações de oxiemoglobina. Observe que a ordenada é o conteúdo em $CO_2$ do sangue total em mililitros de $CO_2$ por 100 mℓ de sangue. a = ponto arterial; v̄ = ponto venoso misto.

contêm aproximadamente 2,4 mℓ de $CO_2$ em solução física. A Fig. 7.5 mostra que o conteúdo total de $CO_2$ do sangue total é de aproximadamente 48 mℓ de $CO_2$/100 mℓ de sangue a 40 mmHg e, assim sendo, aproximadamente 5% do dióxido de carbono carreados no sangue arterial encontram-se em *solução física*. De modo semelhante, ao multiplicar-se 0,06 mℓ de $CO_2$/100 mℓ de sangue/mmHg de $P_{CO_2}$ por uma $P_{CO_2}$ venosa de 45 mmHg constata-se que aproximadamente 2,7 mℓ de $CO_2$ estão dissolvidos fisicamente no sangue venoso misto. O conteúdo total de dióxido de carbono no sangue venoso é de aproximadamente 52,5 mℓ de $CO_2$/100 mℓ de sangue; pouco mais de 5% do conteúdo total de dióxido de carbono do sangue venoso encontram-se em solução física.

## Compostos carbamino

O dióxido de carbono pode combinar-se quimicamente com os grupos amina terminais nas proteínas do sangue, formando *compostos carbamino*.

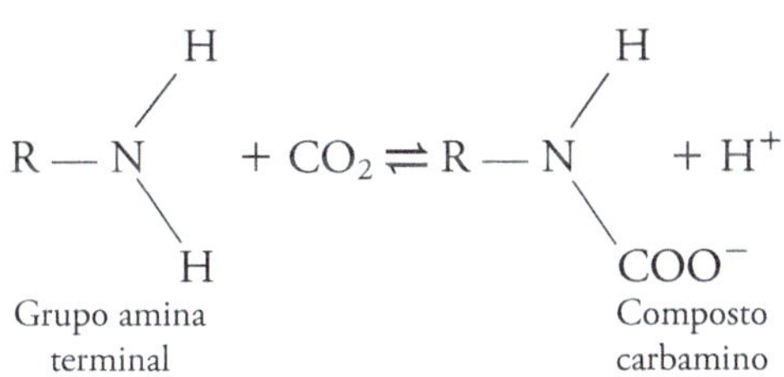

A reação processa-se rapidamente, sem que seja necessária a presença de enzimas. Observe que um íon hidrogênio é liberado quando é formado um composto carbamino.

Uma vez que a proteína encontrada em maior concentração no sangue é a globina da hemoglobina, a maior parte do dióxido de carbono assim transportado está ligada aos aminoácidos da hemoglobina ("carbaminoemoglobina"). A desoxiemoglobina consegue fixar mais dióxido de carbono em forma de grupos carbamino do que a oxiemoglobina. Portanto, quando a hemoglobina no sangue venoso penetra no pulmão e combina-se com o oxigênio, libera o dióxido de carbono de seus grupos amina terminais. Cerca de 5 a 10% do conteúdo total de dióxido de carbono no sangue estão em forma de compostos carbamino.

### Bicarbonato

Os 80 a 90% restantes do dióxido de carbono transportados pelo sangue são carreados como íons bicarbonato, o que se torna possível graças à seguinte reação:

$$CO_2 + H_2O \xrightleftharpoons{\text{anidrase carbônica}} H_2CO_3 \rightleftharpoons H^+ + HCO_3^-$$

O dióxido de carbono pode combinar-se com a água para formar ácido carbônico, que em seguida se dissocia em um íon hidrogênio e um íon bicarbonato.

Pouquíssimo ácido carbônico é formado pela associação da água com o dióxido de carbono sem a presença da enzima anidrase carbônica, pois a reação se processa muito lentamente. A anidrase carbônica, que está presente em altas concentrações nos eritrócitos (porém não no plasma), acelera a reação em cerca de 13.000 vezes. A hemoglobina também desempenha um papel integrante no transporte do dióxido de carbono, pois consegue aceitar o íon de hidrogênio liberado pela dissociação do ácido carbônico, tornando assim possível o prosseguimento da reação, o que será abordado em detalhes na última seção deste capítulo.

## CURVA DE DISSOCIAÇÃO DO DIÓXIDO DE CARBONO

A curva de dissociação do dióxido de carbono para o sangue total é mostrada na Fig. 7.5. Na variação fisiológica normal das $P_{CO_2}$, a curva constitui quase uma linha reta, sem porções íngremes ou planas. Se for plotada sobre eixos semelhantes aos do oxigênio, a curva de dissociação do dióxido de carbono para o sangue total é mais íngreme que a curva de dissociação do oxigênio para o sangue total. Ou seja, observa-se uma maior mudança no conteúdo de $CO_2$ para qualquer mudança em milímetros de mercúrio na $P_{CO_2}$ do que a mudança em mmHg observada no conteúdo em oxigênio na $P_{O_2}$.

A curva de dissociação do dióxido de carbono para o sangue total é desviada para a direita com níveis maiores de oxiemoglobina e para a esquerda com maiores níveis de desoxiemoglobina. Isso é conhecido como *efeito Haldane*, que será explicado na próxima seção. O efeito Haldane possibilita ao sangue liberar mais dióxido de carbono nos tecidos, onde existe mais desoxiemoglobina, e descarregar mais dióxido de carbono nos pulmões, onde existe mais oxiemoglobina.

## EXPLICAÇÃO PARA OS EFEITOS BOHR E HALDANE

Os efeitos Bohr e Haldane são explicados pelo fato de que a *desoxiemoglobina é um ácido mais fraco que a oxiemoglobina.* Ou seja, a desoxiemoglobina aceita mais prontamente o íon hidrogênio liberado pela dissociação do ácido carbônico, permitindo assim que mais dióxido de carbono seja transportado em forma de íon bicarbonato, o que recebe a designação de *desvio isoídrico.* Inversamente, a associação de íons hidrogênio com os aminoácidos da hemoglobina reduz a afinidade desta com o oxigênio, desviando assim a curva de dissociação da oxiemoglobina para a direita, para os pH baixos ou as $P_{CO_2}$ altas. Pode-se escrever, portanto, a seguinte "equação":

$$H^+ \, Hb + O_2 \rightleftharpoons H^+ + HbO_2$$

Esses efeitos podem ser observados nos diagramas esquemáticos do transporte do oxigênio e do dióxido de carbono mostrados na Fig. 7.6.

Nos tecidos, a $P_{O_2}$ é baixa e a $P_{CO_2}$ é alta. O dióxido de carbono se dissolve no plasma e parte dele se difunde para dentro do eritrócito. Parte desse dióxido de carbono se dissolve no citoplasma, parte formar compostos carbamino com a hemoglobina, e parte é hidratada pela anidrase carbônica para formar ácido carbônico. Para $P_{O_2}$ baixas, existem nos eritrócitos quantidades substanciais de desoxiemoglobina, a qual é capaz de aceitar os íons hidrogênio liberados pela dissociação do ácido carbônico e pela formação de compostos carbamino. Os íons hidrogênio liberados pela dissociação do ácido carbônico e pela formação de compostos carbamino se unem a resíduos de aminoácidos específicos existentes nas cadeias de globina e facilitam a liberação de oxigênio pela hemoglobina (o efeito Bohr). Os íons bicarbonato se difundem para fora do eritrócito através da membrana celular muito mais prontamente que os íons hidrogênio. Pelo fato de mais íons bicarbonato do que íons hidrogênio deixarem o eritrócito, a neutralidade elétrica é mantida pela troca de íons cloreto por íons bicarbonato por parte da proteína carreadora de bicarbonato-cloreto, o que constitui o "desvio de cloreto". Pequenas quantidades de água também penetram na célula a fim de manter o equilíbrio osmótico.

No pulmão, a $P_{O_2}$ é alta e a $P_{CO_2}$ é baixa. Quando o oxigênio se combina com a hemoglobina, são liberados os íons hidrogênio que haviam sido captados quando a hemoglobina se encontrava em estado de desoxiemoglobina. Esses íons se combinam com os íons bicarbonato, formando ácido carbônico, o qual será desmembrado em dióxido de carbono e água. Ao mesmo tempo, o dióxido de carbono também é liberado pelos compostos carbamino. Em seguida, o dióxido de carbono se difunde para fora das hemácias e do plasma e penetra nos alvéolos. Ocorre também um desvio de cloreto na direção oposta àquela observada nos tecidos a fim de manter a neutralidade elétrica.

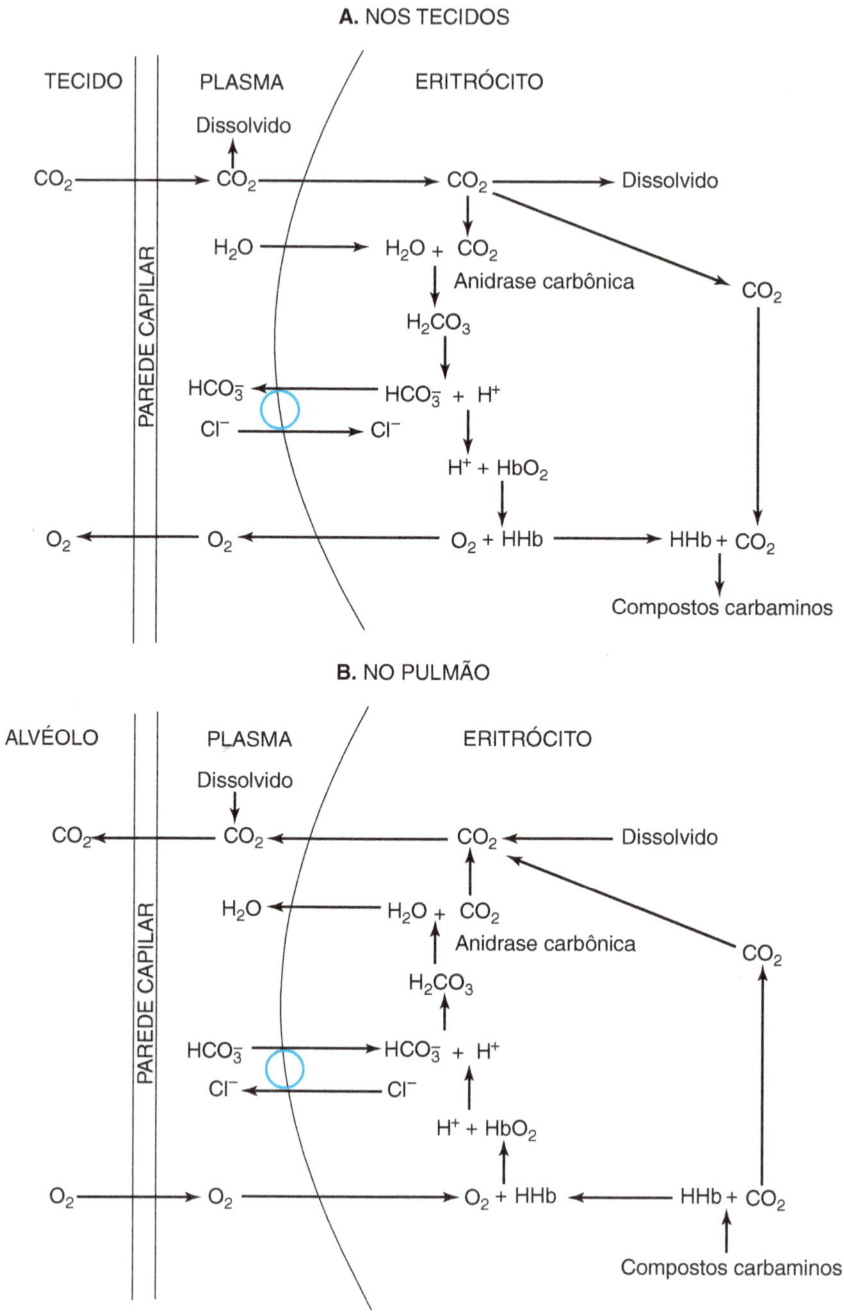


*Fig. 7.6* Representação esquemática da captação e liberação de dióxido de carbono e oxigênio nos tecidos (**A**) e no pulmão. (**B**). Observe que pequenas quantidades de dióxido de carbono podem formar compostos carbaminos com outras proteínas do sangue além da hemoglobina e podem também ser hidratadas em quantidades insignificantes no plasma para formar ácido carbônico e, em seguida, bicarbonato (não mostrado no diagrama). Os círculos representam a proteína carreadora da troca bicarbonato-cloreto.

# PONTOS-CHAVE

1. *O sangue carreia normalmente uma pequena quantidade de oxigênio dissolvido fisicamente no plasma e uma grande quantidade combinada quimicamente com a hemoglobina: apenas o oxigênio dissolvido fisicamente contribui para a pressão parcial, mas a pressão parcial do oxigênio determina a quantidade que irá combinar-se quimicamente com a hemoglobina.*

2. *A curva de dissociação da oxiemoglobina descreve a reação **reversível** do oxigênio com a hemoglobina para formar oxiemoglobina; ela é relativamente plana para uma $P_{O_2}$ acima de cerca de 70 mmHg e é muito íngreme para uma $P_{O_2}$ na variação de 20 a 40 mmHg.*

3. *Queda do pH, aumento da $P_{CO_2}$, elevação da temperatura e concentração aumentada de 2,3-BPG do sangue desviam a curva de dissociação da oxiemoglobina para a direita.*

4. *O sangue normalmente carreia pequenas quantidades de dióxido de carbono dissolvido fisicamente no plasma e combinado quimicamente com as proteínas do sangue em forma de **compostos carbamino** assim como uma grande quantidade em forma de íons bicarbonato.*

5. *A desoxiemoglobina facilita a formação de compostos carbamino e promove o transporte do dióxido de carbono em forma de íons bicarbonato pela ação de tamponamento dos íons hidrogênio formados pela dissociação do ácido carbônico.*

## PROBLEMAS CLÍNICOS

7.1 *Uma pessoa sabidamente normal perdeu sangue suficiente para reduzir sua concentração corporal de hemoglobina de 15 g/100 mℓ de sangue para 12 g/100 mℓ de sangue. Em qual dos seguintes elementos se poderia esperar uma redução?*

a. *$P_{O_2}$ arterial.*
b. *Capacidade do sangue de carrear oxigênio.*
c. *Saturação da hemoglobina arterial.*
d. *Conteúdo de oxigênio arterial.*

7.2 *Os resultados dos exames realizados no sangue de um paciente mostram que a concentração de hemoglobina é de 10 g de Hb/100 mℓ de sangue. O sangue é 97,4% saturado com oxigênio para uma $Pa_{O_2}$ de 100 mmHg. Qual é o conteúdo de oxigênio arterial do paciente, incluindo o oxigênio dissolvido fisicamente (37°C, pH de 7,40, $P_{CO_2}$ de 40 mmHg)?*

7.3 *Qual é a saturação aproximada de oxigênio da hemoglobina ($S_{O_2}$) de uma amostra de sangue que contém 10 g de Hb/100 mℓ de sangue e que tem um conteúdo de oxigênio de 10 mℓ de $O_2$/100 mℓ de sangue (ignore o $O_2$ dissolvido fisicamente)?*

7.4 *Qual dos seguintes eventos poderia aumentar a $P_{50}$ da curva de dissociação da oxiemoglobina?*

a. *Hipercapnia.*

b. *Acidose.*

c. *Níveis sanguíneos aumentados de 2,3-BPG.*

d. *Temperatura corporal aumentada.*

e. *Todas as respostas acima.*

## BIBLIOGRAFIA

Comroe JH. *Physiology of Respiration*. 2nd ed. Chicago, Ill: Year Book; 1974:183–196.

Hsia CCW. Respiratory function of hemoglobin. *N Engl J Med.* 1998;338:239–247.

Robinson JM, Lancaster JR. Hemoglobin-mediated hypoxia-induced vasodilation via nitric oxide. *Am J Respir Cell Mol Biol.* 2005;32:257–261.

Roughton FJW. Transport of oxygen and carbon dioxide. In: Fenn WO, Rahn H, eds. *Handbook of Physiology*, sec 3: Respiration. Washington, DC: American Physiological Society; 1964;1:767–825.

Veeramachaneni NK, Harken AH, Cairns CB. Clinical implications of hemoglobin as a nitric oxide carrier. *Arch Surg.* 1999;134:434–437.

# Regulação do equilíbrio ácido-básico

8

## OBJETIVOS

*O leitor compreende os conceitos básicos da regulação do equilíbrio ácido-básico do corpo.*

- *Define ácidos, bases e tampões.*
- *Enumera os sistemas de tamponamento disponíveis no corpo humano.*
- *Descreve as inter-relações do pH, da $P_{CO_2}$ do sangue e da concentração plasmática de bicarbonato, e enuncia a equação de Henderson-Hasselbalch.*
- *Especifica as variações normais do pH e da $P_{CO_2}$ arteriais e a concentração de bicarbonato, e define alcalose e acidose.*
- *Enumera as possíveis causas de acidose e alcalose respiratórias e da acidose e alcalose metabólicas.*
- *Discute os mecanismos respiratórios e renais que ajudam na elaboração dos processos de compensação para acidose e alcalose.*
- *Avalia os dados relativos aos gases sanguíneos a fim de determinar o equilíbrio ácido-básico do indivíduo.*
- *Classifica e explica as causas de hipoxia tecidual.*

A manutenção de um meio interno relativamente constante é uma das principais funções fisiológicas dos sistemas orgânicos do corpo. Temperatura corporal, volume e osmolaridade dos líquidos, e os eletrólitos — incluindo ácidos e bases — são normalmente regulados com muita exatidão. Um conhecimento completo dos mecanismos que controlam essas variáveis é essencial para a prática clínica.

O sistema respiratório participa intimamente na manutenção do equilíbrio de ácidos e bases no corpo. Este capítulo apresentará os principais conceitos de equilíbrio ácido-básico, em especial no que concerne ao sistema respiratório; sugerimos enfaticamente um estudo mais detalhado desse tópico tão importante.

## QUÍMICA DOS ÁCIDOS, DAS BASES E DOS TAMPÕES

Existem várias maneiras de definir ácidos e bases, porém aquela fisiologicamente mais útil consiste em definir um *ácido* como uma substância que pode doar um íon hidrogênio (um próton) para outra substância e uma *base* como uma substância que pode aceitar um íon hidrogênio proveniente de outra substância. Um *ácido forte* é uma substância que se dissocia completamente ou quase completamente em um íon hidrogênio e sua base correspondente ou *conjugada* em uma solução aquosa diluída; um *ácido fraco* é apenas levemente ionizado em solução aquosa. Em geral, um ácido forte tem uma base conjugada fraca e um ácido fraco tem uma base conjugada forte. A força de um ácido ou de uma base não deve ser confundida com a sua concentração.

Um *tampão* é uma mistura de substâncias em solução aquosa (geralmente uma combinação de um ácido fraco e sua base conjugada) que consegue opor-se às mudanças na concentração do íon hidrogênio (hidrogeniôntica) quando são acrescentados ácidos ou bases fortes. Ou seja, as mudanças na concentração hidrogeniôntica que ocorrem quando um ácido ou uma base forte são acrescentados a um sistema de tamponamento são muito menores que aquelas que poderiam ocorrer se a mesma quantidade de ácido ou de base fosse acrescentada à água pura ou a outra solução sem capacidade de tamponamento.

## Quantificação da acidez

A acidez de uma solução é determinada pela *atividade* dos íons hidrogênio contidos na solução. A atividade do íon hidrogênio, que é denotada pelo símbolo $\alpha_{H^+}$, está intimamente relacionada com a concentração de íons hidrogênio ($[H^+]$) em uma solução. Nas soluções extremamente diluídas, a atividade do íon hidrogênio é igual à concentração hidrogeniôntica; nas soluções altamente concentradas, a atividade é menor que a concentração. A concentração hidrogeniôntica do sangue é tão baixa que a atividade de íon hidrogênio pode ser considerada igual à concentração hidrogeniôntica.

A atividade do íon hidrogênio da água pura é de aproximadamente $1{,}0 \times 10^{-7}$ mol/ℓ. Por convenção, as soluções com atividades do íon hidrogênio acima de $10^{-7}$ mol/ℓ são consideradas ácidas; aquelas com atividades do íon hidrogênio abaixo de $10^{-7}$ são consideradas alcalinas. A variação das concentrações ou das atividades do íon hidrogênio *no corpo* oscila normalmente de cerca de $10^{-1}$ para o ácido gástrico a cerca de $10^{-8}$ para a secreção pancreática mais alcalina. Essa extensa variação das atividades do íon hidrogênio torna necessária a utilização mais conveniente da *escala do pH*. O pH de uma solução é o logaritmo negativo de sua atividade do íon hidrogênio. Com exceção do ácido gástrico altamente concentrado, na maioria dos casos a atividade do íon hidrogênio no corpo é aproximadamente igual à concentração hidrogeniôntica. Portanto,

$$\text{pH} = -\log(\alpha_{H^+})$$
$$\text{ou pH} = -\log[H^+]$$

Assim sendo, o pH do ácido gástrico situa-se na ordem de 1; o pH da secreção pancreática alcalina pode chegar ao valor máximo de 8.

Normalmente o pH do *sangue arterial* fica próximo de 7,40, com uma variação considerada normal de cerca de 7,35 a 7,45. Um pH arterial inferior a 7,35 é considerado *acidemia*; um pH arterial acima de 7,45 é considerado *alcalemia*. A condição subjacente caracterizada por retenção do íon hidrogênio ou pela perda de bicarbonato ou de outras bases é denominada *acidose*; a condição subjacente e caracterizada pela perda do íon hidrogênio ou retenção de bases é denominada *alcalose*. Em condições patológicas constatou-se que os extremos do pH no sangue arterial têm desde valores máximos de 7,8 até valores mínimos de 6,9. Essas correspondem às seguintes concentrações do íon hidrogênio [por questões de conveniência, as concentrações hidrogeniônticas são enunciadas como *nanomoles* ($10^{-9}$ mol/ℓ)]:

| pH | Concentração (nmol/ℓ) |
|---|---|
| 6,90 | 126 |
| 7,00 | 100 |
| 7,10 | 79 |
| 7,20 | 63 |
| 7,30 | 50 |
| 7,40 | 40 |
| 7,50 | 32 |
| 7,60 | 25 |
| 7,70 | 20 |
| 7,80 | 16 |

Convém observar que a escala do pH é "invertida" pelo sinal negativo e, assim como a definição, também é logarítmica. Portanto, um *aumento* no pH de 7,40 para 7,70 representa uma *diminuição* na concentração hidrogeniôntica. Na verdade, um aumento de apenas 0,3 unidade pH indica que a concentração hidrogeniôntica foi reduzida *a metade*.

## Importância da regulação do pH corporal

Os íons hidrogênio são os cationtes mais reativos dos líquidos corporais, e interagem com as regiões carregadas negativamente de outras moléculas, como aquelas das proteínas corporais. As interações dos íons hidrogênio com os grupos funcionais das proteínas carregados negativamente podem dar origem a acentuadas mudanças nas conformações estruturais nas proteínas com conseqüentes alterações no comportamento das proteínas. Um exemplo disso já foi observado no Cap. 7, onde se constatou que a hemoglobina combina-se com oxigênio em um pH mais baixo (o efeito Bohr). Alterações nas conformações estruturais e nas cargas das enzimas protéicas afetarão obviamente suas atividades, com subseqüentes alterações nas funções dos tecidos corporais. A absorção e a eficácia dos medicamentos administrados pelo médico também podem ser afetadas pelo pH. Mudanças extremas na concentração dos íons hidrogênio do corpo podem resultar em perda de função dos sistemas orgânicos e da integridade estrutural; em condições agudas, os pH arteriais acima de aproximadamente 7,8 ou abaixo de 6,9 não são compatíveis com a vida.

## Fontes de ácidos no corpo

Em circunstâncias normais, o metabolismo celular é a principal fonte de ácidos no corpo, as quais representam os produtos de resíduos de substâncias ingeridas como alimentos. A principal fonte de íons hidrogênio é o dióxido de carbono produzido como um dos produtos finais da oxidação da glicose e dos ácidos graxos durante o metabolismo aeróbico. A hidratação do dióxido de carbono resulta na formação de ácido carbônico, que em seguida pode dissociar-se em um íon hidrogênio e um íon bicarbonato, como vimos no Cap. 7. Esse processo é revertido nos capilares pulmonares e, então, o $CO_2$ se difunde através da barreira alveolar-capilar para dentro dos alvéolos, a partir dos quais é removido pela ventilação alveolar. Portanto, dizemos que o ácido carbônico é um *ácido volátil*, pois pode ser transformado em um gás e, em seguida, removido de um sistema aberto como o corpo. Enormes quantidades de dióxido de carbono podem ser removidas dos pulmões pela ventilação alveolar: em circunstâncias normais, cerca de 15.000 a 25.000 mmol de dióxido de carbono são removidos diariamente através dos pulmões.

Uma quantidade muito menor de ácidos *fixos* ou *não-voláteis* também é produzida normalmente durante o processo de metabolismo dos alimentos. Os ácidos fixos produzidos pelo corpo incluem o ácido sulfúrico, que tem origem na oxidação dos aminoácidos que contêm enxofre, como a cisteína; o ácido fosfórico proveniente da oxidação de fosfolipídios e das fosfoproteínas; o ácido clorídrico, que é produzido durante a conversão do cloreto de amônia ingerido em uréia e por outras reações; e o ácido láctico proveniente do metabolismo anaeróbico da glicose. Evidentemente, às vezes o ácido láctico é transformado em dióxido de carbono e, assim sendo, nem sempre é um ácido fixo. Outros ácidos fixos podem ser ingeridos acidentalmente ou formados em quantidades anormalmente altas por certos processos patológicos, como acontece com os ácidos acetoacético e butírico formados durante a cetoacidose diabética. Cerca de 70 mEq de ácidos fixos são removidos normalmente do corpo todo dia (cerca de 1 mEq/kg/peso corporal/dia); a variação é de 50 a 100 mEq. Uma dieta vegetariana pode produzir muito menos ácidos fixos e pode, até mesmo, resultar em ausência de produção bruta de ácidos fixos. A remoção dos ácidos fixos é empreendida principalmente pelos rins, como veremos adiante neste capítulo. Alguns podem ser removidos também através do trato gastrintestinal. Os ácidos fixos representam normalmente apenas cerca de 0,2% da produção corporal total de ácidos.

## SISTEMAS DE TAMPONAMENTO DO CORPO HUMANO

O corpo contém uma grande variedade de substâncias que podem funcionar como tampões na variação fisiológica do pH. Essas substâncias compreendem o bicarbonato, o fosfato e as proteínas no sangue, no líquido intersticial e no interior das células. Uma maneira de enunciar a capacidade de uma substância de funcionar como tampão é o seu *valor de tamponamento*. O valor de tamponamento de uma solução é a quantidade de íons hidrogênio em miliequivalentes por litro que podem ser acrescentados ou removidos da solução com uma mudança subseqüente de uma unidade de pH. Outra maneira consiste em determinar a curva de titulação da substância. O p$K$ do ácido é outro importante elemento a ser levado em conta.

Um ácido, HA, pode dissociar-se em um íon hidrogênio, $H^+$, e sua base, $A^-$:

$$HA \rightleftharpoons H^+ + A^-$$

De acordo com a *lei de ação da massa*, a relação entre o ácido não-dissociado e o próton e a base em equilíbrio pode ser enunciada em conformidade com a seguinte relação:

$$\frac{[H^+][A^-]}{[HA]} = K$$

Ou seja, o produto das concentrações dos íons hidrogênio e da base dividido pela concentração do ácido é igual a uma constante $K$, a *constante de dissociação*, a qual pode ser reorganizada para

$$[H^+] = K\frac{[HA]}{[A^-]}$$

Após tomar o logaritmo de ambos os lados, obtemos

$$\log [H^+] = \log K + \log \frac{[HA]}{[A^-]}$$

Após multiplicar ambos os lados por –1,

$$-\log [H^+] = -\log K + \log \frac{[A^-]}{[HA]}$$

$$\text{ou pH} = pK + \log \frac{[A^-]}{[HA]}$$

Essa é a configuração geral da *equação de Henderson-Hasselbalch.*

O valor do tamponamento ou a capacidade de tamponamento de um par de tampões é maior em nível de, ou próximo de p$K$ do ácido fraco. Convém assinalar que, quando as concentrações de HA e $A^-$ são iguais, o pH de uma solução é igual ao seu p$K$.

Como já foi assinalado, o corpo humano contém inúmeros tampões e pares de tampões. O *princípio isoídrico* estabelece que todos os pares de tampões em solução homogênea estão em equilíbrio com a mesma concentração hidrogeniôntica. Por essa razão, todos os pares de tampões no plasma se comportam de maneira semelhante, com as concentrações relativas de seus ácidos não-dissociados e de suas bases sendo determinadas por seus respectivos p$K$:

$$pH = pK_1 + \log \frac{[A_1^-]}{[HA_1]} = pK_2 + \log \frac{[A_2^-]}{[HA_2]} = pK_3 + \log \frac{[A_3^-]}{[HA_3]}$$

Uma implicação do princípio isoídrico é que uma análise detalhada de um único par de tampões, assim como o sistema de tamponamento do bicarbonato, pode revelar muitíssimo acerca da química de todos os tampões do plasma.

## Tampões de sangue

Os principais tampões do sangue são o bicarbonato, o fosfato e as proteínas.

## Bicarbonato

O sistema de tamponamento do bicarbonato consiste no par de tampões do ácido fraco, o ácido carbônico, e sua base conjugada, o bicarbonato. Como já foi assinalado, no corpo:

$$\underset{\text{Fase gasosa}}{CO_2} \rightleftharpoons \underset{\text{Dissolvido na fase aquosa}}{CO_2} + H_2O \xrightleftharpoons{\text{anidrase carbônica}} H_2CO_3 \rightleftharpoons H^+ + HCO_3^-$$

A capacidade do sistema de bicarbonato de funcionar como um tampão dos ácidos fixos no corpo deve-se em grande parte à capacidade dos pulmões de remover o dióxido de carbono do corpo. Em um sistema fechado, o bicarbonato nem de longe seria tão efetivo.

A uma temperatura de 37°C, cerca de 0,03 mmol de dióxido de carbono por mmHg de $P_{CO_2}$ será dissolvido em um litro de plasma. (Deve-se assinalar que a solubilidade do $CO_2$ foi enunciada no Cap. 7 como *mililitros de $CO_2$* por *100 mℓ* de plasma.) Portanto, o dióxido de carbono *dissolvido* no plasma, enunciado como milimoles por litro, é igual a $0{,}03 \times P_{CO_2}$. No plasma e à temperatura corporal, o equilíbrio da segunda parte da série de equações apresentadas anteriormente fica muito para a esquerda, razão pela qual existe quase 1.000 vezes mais dióxido de carbono dissolvido fisicamente no plasma do que a quantidade que poderia existir em forma de ácido carbônico. No entanto, o dióxido de carbono dissolvido está em *equilíbrio* com o ácido carbônico e, assim sendo, *tanto* o dióxido de carbono dissolvido *quanto* o ácido carbônico são considerados como o HA não-dissociado na equação de Henderson-Hasselbalch para o sistema de bicarbonato:

$$pH = pK + \log \frac{[HCO_3^-]p}{[CO_2 + H_2CO_3]}$$

onde $[HCO_3^-]p$ representa a concentração plasmática do bicarbonato. A concentração de ácido carbônico é negligenciável e, assim sendo,

$$pH = pK' + \log \frac{[HCO_3^-]p}{0{,}03 \times P_{CO_2}}$$

onde pK′ é o pK do sistema $HCO_3^-$-$CO_2$ no sangue.

O pK′ desse sistema na vigência de pH fisiológicos e a 37°C é de 6,1. Portanto, para um pH arterial de 7,40 e uma $P_{CO_2}$ arterial de 40 mmHg,

$$7{,}40 = 6{,}1 + \log \frac{[HCO_3^-]p}{1{,}2\ \text{mmol}/\ell}$$

Portanto, a concentração de bicarbonato no plasma arterial é de cerca de 24 mmol/ℓ (a variação normal é de 23 a 28 mmol/ℓ), pois o logaritmo de 20 é igual a 1,3.

Observe que o termo *$CO_2$ total* refere-se ao dióxido de carbono dissolvido (incluindo o ácido carbônico) *mais* o dióxido de carbono presente como bicarbonato.

Uma maneira útil de mostrar a inter-relação entre as variáveis de pH, $P_{CO_2}$ e a concentração de bicarbonato de plasma, conforme enunciadas pela equação de Henderson-Hasselbalch, é o *diagrama pH-bicarbonato* mostrado na Fig. 8.1.

Como se pode ver na Fig. 8.1, o pH fica na abscissa do diagrama pH-bicarbonato e a concentração plasmática de bicarbonato em milimoles por litro fica na ordenada. Para cada valor do pH e da concentração do íon bicarbonato, existe uma única $P_{CO_2}$ correspondente no gráfico. Inversamente, para qualquer pH e $P_{CO_2}$ em particular, apenas uma única concentração do íon bicarbonato consegue satisfazer a equação de Henderson-Hasselbalch. Se a $P_{CO_2}$ for mantida constante, por exemplo em 40 mmHg, poderá ser construída uma linha *isobárica* que irá conectar os pontos resultantes à medida que ocorrem variações no pH. Os isóbaros representativos mostrados na Fig. 8.1 fornecem uma indicação das possíveis alterações do equilíbrio ácido-básico quando a

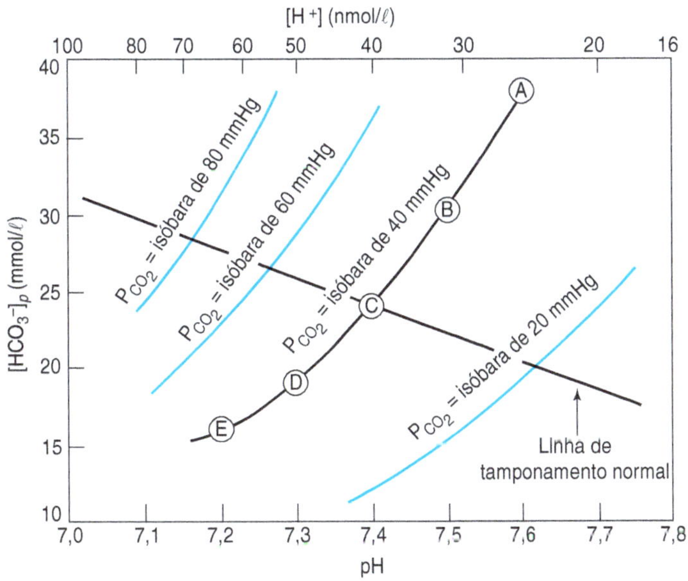


*Fig. 8.1* Diagrama do pH-bicarbonato com os isóbaros para $P_{CO_2}$. Observe a concentração hidrogeniôntica em nanomoles por litro na parte superior da figura correspondente aos pH na abscissa. Os pontos A a E correspondem a diferentes pH e as concentrações do bicarbonato se enquadram sobre a mesma isóbara de $P_{CO_2}$. (Reproduzido de Davenport HW, The ABC of Acid-Base Chemistry, 6ª ed., 1974, com autorização, da University of Chicago Press.)

ventilação alveolar é aumentada ou reduzida. Se todos os demais fatores continuarem constantes, a hipoventilação resulta em acidose; a hiperventilação resulta em alcalose.

O valor do tamponamento do sistema do bicarbonato *sem a presença de hemoglobina* é de aproximadamente –5,4 mmol/ℓ/unidade de pH. Ou seja, a concentração de bicarbonato aumenta em apenas 5,4 mmol/ℓ quando se acrescenta uma quantidade suficiente de ácidos, em forma de dióxido de carbono, ao sistema do bicarbonato a fim de baixar o pH em uma unidade. A elevação na concentração do bicarbonato representa a quantidade de ácido carbônico acrescentado ao sistema. Portanto, o sistema de tamponamento do bicarbonato é um tampão inadequado para o ácido carbônico. A presença de hemoglobina transforma o sangue em um tampão muito melhor, como se pode ver na Fig. 8.2.

A figura mostra que um aumento na concentração da hemoglobina nessa experiência *in vitro* torna mais acentuada a curva de tamponamento. Ou seja, a concentração de bicarbonato sobe muito mais para as maiores concentrações de hemoglobina quando o ácido carbônico (em forma de $CO_2$) é acrescentado ao sangue. O aumento na concentração de bicarbonato é maior com mais hemoglobina, pois, à medida que o dióxido de carbono é acrescentado ao sangue, os íons hidrogênio formados pela dissociação do ácido carbônico são tamponados pela hemoglobina (como veremos logo a seguir). Portanto, a maior parte dos íons bicarbonato formados por essa dissociação pode penetrar no plasma. O valor de tamponamento do plasma na presença de hemoglobina é, portanto, 4 a 5 vezes maior que o valor do plasma separado dos eritrócitos. Portanto, a inclinação da linha de tamponamento normal *in vivo* mostrada nas Figs. 8.1 e 8.3 é determinada principalmente por tampões diferentes do bicarbonato presentes no corpo.

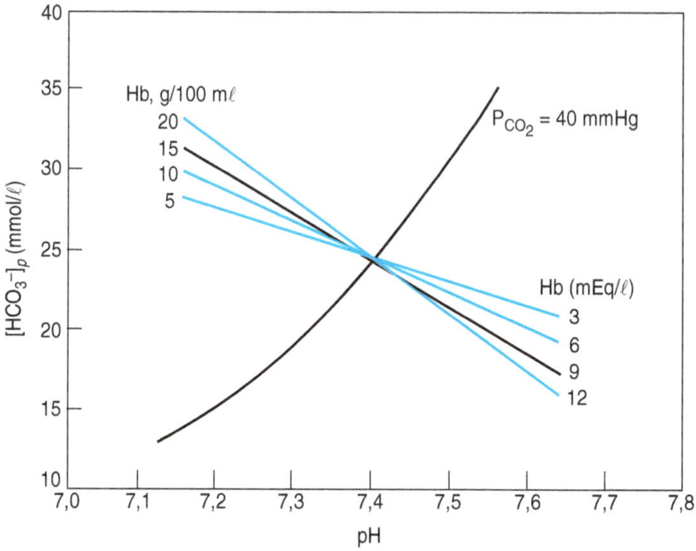


**Fig. 8.2 Curvas de tamponamento de plasmas que contêm 5, 10, 15 ou 20 g de hemoglobina por 100 mℓ de sangue.** (Reproduzido de Davenport HW, The ABC of Acid-Base Chemistry, 6ª ed., 1974, com autorização, da University of Chicago Press.)

## Fosfato

O sistema de tamponamento do fosfato consiste principalmente no par de tampões dos ânions fosfato de diidrogênio ($H_2PO_4^-$) e fosfato de monoidrogênio ($HPO_4^{2-}$):

$$H_2PO_4^- \rightleftharpoons H^+ + HPO_4^{2-}$$

O p*K* da forma ácida é de 6,8; assim sendo, nos pH que oscilam nas proximidades de 7,0, a forma ácida pode doar prontamente um próton e a forma básica pode aceitar um próton. Muitos fosfatos orgânicos encontrados no corpo também têm p*K* em ±0,5 unidade pH de 7,0, e esses compostos podem funcionar também como tampões em condições fisiológicas. Esses fosfatos orgânicos incluem compostos como glicose-1-fosfato e trifosfato de adenosina.

## Proteínas

Vários possíveis grupos de tamponamento são encontrados nas proteínas, porém apenas um grande grupo possui p*K* na variação do pH encontrada no sangue. Esses são os grupos imidazol nos resíduos de histidina das cadeias peptídicas. Os p*K* dos vários resíduos de histidina nas diferentes *proteínas plasmáticas* oscilam de cerca de 5,5 a aproximadamente 8,5, proporcionando assim um amplo espectro de pares de tampões. A proteína presente em maior quantidade no sangue é a *hemoglobina*. Trinta e seis dos 540 resíduos de aminoácidos na hemoglobina são representados por histidina, com p*K* que vão de 7 a 8; os resíduos N-terminais da valina também possuem um p*K* de aproximadamente 7,8. Como já foi assinalado, a desoxiemoglobina é um ácido mais fraco que a oxiemoglobina. Ou seja, o p*K* de um grupo imidazol de um dos resíduos da histidina na hemoglobina desoxigenada é maior que seu valor no estado de oxiemoglobina. Assim sendo, à medida que o oxigênio deixa a hemoglobina nos capilares teciduais, o grupo imidazol remove íons hidrogênio do interior dos eritrócitos permitindo que mais dióxido de carbono seja transportado em forma de bicarbonato. Esse processo se inverte nos pulmões.

### Tampões do líquido intersticial

O sistema de tamponamento do bicarbonato é o principal tampão encontrado no líquido intersticial, incluindo a linfa. O par de tampões fosfato também é encontrado no líquido intersticial. O volume do compartimento intersticial é muito maior que aquele do plasma e, assim sendo, o líquido intersticial pode desempenhar importante papel no tamponamento.

### Osso

A porção extracelular do osso contém enormes depósitos de sais de cálcio e de fosfato, principalmente em forma de hidroxiapatita. O crescimento do osso em uma criança é responsável pela produção de íons hidrogênio, porém em adulto considerado sadio, no aval o crescimento do osso e sua reabsorção encontram-se em um estado estável (equilíbrio dinâmico), os sais do osso podem tamponar os íons hidrogênio na acidose crônica. Portanto, o tamponamento crônico dos íons hidrogênio pelos sais do osso podem resultar em desmineralização do osso.

### Tamponamento intracelular

As proteínas e os fosfatos orgânicos intracelulares da maioria das células podem funcionar no tamponamento tanto dos ácidos fixos quanto do ácido carbônico. Mais uma vez, essa é essencialmente uma função dos grupos histidina existentes nas proteínas e nos grupos fosfato de compostos como o ATP (trifosfato de adenosina) e glicose-1-fosfato. Evidentemente, o tamponamento realizado pela hemoglobina nos eritrócitos constitui um tamponamento intracelular.

## ACIDOSE E ALCALOSE

Os distúrbios ácido-básicos podem ser divididos em quatro categorias principais: acidose respiratória, alcalose respiratória, acidose metabólica e alcalose metabólica. Esses distúrbios ácido-básicos primários podem ocorrer isoladamente ("simples") ou em combinação ("mistos") ou podem ser alterados por mecanismos de compensação.

### Acidose respiratória

A $P_{CO_2}$ arterial é mantida normalmente em nível de, ou próximo de 40 mmHg (por convenção, a variação normal é de 35 a 45 mmHg) pelos mecanismos que regulam a respiração. Os sensores expostos ao sangue arterial e ao líquido cérebro-espinhal fornecem aos controladores centrais da respiração a informação necessária para regularem a $P_{CO_2}$ arterial em nível de, ou próximo de 40 mmHg (ver Cap. 9). Quaisquer alterações a curto prazo (*i. e.*, aquelas que ocorrem sem compensação renal) na ventilação alveolar e que resultam em aumento na $P_{CO_2}$ alveolar e, portanto, também na $P_{CO_2}$ arterial tendem a baixar o pH arterial, resultando em *acidose* respiratória.

Isso pode ser constatado inspecionando-se as isóbaras de $P_{CO_2}$ = 60 mmHg e $P_{CO_2}$ = 80 mmHg na Fig. 8.1. O pH arterial exato para qualquer $Pa_{CO_2}$ depende do bicarbonato e de outros tampões presentes no sangue. Mudanças simples na $Pa_{CO_2}$ arterial causadas por modificações na ventilação avançam ao longo da linha de tamponamento normal *in vivo* (Figs. 8.1 e 8.3). Isso é semelhante a uma linha de tamponamento do plasma *in vitro* para 15 g Hb/100 mℓ de sangue mostrada na Fig. 8.2. A acidose respiratória pura sem compensação poderia corresponder ao ponto C na Fig. 8.3 (na interseção de um isóbara de $P_{CO_2}$ elevada e da linha de tamponamento normal).

Na acidose respiratória, a *relação* de bicarbonato para $CO_2$ diminui. No entanto, como se pode ver no ponto C na Fig. 8.3, na acidose respiratória primária (simples) não-compensada, a concentração plasmática absoluta de bicarbonato aumenta ligeiramente, por causa do tamponamento de alguns dos íons hidrogênio liberados pela dissociação do ácido carbônico pelos tampões diferentes do bicarbonato.

Uma deficiência da ventilação alveolar pode causar acidose respiratória. Como mostra o Quadro 8.1, a depressão dos centros respiratórios no bulbo (ver Cap. 9) por agentes anestésicos, narcóticos, hipoxia, doença ou traumatismo do sistema nervoso central ou até mesmo a própria $Pa_{CO_2}$ muito elevada resulta em hipoventilação e acidose respiratória. A interferência na transmissão neural para os músculos respiratórios por processos patológicos, medicamentos ou toxinas, ou disfunções ou deformidades dos músculos respiratórios ou da parede torácica, podem resultar em acidose respiratória. Doenças restritivas, obstrutivas e obliterativas dos pulmões também podem resultar em acidose respiratória.

## Alcalose respiratória

Uma ventilação alveolar acima daquela necessária para manter o equilíbrio com a produção de dióxido de carbono pelo corpo resulta em $P_{CO_2}$ alveolares e arteriais

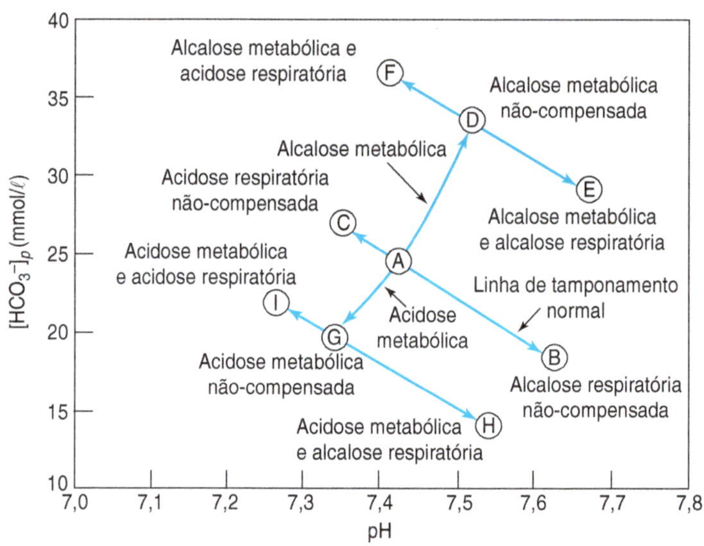


*Fig. 8.3* **Vias ácido-básicas *in vivo*.** (Reproduzido de Davenport HW, The ABC of Acid-Base Chemistry, 6ª ed., 1974, com autorização, da University of Chicago Press.)

***Quadro 8.1*** Causas comuns de acidose respiratória

- Depressão dos centros de controle respiratório
  - Anestésicos
  - Sedativos
  - Opiáceos
  - Lesão ou doença cerebral
  - Hipercapnia intensa, hipoxia
- Distúrbios neuromusculares
  - Lesão da medula espinhal
  - Lesão do nervo frênico
  - Polimielite, síndrome de Guillain-Barré etc.
  - Botulismo, tétano
  - Miastenia *gravis*
  - Administração de medicamentos semelhantes ao curare
  - Doenças que afetam os músculos respiratórios
- Restrição da parede torácica
  - Cifoescoliose
  - Obesidade extrema
- Restrição pulmonar
  - Fibrose pulmonar
  - Sarcoidose
  - Pneumotórax, derrames pleurais etc.
- Doenças do parênquima pulmonar
  - Pneumonia etc.
  - Edema pulmonar
- Obstrução das vias respiratórias
  - Doença pulmonar obstrutiva crônica
  - Obstrução das vias respiratórias superiores

abaixo de 35 mmHg. Essa hiperventilação resulta em alcalose respiratória. A alcalose respiratória primária não-compensada gera a movimentação para uma isóbara de $P_{CO_2}$ mais baixa ao longo da linha de tamponamento normal, como mostrado no ponto B na Fig. 8.3. A $Pa_{CO_2}$ reduzida desvia para a esquerda o equilíbrio da série de reações que descrevem a hidratação do dióxido de carbono e a dissociação do ácido carbônico. Isso acarreta uma redução na concentração hidrogeniôntica arterial, que irá elevar o pH, assim como uma menor concentração plasmática de bicarbonato. A relação de bicarbonato para dióxido de carbono aumenta.

As causas de alcalose respiratória incluem tudo aquilo que acarreta hiperventilação. Como mostra o Quadro 8.2, a *síndrome de hiperventilação*, uma disfunção psicológica de causa desconhecida, resulta em episódios crônicos ou recorrentes de hiperventilação e alcalose respiratória. Drogas, hormônios (como a progesterona), substâncias tóxicas, doenças ou distúrbios do sistema nervoso central, bacteriemias, febre, ventilação exagerada induzida por ventiladores mecânicos (ou pelo médico), ou a ascensão para grandes altitudes podem resultar em alcalose respiratória. Com freqüência, os estudantes ficam surpresos ao verem a asma aguda sendo incluída em uma lista de problemas que podem causar alcalose respiratória. A asma é uma doença obstrutiva episódica e seria razoável admitir que pode acarretar uma retenção de $CO_2$ e, em conseqüência, uma acidose

***Quadro 8.2*** Causas comuns de alcalose respiratória

- Sistema nervoso central
  - Ansiedade
  - Síndrome de hiperventilação
  - Inflamação (encefalite, meningite)
  - Doença vascular cerebral
  - Tumores
- Medicamentos ou hormônios
  - Salicilatos
  - Progesterona
- Bacteriemias, febre
- Doenças pulmonares
  - Asma aguda
  - Doenças vasculares pulmonares (embolia pulmonar)
- Ventilação excessiva com ventiladores mecânicos
- Hipoxia; grandes altitudes

respiratória durante as crises. Isso é verdadeiro nas crises de asma *muito* graves, porém a maioria das crises de asma resulta em hipocapnia e alcalose respiratória. Quando ocorre a crise de asma, o espasmo do músculo liso brônquico e a secreção de muco obstruem a ventilação para alguns alvéolos. Embora possa ocorrer certa vasoconstrição pulmonar hipóxica, esta não é suficiente para desviar todo o fluxo sanguíneo venoso misto para longe desses alvéolos precariamente ventilados. O resultado seria um *shunt* da direita para a esquerda ou um estado semelhante ao *shunt*, o qual poderia, portanto, acarretar provavelmente redução na $P_{O_2}$ arterial e aumento na $P_{CO_2}$ arterial. Entretanto, a $P_{CO_2}$ *diminui* porque o paciente aumenta a ventilação alveolar se for capaz de fazê-lo.

Os sensores de irritabilidade nas vias respiratórias são estimulados pelo muco e mediadores químicos liberados durante a crise. A hipoxia causada pelo *shunt* estimula os quimiorreceptores arteriais; o paciente também tem a percepção da dispnéia (muitas crises de asma têm um componente *emocional*). Todos esses itens causam *aumento* da respiração e levam a aumento da ventilação alveolar.

Um aumento da ventilação removerá mais $CO_2$ do sangue que perfunde os alvéolos ventilados (e, portanto, do próprio corpo), porém não trará muito oxigênio para dentro dos alvéolos abastecidos por vias respiratórias obstruídas, além de não trazer muito mais oxigênio para o sangue dos alvéolos que não estão obstruídos, por causa do formato da curva de dissociação da oxiemoglobina. Convém lembrar que a hemoglobina já está quase 97,4% saturada com oxigênio e nenhuma quantidade significativa irá dissolver-se no plasma. Portanto, durante a crise, o paciente apresenta *hipoxemia*, *hipocapnia* e *alcalose respiratória*. Somente quando a crise é tão grave que o paciente não consegue mais realizar o trabalho adicional da respiração é que ocorrem hipercapnia e acidose respiratória.

## Acidose metabólica

Seria mais apropriado designar a acidose metabólica como *acidose não-respiratória*. Ou seja, ela nem sempre envolve aberrações no metabolismo. A acidose metabólica pode ser causada por ingestão, infusão ou produção de um ácido fixo; por menor excreção renal de íons hidrogênio; pelo movimento de íons hidrogênio do

***Quadro 8.3*** Causas comuns de acidose metabólica

- Ingestão de medicamentos ou substâncias tóxicas
  - Metanol
  - Etanol
  - Salicilatos
  - Etilenoglicol
  - Cloreto de amônio
- Perda de íons de bicarbonato
  - Diarréia
  - Fístulas pancreáticas
  - Disfunção renal
- Acidose láctica
  - Hipoxemia
  - Anemia, monóxido de carbono
  - Choque (hipovolêmico, cardiogênico, séptico etc.)
  - Exercício vigoroso
  - Síndrome de angústia respiratória aguda (SARA)
- Cetoacidose
  - Diabetes melito
  - Alcoolismo
  - Inanição
- Incapacidade de excretar os íons hidrogênio
  - Disfunção renal

compartimento intracelular para o extracelular; ou por perda de bicarbonato ou de outras bases por parte do compartimento extracelular. Como se pode ver na Fig. 8.3, a acidose metabólica não-compensada primária resulta em um movimento descendente ao longo da isóbara de $P_{CO_2}$ = 40 mmHg até o ponto G. Ou seja, uma perda bruta de tampão estabelece uma nova linha de tamponamento do sangue mais baixa que é paralela à linha normal de tamponamento do sangue. A $P_{CO_2}$ não se modifica, a concentração hidrogeniôntica é aumentada e a relação da concentração de bicarbonato para $CO_2$ é reduzida.

Como mostra o Quadro 8.3, a ingestão de álcool metílico ou de salicilatos pode acarretar uma acidose metabólica por aumentar os ácidos fixos no sangue. (A intoxicação por salicilatos — por exemplo, *overdose* de ácido acetilsalicílico — causa tanto acidose metabólica quanto alcalose respiratória subseqüente.) A diarréia pode acarretar enormes perdas de bicarbonato, resultando em acidose metabólica. A disfunção renal pode evoluir para uma incapacidade de excretar íons hidrogênio, assim como para incapacidade de reabsorver os íons bicarbonato, como veremos na próxima seção. Uma acidose "metabólica" verdadeira pode ser causada pelo acúmulo de ácido láctico na hipoxemia grave ou no choque, assim como por cetoacidose diabética.

## Alcalose metabólica

A alcalose metabólica ou não-respiratória ocorre quando o corpo perde uma quantidade excessiva de ácidos fixos, ou pode ocorrer como conseqüência de ingestão, infusão ou reabsorção renal excessiva de bases, como o bicarbonato. A Fig. 8.3 mostra que a alcalose metabólica não-compensada primária resulta em um movimento ascendente ao longo da isóbara de $P_{CO_2}$ = 40 mmHg até o ponto D. Ou

***Quadro 8.4*** Causas comuns de alcalose metabólica

| |
|---|
| Perda de íons hidrogênio |
| Vômitos |
| Fístulas gástricas |
| Terapia diurética |
| Tratamento com ou produção excessiva de esteróides (aldosterona ou outros mineralocorticóides) |
| Ingestão ou administração de excesso de bicarbonato ou de outras bases |
| Bicarbonato intravenoso |
| Ingestão de bicarbonato ou de outras bases (p. ex., antiácidos) |

seja, um ganho bruto de tampão estabelece uma nova linha de tamponamento do sangue mais alta que é paralela à linha de tamponamento normal do sangue. A $P_{CO_2}$ não se modifica, a concentração hidrogeniôntica diminui e a relação da concentração de bicarbonato para dióxido de carbono aumenta.

Como mostra o Quadro 8.4, a perda de suco gástrico através de vômitos resulta em perda de íons hidrogênio e pode causar uma alcalose metabólica. A ingestão excessiva de bicarbonato ou de outras bases (p. ex., antiácido para o estômago) ou a infusão exagerada de bicarbonato por parte do médico pode acarretar uma alcalose metabólica. Além disso, a terapia diurética, o tratamento com esteróides (ou a superprodução de esteróides endógenos) e as condições que levam a uma depleção acentuada de potássio também podem causar uma alcalose metabólica.

## MECANISMOS RESPIRATÓRIOS E RENAIS DE COMPENSAÇÃO

Os distúrbios ácido-básicos primários não-compensados, como aqueles indicados pelos pontos B, C, D e G na Fig. 8.3, são observados apenas raramente, pois os mecanismos respiratórios e renais de compensação entram em cena para neutralizá-los. Esses dois mecanismos compensatórios principais representam funções dos sistemas respiratório e renal.

### Mecanismos respiratórios de compensação

O sistema respiratório consegue elaborar processos de compensação para a acidose ou alcalose metabólicas alterando a ventilação alveolar. Como vimos no Cap. 3, se a produção de dióxido de carbono for constante, a $P_{CO_2}$ alveolar será quase inversamente proporcional à ventilação alveolar, o que se pode observar na porção superior da Fig. 3.10. Na acidose metabólica, a concentração hidrogeniôntica elevada no sangue estimula os *quimiorreceptores*, que, por sua vez, aceleram a ventilação alveolar, reduzindo assim a $P_{CO_2}$ arterial. Isso acarreta aumento no pHa arterial, que será normalizado. (Os mecanismos pelos quais a ventilação é regulada são abordados em detalhe no Cap. 9.) Esses eventos podem ser mais bem compreendidos quando se analisa a Fig. 8.3. O ponto G representa uma acidose metabólica não-compensada. À medida que ocorre a compensação respiratória para a acidose metabólica, em forma de aumento na ventilação, a $P_{CO_2}$ arterial cai. O ponto que representa o pHa, a $Pa_{CO_2}$ e a concentração do bicarbonato no sangue se deslocaria então por uma curta distância ao longo da linha de tamponamento mais baixa que aquela que seria normal (do ponto G para o ponto H) até ser alcançada uma nova $Pa_{CO_2}$ mais baixa. Isso acaba *normalizando* o pH arterial apesar de não ocorrer uma compensação completa. Evidentemente, a compensação respiratória para a acidose metabólica ocorre quase simultaneamente com a instalação da acidose. O ponto do pH, da $P_{CO_2}$ e da concentração de bicarbonato no sangue na verdade não se movimenta primeiro do normal (ponto A) para o ponto G e, em seguida, percorre uma curta distância ao longo da linha GH; pelo contrário, a compensação começa a ocorrer quando se instala a acidose e, assim sendo, o ponto assume um trajeto intermediário entre as duas linhas.

A compensação respiratória para a alcalose metabólica consiste em reduzir a ventilação alveolar, elevando dessa forma a $P_{CO_2}$, o que reduz e normaliza o pH, como se pode ver na Fig. 8.3. O ponto D representa uma alcalose metabólica não-compensada; a compensação respiratória deslocaria para o ponto F o ponto do pHa, da $Pa_{CO_2}$ e da concentração de bicarbonato no sangue por uma curta distância ao longo da nova linha de tamponamento do sangue mais alta que aquela que seria normal. Novamente, a compensação ocorre quando se instala a alcalose, com o ponto movimentando-se ao longo de um trajeto intermediário.

Na maioria das circunstâncias, a *causa* da acidose ou da alcalose respiratórias é uma disfunção no mecanismo de controle ventilatório ou no próprio aparelho da respiração. Portanto, nessas condições a compensação para acidose ou alcalose deverá ser realizada fora do sistema respiratório. O mecanismo respiratório de compensação pode operar muito rapidamente (em minutos) para corrigir em parte a acidose ou alcalose metabólicas.

## Mecanismos renais de compensação

Os rins conseguem elaborar processos de compensação para a acidose respiratória e a acidose metabólica de origem não-renal excretando ácidos fixos e retendo o bicarbonato filtrado. Os rins conseguem compensar também uma alcalose respiratória ou uma alcalose metabólica de origem não-renal reduzindo a excreção de íons hidrogênio assim como a retenção do bicarbonato filtrado.

### Mecanismos Renais na Acidose

As células tubulares renais secretam íons hidrogênio para dentro do líquido tubular. Isso é realizado principalmente pela geração de íons hidrogênio e de íons bicarbonato dentro da célula por dissociação do ácido carbônico, o qual é formado por hidratação do óxido de carbono graças a uma reação catabolisada pela anidrase carbônica. O dióxido de carbono pode ser produzido metabolicamente pela própria célula tubular ou pode ser transportado em forma dissolvida dentro do líquido tubular após ter sido produzido em outros locais do corpo. O íon hidrogênio gerado por esse processo é secretado ativamente para dentro do lúmen tubular e o novo íon bicarbonato é "reabsorvido" para dentro do capilar peritubular. Os íons sódio no líquido tubular são trocados pelos íons hidrogênio secretados para dentro do líquido tubular a fim de ser mantida a neutralidade elétrica. Existe também uma inter-relação entre a secreção renal do íon potássio e a secreção renal do íon hidrogênio: quando a secreção de um desses íons aumenta, a secreção do outro diminui, pois ocorre uma troca ativa de íon hidrogênio-íon potássio nas células do ducto coletor. Por essa razão, os distúrbios no equilíbrio ácido-básico estão geralmente associados a alterações no equilíbrio do íon potássio e vice-versa. O íon hidrogênio secretado para dentro do lúmen tubular é tamponado pelo bicarbonato tubular, pelo fosfato ou por pequenas quantidades de outros tampões encontrados no líquido tubular.

Cerca de 80% de todos os íons bicarbonato filtrados são reabsorvidos no túbulo proximal e cerca de 10% o são na alça de Henle. Os 10% restantes de íons bicarbonato são reabsorvidos seja por esse mecanismo nos túbulos distais e ductos coletores ou no processo de filtração dos íons fosfato tubulares, seja pela geração de íons amônio. Em cada mecanismo, os íons bicarbonato são devolvidos ao capilar peritubular.

O amônio ($NH_4$) é formado ativamente nas células renais, principalmente pela desaminação do aminoácido glutamina. Em seguida o amônio se difunde para dentro do lúmen tubular.

Normalmente, os rins secretam cerca de 70 mEq de íons hidrogênio e reabsorvem cerca de 70 mEq de bicarbonato por dia. Esse processo pode aumentar durante a acidose até um ponto no qual a urina possa ser acidificada para um pH de apenas 4,0 a 5,0, valor esse que equivale a cerca de 800 vezes mais que o plasma normal.

### Mecanismos Renais na Alcalose

Nos estados alcalóticos, o rim reduz a secreção de íons hidrogênio assim como a reabsorção de bicarbonato. O rim tende a reabsorver quase todo o bicarbonato filtrado até que a concentração plasmática de bicarbonato alcance aproximadamente 27 a 28 mEq/ℓ (o valor normal é de cerca de 24 mEq/ℓ). O bicarbonato plasmático será excretado acima desse limiar.

### Evolução Temporal dos Mecanismos Renais

Os mecanismos renais de compensação para os distúrbios ácido-básicos funcionam muito mais lentamente que os mecanismos respiratórios de compensação. Por exemplo, as respostas renais de compensação a uma acidose ou alcalose respiratória persistente podem levar 3 a 6 *dias*.

## Resumo das contribuições renais e respiratórias para o equilíbrio ácido-básico

Os rins ajudam a regular o equilíbrio ácido-básico por alterarem a excreção de ácidos fixos e a retenção do bicarbonato filtrado; o sistema respiratório ajuda a regular o equilíbrio ácido-básico do organismo ajustando a ventilação alveolar de modo a alterar a $P_{CO_2}$ alveolar. Por essas razões, alguns autores sugerem que, na verdade, a equação de Henderson-Hasselbalch deveria ser

$$pH = \text{uma constante} + \frac{\text{rins}}{\text{pulmões}}$$

# INTERPRETAÇÃO CLÍNICA DOS GASES SANGUÍNEOS E DO EQUILÍBRIO ÁCIDO-BÁSICO

As amostras de sangue arterial em geral são analisadas clinicamente a fim de se determinarem os "gases sanguíneos arteriais": a $P_{O_2}$, a $P_{CO_2}$ e o pH arteriais. Em seguida, pode-se calcular o bicarbonato plasmático a partir do pH e da $P_{CO_2}$ utilizando a equação de Henderson-Hasselbalch. Isso pode ser feito diretamente, ou por meio de um nomograma, ou por análise gráfica, como o diagrama pH-bicarbonato (o "gráfico de Davenport", denominação que homenageia quem a popularizou), o diagrama pH-$P_{CO_2}$ (de "Siggaard-Andersen"), ou o diagrama ácido-básico composto. A maioria dos analisadores dos gases sanguíneos realiza esses cálculos automaticamente.

O Quadro 8.5 resume as mudanças no pHa, na $Pa_{CO_2}$ e na concentração plasmática de bicarbonato observadas nos distúrbios ácido-básicos simples, mistos e parcialmente

***Quadro 8.5*** Distúrbios ácido-básicos

| | pH | $P_{CO_2}$ | $HCO_3^-$ |
|---|---|---|---|
| Acidose respiratória não-compensada | ↓↓ | ↑↑ | ↑ |
| Alcalose respiratória não-compensada | ↑↑ | ↓↓ | ↓ |
| Acidose metabólica não-compensada | ↓↓ | — | ↓↓ |
| Alcalose metabólica não-compensada | ↑↑ | — | ↑↑ |
| Acidose respiratória parcialmente compensada | ↓ | ↑↑ | ↑↑ |
| Alcalose respiratória parcialmente compensada | ↑ | ↓↓ | ↓↓ |
| Acidose metabólica parcialmente compensada | ↓ | ↓↓ | ↓↓ |
| Alcalose metabólica parcialmente compensada | ↑ | ↑↑ | ↑↑ |
| Acidose respiratória e metabólica | ↓↓ | ↑↑ | ↓ |
| Alcalose respiratória e metabólica | ↑↑ | ↓↓ | ↑ |

compensados. Esse quadro contém a mesma informação mostrada na Fig. 8.3, representada de maneira diferente. Uma boa compreensão dos padrões mostrados no Quadro 8.5, juntamente com o conhecimento acerca da $P_{O_2}$ do paciente e de outros achados clínicos, pode revelar muitíssimo acerca do processo fisiopatológico subjacente em andamento. Isso pode ser constatado nos problemas clínicos no final deste capítulo.

Uma abordagem simples para se interpretar um conjunto de gases sanguíneos consiste em procurar primeiro o pH a fim de se determinar se o problema predominante é uma acidose ou uma alcalose. (Convém assinalar que uma acidemia pode representar mais que uma única causa para a acidose, uma acidose com alguma compensação ou até mesmo uma acidose *e* uma alcalose subjacentes separadas. De modo semelhante, uma alcalemia pode representar mais que uma única causa de alcalose, uma alcalose com alguma compensação ou até mesmo uma alcalose *e* uma acidose subjacente separada.) Após visualizar o pH, procure a $P_{CO_2}$ arterial para verificar se isso explica o pH. Por exemplo, se o pH é baixo e a $P_{CO_2}$ é alta, o problema primário será uma acidose respiratória. Se o pH é baixo e a $P_{CO_2}$ aproxima-se de 40 mmHg, nesse caso o problema primário será uma acidose metabólica com pouca ou nenhuma compensação. Se tanto o pH quanto a $P_{CO_2}$ forem baixos, haverá uma acidose metabólica com compensação respiratória. Visualize em seguida a concentração de bicarbonato a fim de confirmar seu diagnóstico. Esta deve estar ligeiramente aumentada na acidose respiratória não-compensada, alta na acidose respiratória parcialmente compensada e baixa na acidose metabólica.

Se o pH estiver alto e a $P_{CO_2}$ baixa, o problema primário será uma alcalose respiratória. Se o pH estiver alto e a $P_{CO_2}$ aproximar-se de 40 mmHg, o problema é uma alcalose metabólica não-compensada. Se tanto o pH quanto a $P_{CO_2}$ forem altas, haverá uma alcalose metabólica parcialmente compensada. O bicarbonato deve estar ligeiramente reduzido na alcalose respiratória, reduzido na alcalose respiratória parcialmente compensada e aumentado na alcalose metabólica.

## Excesso de base

O cálculo do *excesso de base* ou do *déficit de base* pode ser muito útil para determinar as medidas terapêuticas que devem ser administradas a um determinado paciente. O excesso de base ou déficit de base é o número de miliequivalentes de ácido ou de base necessário para titular 1 ℓ de sangue para um pH de 7,4 a 37°C se a $Pa_{CO_2}$ *for mantida constante a 40 mmHg.* Portanto, não se trata apenas da diferença entre a concentração plasmática de bicarbonato da amostra em questão e a concentração plasmática normal de bicarbonato, pois os ajustes respiratórios também induzem uma mudança na concentração de bicarbonato: a $P_{CO_2}$ arterial merece ser levada em conta. Pode-se determinar o excesso de base titulando-se realmente uma amostra ou utilizando um nomograma, um diagrama ou um programa de calculadora. A maioria dos analisadores dos gases sanguíneos calcula automaticamente o excesso de base. O excesso de base é enunciado em miliequivalentes por litro acima ou abaixo da variação normal de tampão-base — portanto, tem um valor normal de $0 \pm 2$ mEq/ℓ. Um déficit de base recebe também a designação de *excesso de base negativo.*

O déficit de base pode ser usado para se estimar qual quantidade de bicarbonato de sódio (em mEq) deve ser administrada a um determinado paciente multiplicando-se o déficit de base (mEq/ℓ) pelo espaço do líquido extracelular (LEC) estimado do paciente (em litros), que corresponde ao espaço de distribuição para o bicarbonato. O LEC geralmente é estimado como correspondendo a 0,3 vezes a massa (o peso) corporal magra em quilogramas.

## Diferença de ânions

O cálculo da *diferença de ânions* pode ser útil para se determinar a causa de uma acidose metabólica do paciente, o que é feito subtraindo-se a soma das concentrações plasmáticas de cloreto e de bicarbonato do paciente (em mEq/ℓ) de sua concentração plasmática de sódio:

$$\text{Diferença de ânions} = [Na^+] - ([Cl^-] + [HCO_3^-])$$

Normalmente, a diferença de ânions é de $12 \pm 4$ mEq/ℓ.

A soma de todos os cátions plasmáticos deve ser igual à soma de todos os ânions plasmáticos; assim sendo, a diferença de ânions só existe porque nem todos os cátions e ânions plasmáticos são medidos quando é realizada a química padronizada do sangue. As concentrações de sódio, cloreto e bicarbonato são quase sempre relatadas. A diferença de ânions normal é um resultado da presença de mais ânions não-medidos do que de cátions não-medidos no sangue normal.

$$[Na^+] + [\text{cátions não-medidos}] = [Cl^-] + [HCO_3^-] + [\text{ânions não-medidos}]$$
$$[Na^+] - ([Cl^-] + [HCO_3^-]) = [\text{ânions não-medidos}] - [\text{cátions não-medidos}]$$

A diferença de ânions é, portanto, a diferença entre os ânions não-medidos e os cátions não-medidos.

As cargas negativas nas proteínas plasmáticas perfazem provavelmente a maior parte da diferença de ânions normal, pois as cargas totais dos outros cátions plasmáticos ($K^+$, $Ca^{2+}$, $Mg^{2+}$) são aproximadamente iguais às cargas totais dos outros ânions ($PO_4^{3-}$, $SO_4^{2-}$, ânions orgânicos).

Uma diferença de ânions aumentada geralmente indica maior número de ânions não-medidos (excluindo-se $Cl^-$ e $HCO_3^-$) ou um menor número de cátions não-medidos ($K^+$, $Ca^{2+}$ ou $Mg^{2+}$), ou ambos. É mais provável que isso possa acontecer quando os ânions medidos, $[HCO_3^-]$ ou $[Cl^-]$, são perdidos e substituídos por ânions não-medidos. Por exemplo, o tamponamento pelos $HCO_3^-$ dos $H^+$ dos ácidos ingeridos ou produzidos metabolicamente induz uma diferença de ânions aumentada.

Assim sendo, a acidose metabólica com uma diferença de ânions anormalmente grande (*i. e.*, acima de 16 mEq/ℓ) pode ser causada por acidose láctica ou cetoacidose; pela ingestão de ânions orgânicos, como salicilato, metanol e etilenoglicol; ou pela retenção renal de ânions, como sulfato, fosfato e urato.

## CAUSAS DE HIPOXIA

Até aqui foram abordadas apenas duas das três variáveis denominadas gases sanguíneos arteriais, a $P_{CO_2}$ e o pH arteriais. Muitas condições ou doenças anormais podem induzir uma $P_{O_2}$ arterial baixa, e serão abordadas nas próximas seções sobre as causas de hipoxia tecidual na seção sobre *hipoxia hipóxica*.

As causas de hipoxia tecidual podem ser classificadas (em alguns casos de uma maneira bastante arbitrária) em quatro ou cinco grupos principais (Quadro 8.6). A fisiologia subjacente da maioria desses tipos de hipoxia já foi abordada neste capítulo ou nos capítulos precedentes.

### Hipoxia hipóxica

Hipoxia hipóxica refere-se às condições nas quais a $P_{O_2}$ arterial é anormalmente baixa. Levando-se em conta que a quantidade de oxigênio que irá combinar-se com a hemoglobina é determinada principalmente pela $P_{O_2}$, essas condições poderão induzir menor fornecimento de oxigênio aos tecidos se os reflexos ou outras respostas não conseguirem elevar adequadamente o débito cardíaco ou a concentração de hemoglobina do sangue.

#### $P_{O_2}$ ALVEOLAR BAIXA

As condições responsáveis pelas $P_{O_2}$ alveolares baixas resultam inevitavelmente em $P_{O_2}$ arteriais e conteúdos de oxigênio igualmente baixos, pois a $P_{O_2}$ alveolar determina o limite superior da $P_{O_2}$ arterial. A *hipoventilação* acarreta tanto hipoxia alveolar quanto hipercapnia ($CO_2$ alta), como vimos no Cap. 3. A hipoventilação pode ser causada

***Quadro 8.6*** Classificação das causas de hipoxia

| Classificação | $PA_{O_2}$ | $Pa_{O_2}$ | $Ca_{O_2}$ | $P\bar{v}_{O_2}$ | $C\bar{v}_{O_2}$ | A $FI_{O_2}$ aumentada é útil? |
|---|---|---|---|---|---|---|
| Hipoxia hipóxica | | | | | | |
| $P_{O_2}$ alveolar baixa | Baixa | Baixa | Baixa | Baixa | Baixa | Sim |
| Deficiência da difusão | N | Baixa | Baixa | Baixa | Baixa | Sim |
| *Shunts* da direita para a esquerda | N | Baixa | Baixa | Baixa | Baixa | Não |
| Desequilíbrio $\dot{V}/\dot{Q}$ | N | Baixa | Baixa | Baixa | Baixa | Sim |
| Hipoxia anêmica | N | N | Baixa | Baixa | Baixa | Não |
| Intoxicação por CO | N | N | Baixa | Baixa | Baixa | Possivelmente |
| Hipoxia por hipoperfusão | N | N | N | Baixa | Baixa | Não |
| Hipoxia histotóxica | N | N | N | Alta | Alta | Não |

N = Normal.

por depressão ou lesão dos centros respiratórios no cérebro (abordado no Cap. 9), por interferência nos nervos que inervam os músculos respiratórios, como em uma lesão da medula espinhal; por doenças da junção neuromuscular, como na miastenia *gravis*; e por uma mecânica alterada do pulmão ou da parede torácica, como nos pulmões inelásticos em virtude de sarcoidose, de mobilidade reduzida da parede torácica em virtude de cifoescoliose ou obesidade, e de uma obstrução das vias respiratórias. A ascensão a *grandes altitudes* acarreta hipoxia alveolar, por causa da pressão barométrica total reduzida que vigora acima do nível do mar. As *$FI_{O_2}$ reduzidas* (fração de oxigênio inspirado) exercem efeitos semelhantes. O dióxido de carbono alveolar diminui em virtude do aumento reflexo na ventilação causado pela estimulação hipóxica, como veremos no Cap. 11. A hipoventilação e a ascensão a grandes altitudes induzem uma redução na $P_{O_2}$ venosa e no conteúdo de oxigênio, pois este é extraído do sangue arterial já hipóxico. A administração de concentrações elevadas de oxigênio no gás inspirado consegue minorar a hipoxia alveolar e arterial na hipoventilação e na ascensão a grandes altitudes, mas não consegue inverter a hipercapnia da hipoventilação. De fato, a administração de $FI_{O_2}$ elevadas aos pacientes que estão respirando espontaneamente e que estão hipoventilando em virtude de uma resposta central deprimida ao dióxido de carbono (ver Cap. 9) pode deprimir ainda mais a ventilação.

## Deficiência de Difusão

A difusão alveolocapilar é abordada em mais detalhe no Cap. 6. Condições como fibrose intersticial e edema intersticial ou alveolar podem resultar em $P_{O_2}$ arteriais e conteúdos de oxigênio baixos com $P_{O_2}$ alveolares normais ou elevadas. As $FI_{O_2}$ altas que induzem altíssimos níveis de $P_{O_2}$ alveolar podem elevar a $P_{O_2}$ arterial por aumentarem o gradiente de pressão parcial para a difusão do oxigênio, como vimos no Cap. 6.

## *Shunts* (Derivações)

Os *shunts* verdadeiros da direita para a esquerda, como os *shunts* anatômicos e os *shunts* intrapulmonares absolutos, podem acarretar uma redução na $P_{O_2}$ arterial com uma $P_{O_2}$ alveolar normal ou até mesmo elevada. Os pacientes com *shunts* intrapulmonares têm $P_{O_2}$ arterial baixa, mas podem não ter $P_{CO_2}$ muito aumentada se forem capazes de elevar sua ventilação alveolar ou se estiverem sendo ventilados mecanicamente. Isso representa o resultado dos diferentes formatos da curva de dissociação da oxiemoglobina (ver Fig. 7.1) e da curva de dissociação do dióxido de carbono (ver Fig. 7.5). A curva de dissociação do dióxido de carbono é quase linear na variação normal das $P_{CO_2}$ arteriais, e a $P_{CO_2}$ arterial é regulada muito rigidamente pelo sistema de controle respiratório (ver Cap. 9). O dióxido de carbono retido no sangue do *shunt* estimula uma ventilação alveolar aumentada e, levando-se em conta que a curva de dissociação do dióxido de carbono é quase linear, uma ventilação aumentada permitirá que mais dióxido de carbono se difunda do sangue sem *shunt* para alvéolos bem-ventilados, acabando por ser exalado. Por outro lado, um aumento na ventilação alveolar não trará mais oxigênio para dentro do sangue derivado e, por causa do formato da curva de dissociação da oxiemoglobina, uma quantidade adicional muito pequena penetrará no sangue que não está sendo derivado. Isso acontece porque a hemoglobina dos alvéolos bem-ventilados e perfundidos é quase saturada com oxigênio, e uma quantidade adicional muito pequena se dissolverá no plasma. De modo semelhante, a hipoxemia arterial causada pelos *shunts* verdadeiros não é eliminada pelas $FI_{O_2}$ altas, pois o sangue derivado não entra em contato com os altos níveis de oxigênio. A hemoglobina do sangue não-derivado é quase completamente saturada com oxigênio para uma $FI_{O_2}$ normal de 0,21, e o pequeno volume adicional de oxigênio dissolvido no sangue para as $FI_{O_2}$ altas não consegue compensar a baixa saturação de hemoglobina do sangue derivado.

### DESEQUILÍBRIO VENTILAÇÃO-PERFUSÃO

As unidades alvéolo-capilares com baixas relações de ventilação-perfusão ($\dot{V}A/\dot{Q}c$) contribuem para hipoxia arterial, como já vimos. Por si sós, as unidades com $\dot{V}A/\dot{Q}c$ altas não são, evidentemente, responsáveis pela hipoxia arterial, porém grandes áreas pulmonares que são pouco perfundidas em geral estão associadas seja com hiperperfusão de outras unidades seja com baixos débitos cardíacos (ver, adiante, a seção sobre Hipoxia por hipoperfusão). A vasoconstrição pulmonar hipóxica (abordada no Cap. 4) e as respostas das vias respiratórias locais (abordadas no Cap. 2) normalmente ajudam a minimizar o desequilíbrio $\dot{V}/\dot{Q}$.

Observe que uma deficiência de difusão, os *shunts* e o desequilíbrio $\dot{V}/\dot{Q}$ acarretam aumento na diferença da $P_{O_2}$ alvéolo-arterial (ver Quadro 5.2).

## Hipoxia anêmica

A hipoxia anêmica é causada por redução na quantidade de hemoglobina funcionante, que pode ser resultado de menor produção de hemoglobina ou de eritrócitos, da produção de uma hemoglobina ou hemácias anormais, da destruição patológica dos eritrócitos ou da interferência na combinação química de oxigênio e hemoglobina. A intoxicação por monóxido de carbono, por exemplo, resulta da maior afinidade da hemoglobina pelo monóxido de carbono do que pelo oxigênio. A metemoglobinemia é uma condição na qual o ferro na hemoglobina foi alterado da forma $Fe^{2+}$ para a forma $Fe^{3+}$, que não se combina com o oxigênio.

A hipoxia anêmica resulta em menor conteúdo de oxigênio quando a $P_{O_2}$ tanto alveolar quanto arterial são normais. A análise padronizada dos gases sanguíneos arteriais pode, portanto, fornecer valores normais, a não ser quando se utiliza também um *co-oxímetro* para se determinar o conteúdo de oxigênio no sangue. Observa-se redução tanto da $P_{O_2}$ venosa quanto do conteúdo em oxigênio. A administração de altas $FI_{O_2}$ não é efetiva e não consegue aumentar acentuadamente o conteúdo de oxigênio arterial (exceto possivelmente na intoxicação por monóxido de carbono).

## Hipoxia por hipoperfusão

A hipoxia por hipoperfusão (às vezes denominada *hipoxia estagnante*) resulta de baixo fluxo sanguíneo, o que ocorre seja localmente, em um determinado leito vascular, seja sistemicamente, no caso de um baixo débito cardíaco. A $P_{O_2}$ alveolar, a $P_{O_2}$ arterial e o conteúdo de oxigênio podem ser normais, porém o menor fornecimento de oxigênio aos tecidos pode resultar em hipoxia tecidual. A $P_{O_2}$ venosa e o conteúdo de oxigênio são baixos. Uma elevação da $FI_{O_2}$ tem pouco valor na hipoxia por hipoperfusão (a não ser quando consegue aumentar diretamente a perfusão), pois o sangue que flui para os tecidos já se encontra normalmente oxigenado.

## Hipoxia histotóxica

Hipoxia histotóxica refere-se ao envenenamento (intoxicação) do maquinismo celular que utiliza oxigênio para produzir energia. O cianeto, por exemplo, une-se à citocromo oxidase na cadeia respiratória e bloqueia efetivamente a fosforilação oxidativa. A $P_{O_2}$ alveolar, a $P_{O_2}$ arterial e o conteúdo de oxigênio podem ser normais (ou até mesmo elevados, pois pequenas doses de cianeto acarretam aumento na ventilação por estimularem os quimiorreceptores arteriais). A $P_{O_2}$ venosa e o conteúdo de oxigênio ficam elevados porque o oxigênio não é utilizado.

## Outras causas de hipoxia

Edema ou fibrose tecidual podem resultar em deficiência de difusão do oxigênio do sangue para os tecidos. É igualmente concebível que o fornecimento de oxigênio a um tecido seja completamente normal, porém as demandas metabólicas do tecido ainda ultrapassarão o suprimento e isso acaba resultando em hipoxia tecidual, o que é conhecido como *hipoxia por utilização excessiva.*

## Efeitos da hipoxia

A hipoxia pode resultar em lesão tecidual reversível ou até mesmo em morte dos tecidos. A conseqüência de um episódio hipóxico depende de se a hipoxia tecidual é generalizada ou localizada, de sua gravidade, do ritmo de instalação da hipoxia (ver Cap. 11) e de sua duração. Diferentes tipos de células têm suscetibilidades também diferentes à hipoxia; lamentavelmente as células cerebrais e as células cardíacas são as mais suscetíveis.

## PONTOS-CHAVE

1. *A hipoventilação causa **acidose respiratória**; a compensação para a acidose respiratória consiste na retenção renal de base e na excreção de íons hidrogênio.*
2. *A hiperventilação causa **alcalose respiratória**; a compensação para a alcalose respiratória consiste na excreção renal de bases e na retenção de íons hidrogênio.*
3. *Ingestão, infusão, superprodução ou menor excreção renal de íons hidrogênio, ou perda de íons bicarbonato, podem causar **acidose metabólica**; a compensação para a acidose metabólica consiste em ventilação alveolar aumentada.*
4. *Ingestão, infusão ou reabsorção renal excessiva de bases, ou a perda de íons hidrogênio, podem causar **alcalose metabólica**; a compensação para a alcalose metabólica consiste em diminuição da ventilação alveolar.*
5. *A acidose metabólica com uma **diferença de ânions** anormalmente elevada indica maior concentração plasmática de ânions diferentes do cloreto e do bicarbonato ou menor concentração plasmática de íons potássio, cálcio ou magnésio.*
6. *A hipoxia tecidual pode representar o resultado de uma $P_{O_2}$ alveolar baixa, de uma deficiência da difusão, dos* shunts *da direita para a esquerda ou de um desequilíbrio ventilação-perfusão (**hipoxia hipóxica**), de uma menor quantidade de hemoglobina funcional (**hipoxia anêmica**), de baixo fluxo sanguíneo (**hipoxia por hipoperfusão**) ou de incapacidade das mitocôndrias de utilizarem oxigênio (**hipoxia histotóxica**).*

## PROBLEMAS CLÍNICOS

*8.1 a 8.6: Emparelhe cada um dos seguintes conjuntos de dados relativos aos gases sanguíneos com um dos problemas enumerados a seguir. Admita que a temperatura corporal seja de 37°C e a concentração de hemoglobina seja de 15 g Hb/100 mℓ de sangue. A $FI_{O_2}$ é de 0,21 (ar atmosférico).*

- *a. Vômitos agudos (10 min após vomitar)*
- *b. Ingestão aguda de metanol*
- *c. Diarréia*
- *d. Hipoventilação acidental de um paciente em um ventilador mecânico por 10 min*
- *e. Hiperventilação acidental de um paciente em um ventilador mecânico por 10 min*
- *f. Doença pulmonar obstrutiva crônica*

*8.1 pHa = 7,25*
*$Pa_{CO_2}$ = 50 mmHg*
*$[HCO_3^-]$ = 26 mEq/ℓ*
*$Pa_{O_2}$ = 70 mmHg*
*Diferença de ânions = 11 mEq/ℓ*

*8.2 pHa = 7,47*
*$Pa_{CO_2}$ = 46 mmHg*
*$[HCO_3^-]$ = 33 mEq/ℓ*
*$Pa_{O_2}$ = 85 mmHg*
*Diferença de ânions = 9 mEq/ℓ*

*8.3 pHa = 7,60*
*$Pa_{CO_2}$ = 20 mmHg*
*$[HCO_3^-]$ = 20 mEq/ℓ*
*$Pa_{O_2}$ = 110 mmHg*
*Diferença de ânions = 12 mEq/ℓ*

*8.4 pHa = 7,34*
*$Pa_{CO_2}$ = 65 mmHg*
*$[HCO_3^-]$ = 40 mEq/ℓ*
*$Pa_{O_2}$ = 65 mmHg*
*Diferença de ânions = 11 mEq/ℓ*

*8.5 pHa = 7,25*
*$Pa_{CO_2}$ = 30 mmHg*
*$[HCO_3^-]$ = 15 mEq/ℓ*
*$Pa_{O_2}$ = 95 mmHg*
*Diferença de ânions = 10 mEq/ℓ*

8.6 *pHa = 7,25*
*$Pa_{CO_2}$ = 30 mmHg*
*$[HCO_3^-]$ = 15 mEq/ℓ*
*$Pa_{O_2}$ = 95 mmHg*
*Diferença de ânions = 25 mEq/ℓ*

*Utilize a Árvore Decisória das Provas de Função Pulmonar contida no Apêndice para ajudar a responder às Questões 8.7 a 8.10.*

8.7 e 8.8. *Um homem de 68 anos de idade queixa-se de dificuldade respiratória. Diz que vem tendo esse problema há muito tempo — de fato, não consegue lembrar-se quando começou — e que o problema parece estar piorando. Ele tosse com freqüência e, às vezes, produz catarro ao levantar-se. Diz que fumou pelo menos um maço de cigarros por dia desde os 20 anos. Não parece estar cianótico.*

***Os resultados das provas de função pulmonar do paciente são mostrados a seguir.***

| | Volume pulmonar (BTPS) (com base em um pletismógrafo corporal) | Previsto (teórico) | Encontrado | % Previsto (teórico) |
|---|---|---|---|---|
| CV | Litros | 4,48 | 3,32 | 74 |
| CPT | Litros | 7,03 | 8,24 | 117 |
| VR | Litros | 2,63 | 4,91 | 186 |
| VR/CPT | % | 37 | 59 | |
| CRF | Litros | 4,67 | 7,07 | 151 |
| VRE | Litros | 2,03 | 2,16 | 106 |
| CI | Litros | 2,35 | 1,16 | 49 |
| | **Volumes pulmonares dinâmicos (BTPS)** | **Previsto (teórico)** | **Encontrado** | **% Previsto (teórico)** |
| CVF | Litros | 4,48 | 2,67 | 59 |
| $FEV_1$ | Litros | 3,27 | 0,95 | 29 |
| $VEF_1/CVF$ | % | 73 | 35 | |
| $VEF_3/CVF$ | % | 97 | 63 | |
| $FEF_{25\ a\ 75}$ | ℓ/s | 2,83 | 0,43 | 15 |
| FEM | ℓ/s | 8,27 | 3,04 | 36 |
| | **Capacidade de difusão** | **Previsto (teórico)** | **Encontrado** | **% Previsto (teórico)** |
| | $DL_{CO}$ mℓ/min/mmHg | 25 | 10 | 40 |

8.7 *As provas de função pulmonar do paciente são compatíveis com*

a. *Doença restritiva*
b. *Doença obstrutiva*
c. *Ambas*
d. *Nenhuma delas*

8.8 *Os volumes pulmonares dinâmicos do paciente não melhoraram após a administração de um broncodilatador. É mais provável que a doença do paciente seja*

a. *Asma*

b. *Sarcoidose*

c. *DPOC, principalmente enfisema*

d. *DPOC, principalmente bronquite crônica*

e. *Fibrose alveolar*

8.9 e 8.10. *Um homem de 55 anos de idade diz que "não consegue manter a respiração" quando anda devagar ou realiza trabalho físico. Ele observou o problema há aproximadamente 25 anos, o qual parece estar piorando. Diz que está tossindo muito, mas que não consegue eliminar nenhuma secreção. Segundo ele, nunca fumou, mas trabalhou em uma fábrica de produtos químicos durante muitos anos. Você observa que ele exibe uma freqüência respiratória de 25 incursões por minuto, com pequenos volumes correntes. Não parece estar cianótico.*

***Os resultados das provas de função pulmonar do paciente são mostrados a seguir.***

| | Volumes pulmonares (BTPS) (com base em um pletismógrafo corporal) | Previsto (teórico) | Encontrado | % Previsto (teórico) |
|---|---|---|---|---|
| CV | Litros | 4,5 | 3,0 | 67 |
| CPT | Litros | 6,0 | 4,0 | 67 |
| VR | Litros | 1,5 | 1,0 | 67 |
| VR/CPT | % | 25 | 25 | 100 |
| CRF | Litros | 3,0 | 2,0 | 67 |
| VRE | Litros | 1,5 | 1,0 | 67 |
| CI | Litros | 2,5 | 1,7 | 68 |
| | **Volumes pulmonares dinâmicos (BTPS)** | **Previsto (teórico)** | **Encontrado** | **% Previsto (teórico)** |
| CVF | Litros | 4,5 | 3,0 | 67 |
| $VEF_1$ | Litros | 3,6 | 2,7 | 75 |
| $VEF_1/CVF$ | % | 80 | 90 | 113 |
| $VEF_3/CVF$ | % | 97 | 98 | 101 |
| $FEF_{25\ a\ 75}$ | ℓ/s | 2,5 | 2,6 | 104 |
| FEM | ℓ/s | 8 | 7 | 88 |
| | **Capacidade de difusão** | **Previsto (teórico)** | **Encontrado** | **% Previsto (teórico)** |
| | $D_{L_{CO}}$ mℓ/min/mmHg | 25 | 8 | 32 |

8.9 *As provas de função pulmonar do paciente são compatíveis com*

a. *Doença restritiva*

b. *Doença obstrutiva*

c. *Ambas*

d. *Nenhuma delas*

8.10. *É provável que a doença do paciente seja*

a. *DPOC, principalmente enfisema*
b. *DPOC, principalmente bronquite crônica*
c. *Fibrose alveolar intersticial*
d. *Artrite do gradil costal*
e. *Fraqueza dos músculos respiratórios*

## BIBLIOGRAFIA

Davenport HW. *The ABC of Acid-Base Chemistry*. 6th ed. Chicago, Ill: University of Chicago Press; 1974.

Dejours P (translated by Farhi L). *Respiration*. New York, NY: Oxford University Press; 1966:54–56, 201–212.

Koeppen BM. Renal regulation of acid-base balance. *Adv Physiol Educ.* 1998;20:S132–S141.

Rose BD, Post TW. *Clinical Physiology of Acid-Base and Electrolyte Disorders*. 5th ed. New York, NY: McGraw-Hill; 2001.

Siggaard-Anderson O, Ulrich A, Gøthgen IH. Classes of tissue hypoxia. *Acta Anaesthesiol Scand.* 1995;39:S137–S142.

Vander AJ. *Renal Physiology*. 5th ed. New York, NY: McGraw-Hill; 1995:162–189.

# Controle da respiração

9

## OBJETIVOS

*O leitor compreende a organização e a função do sistema de controle respiratório.*

- *Descreve a organização geral do sistema de controle respiratório.*
- *Localiza os centros que geram a ritmicidade espontânea da respiração.*
- *Descreve os grupos de neurônios que efetuam a inspiração e a expiração.*
- *Descreve os outros centros no tronco cerebral que podem influir na ritmicidade espontânea da respiração.*
- *Enumera os reflexos cardiopulmonares e de outra natureza que influem no padrão respiratório.*
- *Enuncia a capacidade do córtex cerebral de dominar temporariamente o padrão normal da inspiração e da expiração.*
- *Descreve os efeitos de alterações nos níveis corporais de oxigênio, de dióxido de carbono e dos íons hidrogênio sobre o controle da respiração.*
- *Descreve os sensores do sistema respiratório para a concentração de oxigênio, de dióxido de carbono e dos íons hidrogênio.*

A respiração é iniciada espontaneamente no sistema nervoso central (SNC). Um ciclo de inspiração e expiração é gerado *automaticamente* pelos neurônios localizados no tronco cerebral; nos estados eupnéicos, a respiração ocorre sem uma iniciação consciente da inspiração e da expiração. Os indivíduos normais não precisam preocupar-se com a possibilidade de esquecerem de respirar enquanto estão dormindo.

Esse ciclo de inspiração e expiração gerado espontaneamente pode ser modificado, alterado ou até mesmo suprimido temporariamente por inúmeros mecanismos. Como mostra a Fig. 9.1, esses mecanismos incluem os reflexos com origem nos pulmões, nas vias respiratórias e no sistema cardiovascular; a informação proveniente de receptores em contato com o líquido cérebro-espinhal; e os comandos emitidos pelos centros superiores do cérebro, como o hipotálamo, os centros da fala ou outras áreas no córtex cerebral. Os centros responsáveis pela geração da ritmicidade espontânea da inspiração e da expiração são, portanto, capazes de alterar sua atividade de modo a atender à maior demanda metabólica imposta ao sistema respiratório durante o exercício ou podem até mesmo ser suplantados temporariamente ou suprimidos durante a fala ou a apnéia.

Os centros de controle respiratório no tronco cerebral efetuam o controle rítmico automático da respiração graças a uma "via comum final" que consiste em medula espinhal, na inervação dos músculos da respiração, tais como os nervos frênicos, e nos próprios músculos da respiração. Portanto, a ventilação alveolar é determinada pelo *intervalo* entre grupos sucessivos de descargas dos neurônios respiratórios e a inervação dos músculos da respiração, a qual determina a *freqüência* respiratória, e pela *freqüência* das descargas neurais transmitidas pelas fibras nervosas *individuais* para as suas unidades motoras, a *duração* dessas descargas e o *número de unidades motoras ativadas* durante cada inspiração ou expiração, o que determina a *profundidade* da respiração ou o volume corrente. Convém observar que algumas vias do córtex cerebral para os músculos da respiração, tais como aqueles que participam na respiração voluntária, contornam (*bypass*) o centro respiratório bulbar descrito adiante e se dirigem diretamente para os motoneurônios α medulares, os quais são representados pela linha tracejada na Fig. 9.1.

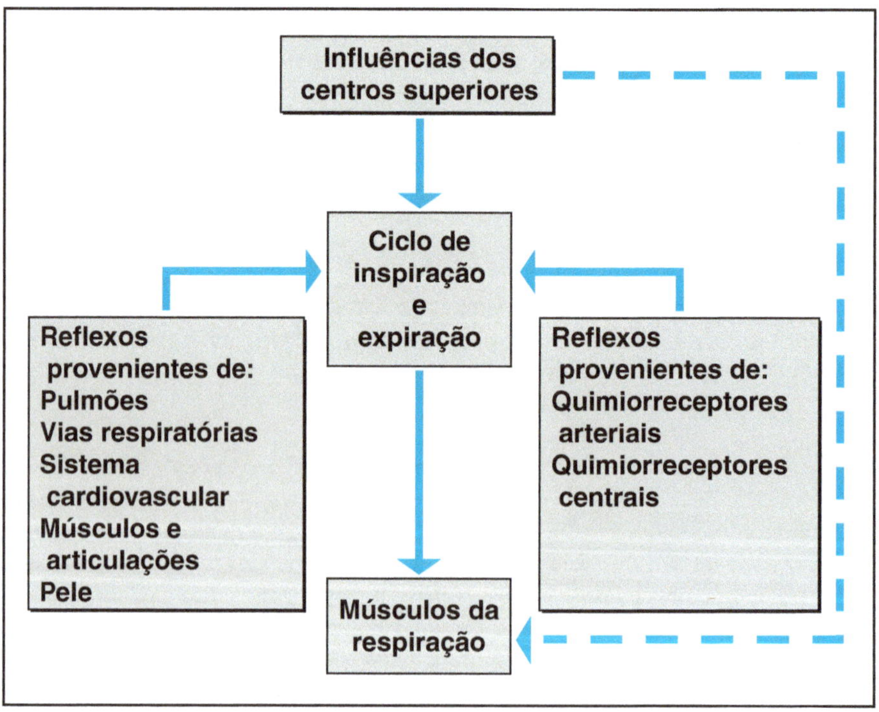


*Fig. 9.1* Representação esquemática da organização do sistema de controle respiratório. Um ciclo de inspiração e expiração é estabelecido automaticamente no centro respiratório bubar. Seu rendimento (*output*) representa uma via comum final para os músculos respiratórios, com exceção de algumas vias voluntárias que podem ir diretamente dos centros superiores para os músculos respiratórios (linha tracejada). As respostas reflexas dos quimiorreceptores e de outros sensores podem modificar o ciclo de inspiração e de expiração estabelecido pelo centro respiratório bulbar.

## GERAÇÃO DA RITMICIDADE ESPONTÂNEA

Os centros que iniciam a respiração estão localizados na formação reticular do bulbo, debaixo do assoalho do quarto ventrículo. Se o tronco cerebral de um animal anestesiado for seccionado *acima* dessa área, como se pode ver na transecção rotulada como III na Fig. 9.2, será mantido um padrão de inspiração e expiração (apesar de ser bastante irregular) até mesmo quando todos os outros aferentes para essa área, incluindo os vagos, tiverem sido cortados. Se o tronco cerebral for seccionado *abaixo* dessa área, como pode se ver na transecção rotulada como IV na Fig. 9.2, a respiração cessa. Originalmente, considerava-se que essa área, conhecida como *centro medular* (ou centro respiratório medular), consista em dois grupos distintos de neurônios respiratórios: os *neurônios inspiratórios*, que são acionados durante a inspiração, e os *neurônios expiratórios*, que são acionados durante a expiração.

A atividade dos neurônios inspiratórios é transmitida presumivelmente aos músculos da inspiração, iniciando a inspiração; a atividade dos neurônios expiratórios é transmitida presumivelmente aos músculos da expiração, iniciando a expiração. Admitia-se que, quando os neurônios inspiratórios eram acionados, sua atividade

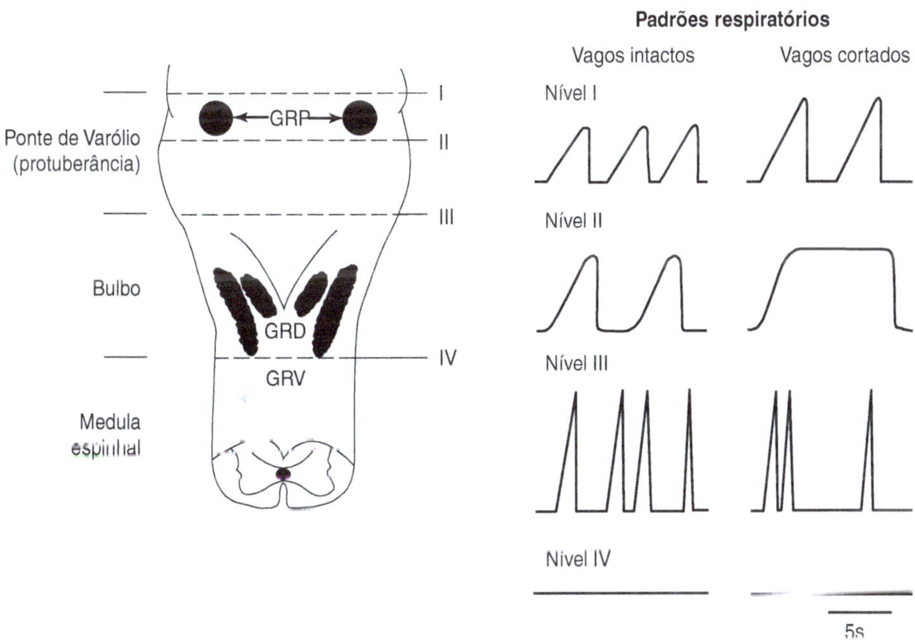


*Fig. 9.2* Os efeitos da transecção em diferentes níveis do tronco cerebral sobre o padrão ventilatório de animais anestesiados. **Esquerda:** representação esquemática da superfície dorsal do tronco cerebral inferior. **Direita:** representação esquemática dos padrões respiratórios (a inspiração é ascendente) correspondentes às transecções com os nervos vagos intactos ou seccionados. GRP, grupos respiratórios pontinos; GRD, grupo respiratório dorsal; GRV, grupo respiratório ventral. (De *Physiology of Respiration*, de Michael P. Hlastala e Albert J. Berger, copyright © 1996 da Oxford University Press, Inc. Reproduzido, com autorização, da Oxford University Press, Inc.)

era conduzida até o conjunto de neurônios expiratórios por fibras colaterais e a atividade dos neurônios inspiratórios era inibida. Assim também, quando acontecia a descarga dos neurônios expiratórios, sua atividade era conduzida até o conjunto de neurônios inspiratórios por fibras colaterais e a atividade dos neurônios inspiratórios era inibida. Admitia-se que a *inibição recíproca* desses dois grupos oponentes de neurônios representava a fonte da ritmicidade respiratória espontânea. Estudos mais recentes do centro bulbar não confirmaram totalmente essa hipótese inicial. Além disso, levando-se em conta que a expiração é passiva durante a respiração tranqüila normal, poderá não acontecer a descarga dos neurônios expiratórios, a menos que a expiração seja ativa.

## CENTRO RESPIRATÓRIO BULBAR

Existem dois densos conjuntos bilaterais de neurônios respiratórios no centro respiratório bulbar, conhecidos como *grupos respiratórios dorsais* (GRD nas Figs. 9.2 e 9.3) e *grupos respiratórios ventrais* (GRV nas Figs. 9.2 e 9.3). Os neurônios inspiratórios e expiratórios estão entremesclados anatomicamente em maior ou menor grau dentro dessas áreas e o centro bulbar não consiste em um "centro inspiratório" distinto e um "centro expiratório" distinto.

### Grupo respiratório dorsal

Os grupos respiratórios dorsais estão localizados bilateralmente no *núcleo do trato solitário* (NTS), como mostra a Fig. 9.3, e consistem principalmente em *neurônios inspiratórios*, os quais se projetam essencialmente para a medula espinhal contralateral. Funcionam provavelmente como os principais iniciadores da atividade dos nervos frênicos e são, portanto, responsáveis pela manutenção da atividade do diafragma. Os neurônios do grupo respiratório dorsal enviam muitas fibras colaterais para aqueles localizados no grupo respiratório ventral, porém esse último grupo envia apenas umas poucas fibras colaterais para o grupo respiratório dorsal, como será abordado na próxima seção. Portanto, a inibição recíproca parece ser uma explicação improvável da ritmicidade inspiratória e expiratória espontânea.

O NTS é o *local de projeção* primário das fibras aferentes viscerais do IX nervo craniano (o glossofaríngeo) e do X nervo craniano (o vago). Esses nervos conduzem informação acerca da $P_{O_2}$, da $P_{CO_2}$ e do pH arteriais dos quimiorreceptores arteriais carotídeos e aórticos assim como informação acerca da pressão arterial sistêmica dos barorreceptores carotídeos e aórticos. Além disso, o vago conduz informação proveniente dos receptores de estiramento e de outros sensores nos pulmões que também podem exercer profundas influências no controle da respiração. Os efeitos da informação proveniente desses sensores sobre o controle da respiração serão abordados em detalhe mais adiante neste capítulo. A localização do GRD dentro do NTS sugere que pode ser o local de integração de vários influxos que podem alterar reflexamente o padrão espontâneo de inspiração e expiração.

Existem duas populações de neurônios inspiratórios no GRD, como mostra a Fig. 9.3. Uma população, denominada *células I* α, aumenta sua atividade se a insuflação do pulmão for detida; a segunda população, as *células I* β, reduz sua atividade se a insuflação do pulmão for detida. Essas células podem desempenhar importante papel nos

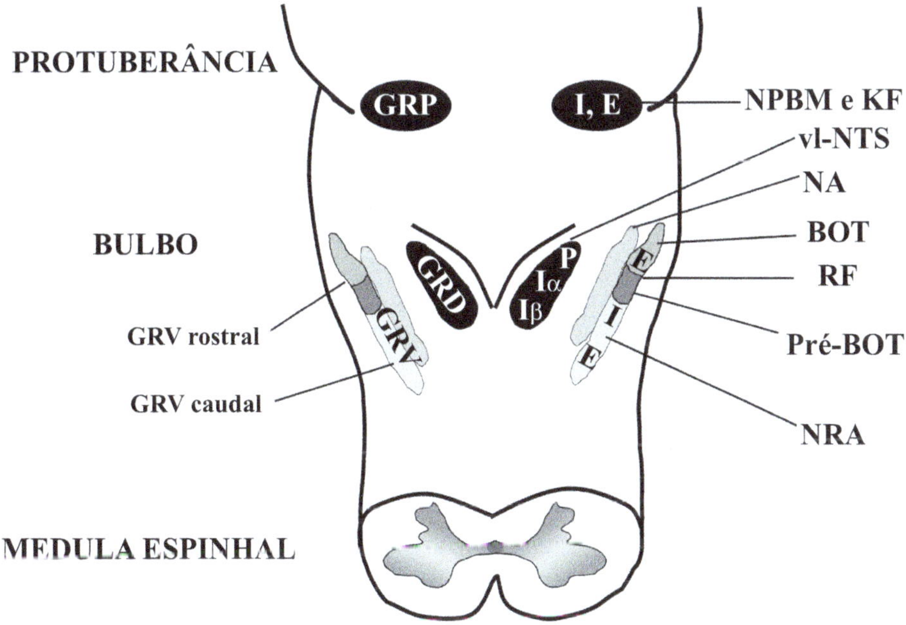


*Fig. 9.3* Localização de agregados de neurônios respiratórios pontinos e medulares (vista dorsal do tronco cerebral). GRP, grupo respiratório pontino; I, inspiratório; E, expiratório; GRD, grupo respiratório dorsal; GRV, grupo respiratório ventral; P, células da bomba; NPBM, núcleo parabraquial medial; KF, núcleo de Kölliker-Fuse; vl-NTS, núcleo ventrolateral do trato solitário; NA, núcleo ambíguo; BOT, complexo de Bötzinger; RF, núcleo retrofacial; Pré-Bot, complexo pré-Bötzinger; NRA, núcleo retroambíguo.

reflexos de Hering-Breuer descritos adiante neste capítulo. Uma terceira população de células, as células P (células da bomba), parece ser constituída de interneurônios que participam na retransmissão da atividade aferente proveniente dos receptores pulmonares de estiramento.

Em suma, o GRD provavelmente é responsável pelo acionamento do diafragma e constitui o local de integração inicial para muitos reflexos cardiopulmonares que afetam o ritmo respiratório.

## Grupo respiratório ventral

Os grupos respiratórios ventrais estão localizados bilateralmente no *núcleo retrofacial*, no *núcleo ambíguo* e no *núcleo retroambíguo*, como mostra a Fig. 9.3, e consistem em neurônios tanto inspiratórios quanto expiratórios. Os neurônios no núcleo ambíguo são principalmente motoneurônios vagais que inervam os músculos laríngeos, faríngeos e linguais ipsolaterais envolvidos na respiração e na manutenção da patência da via respiratória superior. Trata-se de neurônios tanto inspiratórios quanto expiratórios. No núcleo retroambíguo, as células inspiratórias parecem estar localizadas em uma posição mais rostral e as células expiratórias em uma posição mais caudal. Parece que existem duas populações de células inspiratórias no núcleo retroambíguo: um grupo se projeta principalmente na direção contralateral para os músculos intercostais externos, com algumas fibras sendo enviadas também aos nervos frênicos, inervando assim o diafragma; o segundo grupo parece projetar-se apenas dentro do bulbo para outras células inspiratórias e expiratórias. Os neurônios expiratórios no núcleo retroambíguo projetam-se para a medula espinhal contralateral a fim de acionarem os músculos intercostais internos e abdominais. O núcleo retrofacial, localizado em uma área mais rostral nos grupos respiratórios ventrais, contém principalmente neurônios expiratórios em um grupo de células denominadas *complexo de Bötzinger*. Foi evidenciado que esse grupo de neurônios inibe as células inspiratórias no GRD, assim como alguns motoneurônios frênicos.

Em suma, os neurônios GRV consistem em células tanto inspiratórias quanto expiratórias e sua principal função consiste em acionar seja os neurônios respiratórios espinhais, que inervam principalmente os músculos intercostais e abdominais, seja os músculos auxiliares da respiração inervados pelos nervos vagos. Muitas células expiratórias podem não ser acionadas de modo algum durante as respirações passivas observadas na respiração eupnéica (ver Cap. 2); aquelas que disparam não causam contração dos músculos expiratórios. Parece agora que as células no *complexo pré-Bötzinger* atuam provavelmente como marca-passos e estabelecem o ritmo respiratório.

### "Centro apnêustico"

Se o tronco cerebral for seccionado na protuberância no nível denotado pela linha rotulada como II na Fig. 9.2, resultará um padrão respiratório denominado *apneuse* se os nervos vagos também tiverem sido seccionados. A respiração apnêustica consiste em esforços inspiratórios prolongados interrompidos por expirações ocasionais. A informação aferente que alcança esse chamado *centro apnêustico* através dos nervos vagos deve ser importante na prevenção da apneuse, a qual não ocorrerá se os nervos vagos estiverem intactos, como mostra esquematicamente a Fig. 9.2.

A apneuse é causada provavelmente por uma descarga persistente dos neurônios inspiratórios bulbares. Portanto, o centro apnêustico pode ser o local de "desvio de atalho inspiratório" normal; ou seja, é o local de projeção e integração de vários tipos de informação aferente que pode *encerrar a inspiração*. A apneuse resulta da inativação do mecanismo de atalho inspiratório. O grupo específico de neurônios que funcionam como o centro apnêustico ainda não foi identificado, mas deve ficar localizado em algum local entre as linhas rotuladas como II e III na Fig. 9.2.

## GRUPOS RESPIRATÓRIOS PONTINOS

Se o tronco cerebral (encefálico) for seccionado imediatamente abaixo do colículo inferior, conforme denota a linha rotulada como I na Fig. 9.2, o padrão respiratório mostra um equilíbrio essencialmente normal entre inspiração e expiração, até mesmo quando os nervos vagos são seccionados. Como vimos na seção precedente, as transecções feitas abaixo da linha rotulada como II na Fig. 9.2 resultam em apneuse na ausência dos nervos vagos. Um grupo de neurônios respiratórios conhecido como *grupos respiratórios pontinos* (designados antigamente *centro pneumotáxico*), portanto, funciona para modular a atividade do centro apnêustico. Essas células, localizadas na parte superior da protuberância (ponte de Varólio) no *núcleo parabraquial medial* e no *núcleo de Kölliker-Fuse* (mostrados na Fig. 9.3), funcionam provavelmente para uma "regulagem mais exata" do padrão respiratório. A estimulação elétrica dessas estruturas pode resultar em sincronização da atividade dos nervos frênicos com o estímulo ou a mudança prematura da inspiração para a expiração e vice-versa. A informação aferente acerca da insuflação pulmonar pode diminuir a atividade dos grupos respiratórios pontinos, o que, por sua vez, pode funcionar modulando o limiar para o atalho inspiratório da insuflação pulmonar. Os grupos respiratórios pontinos podem modular também a resposta do sistema de controle respiratório a outros estímulos, tais como hipercapnia e hipoxia.

## VIAS MEDULARES

Os axônios que se projetam a partir do GRD, do GRV, do córtex cerebral e de outras áreas supra-espinhais descem na substância branca da medula espinhal a fim de influenciarem o diafragma e os músculos intercostais e abdominais da respiração, como já vimos. No nível desses motoneurônios respiratórios medulares, existe integração das influências descendentes assim como a presença de reflexos medulares locais que podem afetar esses motoneurônios. Os axônios descendentes com atividade inspiratória excitam os motoneurônios frênicos e intercostais externos e inibem também os motoneurônios intercostais internos por estimularem os interneurônios inibitórios medulares. Eles são inibidos ativamente durante as fases expiratórias do ciclo respiratório.

As vias ascendentes na medula espinhal, que conduzem informação proveniente dos receptores da dor, do toque e da temperatura, assim como dos proprioceptores, também podem influir na respiração, como veremos na próxima seção. As fibras inspiratórias e expiratórias parecem estar separadas da medula espinhal.

## MECANISMOS REFLEXOS DO CONTROLE RESPIRATÓRIO

Um grande número de sensores localizados nos pulmões, no sistema cardiovascular, nos músculos e tendões, e na pele e nas vísceras pode induzir alterações reflexas no controle da respiração. Esses sensores estão sintetizados no Quadro 9.1.

### Reflexos respiratórios com origem nos receptores pulmonares de estiramento

Três reflexos respiratórios podem ser responsáveis pela estimulação dos receptores pulmonares de estiramento: o reflexo de insuflação de Hering-Breuer, o reflexo de desinsuflação de Hering-Breuer e o reflexo "paradoxal" de Head.

#### REFLEXO DE INSUFLAÇÃO DE HERING-BREUER

Em 1868, Breuer e Hering relataram que uma distensão persistente dos pulmões em animais anestesiados reduzia a freqüência do esforço inspiratório ou acarretava uma apnéia transitória. O estímulo para esse reflexo é a insuflação pulmonar. Os sensores são *receptores de estiramento* localizados dentro do músculo liso das grandes e pequenas vias respiratórias. Às vezes são denominados *receptores pulmonares de estiramento de adaptação lenta*, pois sua atividade é mantida com estiramentos persistentes. A via aferente consiste em grandes fibras mielinizadas no vago; como já foi mencionado, essas fibras parecem penetrar no tronco cerebral (encefálico) e projetar-se para os GRD, o centro apnêustico e os grupos respiratórios pontinos. O ramo eferente do reflexo consiste em broncodilatação, além de apnéia ou de lentidão da freqüência ventilatória (em virtude de um aumento no período gasto na expiração) já mencionadas. A insuflação pulmonar causa também efeitos reflexos no sistema cardiovascular: insuflações pulmonares moderadas acarretam aumento na freqüência cardíaca e podem causar ligeira vasoconstrição; insuflações muito significativas podem causar redução na freqüência cardíaca e na resistência vascular sistêmica.

Originalmente acreditava-se que o reflexo de insuflação de Hering-Breuer era um importante determinante da freqüência e da profundidade da ventilação. Animais anestesiados e vagotomizados respiram muito mais profundamente e com menor freqüência do que acontecia antes de seus nervos vagos terem sido seccionados. Portanto, admitia-se que o reflexo de insuflação de Hering-Breuer atua tonicamente para limitar o volume corrente e estabelecer a profundidade e a freqüência da respiração. Estudos mais recentes em seres humanos não-anestesiados lançaram dúvidas acerca dessa conclusão, pois o limiar central do reflexo é muito mais alto que o volume corrente normal durante a respiração eupnéica. Em geral são necessários volumes correntes de 800 a 1.500 mℓ para desencadear esse reflexo em adultos eupnéicos conscientes. O reflexo de insuflação de Hering-Breuer pode ajudar a minimizar o trabalho da respiração por inibir os grandes volumes correntes (ver Cap. 2) assim como por prevenir a distensão excessiva dos alvéolos na vigência de grandes volumes. Pode ser importante no controle da respiração em bebês. Os lactentes têm limiares do reflexo de insuflação de Hering-Breuer dentro das variações de seus volumes correntes normais, e o reflexo pode ser uma influência importante em seus volumes correntes e suas freqüências respiratórias.

## Reflexo de Desinsuflação de Hering-Breuer

Breuer e Hering observaram também que a *desinsuflação* brusca dos pulmões acarreta aumento na freqüência ventilatória. Isso pode resultar de *menor* atividade dos receptores de estiramento ou da estimulação de outros receptores pulmonares, ou dos receptores de adaptação rápida como os receptores irritantes e os receptores J, como veremos adiante neste capítulo. A via aferente é o vago e o efeito é uma hiperpnéia. Esse reflexo pode ser responsável pela ventilação aumentada induzida quando os pulmões são desinsuflados anormalmente, como acontece no pneumotórax, ou pode desempenhar algum papel nas incursões respiratórias profundas espontâneas periódicas ("suspiros") que ajudam a prevenir a atelectasia. Esses suspiros ocorrem ocasional e irregularmente durante o transcorrer de uma respiração espontânea tranqüila e normal. Consistem em inspiração lenta e profunda (maior que um volume corrente normal) seguida de expiração lenta e profunda. Essa resposta parece ser muito importante, pois os pacientes mantidos em ventiladores mecânicos precisarão receber grandes volumes correntes ou incursões respiratórias profundas e periódicas, pois do contrário acabarão desenvolvendo atelectasia difusa, que pode resultar em hipoxemia arterial.

O reflexo de desinsuflação de Hering-Breuer pode ser muito importante por ajudar a manter *ativamente* as capacidades residuais funcionais (CRF) dos lactentes. É extremamente improvável que as CRF de lactentes sejam determinadas passivamente como aquelas de adultos, pois o recuo interno de seus pulmões é consideravelmente maior que o recuo externo de suas paredes torácicas muito complacentes.

## Reflexo Paradoxal de Head

Em 1889, Henry Head realizou experiências destinadas a mostrar os efeitos do reflexo de insuflação de Hering-Breuer sobre o controle da respiração. Em vez de seccionar

***Quadro 9.1*** Mecanismos reflexos do controle respiratório

| Estímulo | Nome do reflexo | Receptor | Via aferente | Efeitos |
|---|---|---|---|---|
| Insuflação pulmonar | Reflexo de insuflação de Hering-Breuer | Receptores de estiramento dentro do músculo liso das vias respiratórias grandes e pequenas | Vago | Respiratórios<br>Parada do esforço inspiratório, apnéia ou freqüência respiratória reduzida; broncodilatação<br>Cardiovasculares<br>Freqüência cardíaca aumentada, ligeira vasoconstrição |
| Desinsuflação pulmonar | Reflexo de desinsuflação de Hering-Breuer | Possivelmente receptores J, receptores irritantes nos pulmões ou receptores de estiramento nas vias respiratórias | Vago | Respiratórios<br>Hiperpnéia |
| Insuflação pulmonar | Reflexo paradoxal de Head | Receptores de estiramento nos pulmões | Vago | Respiratórios<br>Inspiração |
| Pressão negativa nas vias respiratórias superiores | Reflexo dilatador faríngeo | Receptores no nariz, na boca, nas vias respiratórias superiores | Trigêmeo, laríngeo, glossofaríngeo | Respiratórios<br>Contração dos músculos dilatadores faríngeos |
| Irritação mecânica ou química das vias respiratórias | Tosse<br><br>Espirro | Receptores nas vias respiratórias superiores, árvore traqueobrônquica<br>Receptores na mucosa nasal | Vago<br><br>Trigêmeo, olfatório | Respiratórios<br>Tosse; broncoconstrição<br>Espirro; broncoconstrição<br>Cardiovasculares<br>Pressão arterial elevada |
| Imersão da face* | Reflexo de mergulho | Receptores na mucosa nasal e na face | Trigêmeo | Respiratórios<br>Apnéia<br>Cardiovasculares<br>Redução da freqüência cardíaca; vasoconstrição |
| Embolia pulmonar | | Receptores J nos vasos pulmonares | Vago | Respiratórios<br>Apnéia ou taquipnéia |

(*continua*)

***Quadro 9.1*** Mecanismos reflexos de controle respiratório (*continuação*)

| Estímulo | Nome do reflexo | Receptor | Via aferente | Efeitos |
|---|---|---|---|---|
| Congestão vascular pulmonar | | Receptores J nos vasos pulmonares | Vago | Respiratórios<br>Taquipnéia, possivelmente sensação de dispnéia |
| Substâncias químicas específicas na circulação pulmonar | Quimiorreflexo pulmonar | Receptores J nos vasos pulmonares | Vago | Respiratórios<br>Apnéia ou taquipnéia; broncoconstrição |
| $Pa_{O_2}$ baixa, $Pa_{CO_2}$ alta, pHa baixo | Reflexo quimiorreceptor arterial | Glomos caróticos, glomos para-aórticos | Glossofaríngeo, vago | Respiratórios<br>Hiperpnéia; broncoconstrição, dilatação das vias respiratórias superiores<br>Cardiovasculares<br>Redução da freqüência cardíaca (efeito direto), vasoconstrição |
| Pressão arterial sistêmica elevada | Reflexo barorreceptor arterial | Receptores de estiramento do seio carotídeo, receptores de estiramento do arco aórtico | Glossofaríngeo, vago | Respiratórios<br>Apnéia, broncodilatação<br>Cardiovasculares<br>Redução da freqüência cardíaca, vasodilatação etc. |
| Estiramento (distensão) de músculos, tendões, movimento das articulações | | Fusos musculares, órgãos tendinosos, propriorreceptores | Várias vias espinhais | Respiratórios<br>Proporcionam um controlador respiratório com *feedback* acerca do trabalho da respiração, a estimulação dos propriorreceptores nas articulações acarreta hiperpnéia |
| Dor somática | | Receptores da dor | Várias vias espinhais | Respiratórios<br>Hiperpnéia<br>Cardiovasculares<br>Aumento da freqüência cardíaca, vasoconstrição etc. |

*Abordada no Cap. 11.

os nervos vagos, ele decidiu bloquear sua função pelo esfriamento até 0°C. À medida que reaquecia os nervos vagos, ele observava que, na situação de um bloqueio *parcial* seletivo dos nervos vagos, a insuflação pulmonar acarreta uma inspiração adicional em vez da apnéia esperada quando os nervos vagos eram completamente funcionais. Os receptores para esse reflexo paradoxal estão localizados nos pulmões, porém sua localização precisa é desconhecida. A informação aferente é conduzida no vago; o efeito é uma inspiração muito profunda. Esse reflexo pode estar envolvido também na resposta representada pelos suspiros, ou pode estar envolvido na geração da primeira incursão respiratória do recém-nascido; deverão ser gerados esforços inspiratórios muito significativos para insuflar os pulmões cheios de líquido.

## Reflexos respiratórios com origem nos receptores das vias respiratórias e dos pulmões

### Reflexo Dilatador Faríngeo

Como vimos no Cap. 2, a pressão negativa nas vias respiratórias superiores induz uma contração reflexa dos músculos dilatadores faríngeos. Os receptores parecem estar localizados no nariz, na boca e nas vias respiratórias superiores. As vias aferentes parecem estar nos nervos trigêmeo, laríngeo e glossofaríngeo.

### Receptores Irritantes

A irritação mecânica ou química das vias respiratórias (e, possivelmente, dos alvéolos) pode induzir tosse ou espirro reflexo, ou pode acarretar hiperpnéia, broncoconstrição e elevação da pressão sanguínea. Os receptores estão localizados na mucosa nasal, nas vias respiratórias superiores, na árvore traqueobrônquica e, possivelmente, nos próprios alvéolos. Aqueles existentes nas vias respiratórias mais calibrosas da árvore traqueobrônquica, que também respondem ao estiramento, às vezes são denominados *receptores pulmonares de estiramento de adaptação rápida*, pois sua atividade diminui rapidamente durante um estímulo persistente. As vias aferentes são os nervos vagos para todos os receptores, exceto aqueles localizados na mucosa nasal, que enviam informação na direção central por meio dos tratos trigeminal e olfatório. Os reflexos da tosse e do espirro são abordados em mais detalhe no Cap. 10.

## Reflexos respiratórios com origem nos receptores vasculares pulmonares (receptores J)

A embolia pulmonar acarreta apnéia ou respiração rápida e superficial (taquipnéia); a congestão vascular pulmonar causa taquipnéia. A injeção de substâncias químicas, como fenildiguanida e capsaicina, dentro da circulação pulmonar também pode induzir apnéia ou respiração rápida e superficial. Admite-se que os receptores responsáveis pela iniciação dessas respostas estão localizados nas paredes dos capilares pulmonares ou no interstício; por isso, recebem a designação de *receptores J* (de capilares justapulmonares). A estimulação desses receptores por congestão vascular pulmonar ou por aumento no volume do líquido intersticial pulmonar resulta em taquipnéia; menor estimulação dos receptores causada por êmbolos pulmonares que obstruem os vasos *proximais* aos capilares resulta em ventilação reduzida. Além disso, esses receptores podem ser responsáveis pela *dispnéia* (uma sensação de respiração difícil ou trabalhosa) observada durante a congestão vascular pulmonar e edema secundários a insuficiência ventricular esquerda ou até mesmo a dispnéia relatada por pessoas sadias no início de um exercício. As vias aferentes desses reflexos são as fibras vagais não-mielinizadas de condução lenta. Outras possíveis causas de dispnéia são mostradas no Quadro 9.2.

## Reflexos respiratórios com origem no sistema cardiovascular

Os quimiorreceptores arteriais e, em grau muito menor, os barorreceptores arteriais, podem exercer grande influência sobre o sistema de controle respiratório. O papel dos quimiorreceptores arteriais no controle da ventilação será abordado em mais detalhe nas próximas seções deste capítulo e será exposto aqui apenas resumidamente.

### Quimiorreceptores Arteriais

Os quimiorreceptores arteriais estão localizados bilateralmente nos corpúsculos carotídeos, que se situam próximo às bifurcações das artérias carótidas comuns, e nos corpúsculos aórticos, que se localizam no arco da aorta. Respondem a $P_{O_2}$ arteriais baixas, a $P_{CO_2}$ arteriais altas e a pH arteriais baixos, e os corpúsculos carotídeos em geral são capazes de maior resposta que os corpúsculos aórticos. A via aferente do corpúsculo carotídeo é o nervo de Hering, um ramo do nervo glossofaríngeo;

***Quadro 9.2*** Estímulos postulados como causadores de dispnéia

| Estímulos | Receptores | Exemplo de doença clínica |
|---|---|---|
| Estímulos vasculares | | |
| Pressão atrial direita | Receptores de estiramento atriais direitos | Insuficiência cardíaca congestiva |
| Pressão ventricular direita | Receptores de estiramento ventriculares direitos | Insuficiência cardíaca congestiva<br>Estenose pulmonar |
| Pressão na artéria pulmonar | Receptores de estiramento na artéria pulmonar | Hipertensão pulmonar primária |
| Pressão atrial esquerda | Receptores de estiramento atriais esquerdos | Doença da valva mitral |
| Estímulos mecânicos | | |
| Inadequações de comprimento-tensão dos músculos respiratórios | Fusos musculares | Derrame pleural, Pneumotórax |
| Hiperinsuflação pulmonar | Receptores de estiramento (vagais) | Enfisema bolhoso |
| Deformação do interstício pulmonar | Receptores J (vagais) | Edema pulmonar<br>Pneumonia |
| Estímulos humorais | | |
| Hipoxemia | Glomos caróticos | Doenças pulmonares |
| Hipercapnia | Glomos caróticos<br>Quimiorreceptores centrais | Doença pulmonar obstrutiva crônica |
| Acidose | Glomos caróticos<br>Quimiorreceptores centrais | Cardiovascular |
| Movimento das extremidades | Mecanorreceptores<br>Metaborreceptores | Nenhuma relatada |
| Psicogênico | Córtex cerebral | Psiconeurose |

Reproduzido, com autorização, de Wasserman e Casaburi, Annual Review of Medicine, vol. 39, *copyright* © 1988 by Annual Reviews, Inc.

a via aferente do corpúsculo aórtico é o vago. Os efeitos reflexos da estimulação dos quimiorreceptores arteriais são hiperpnéia, broncoconstrição, dilatação das vias respiratórias *superiores* e elevação da pressão arterial. O efeito *direto* da estimulação dos quimiorreceptores arteriais é uma redução na freqüência cardíaca; no entanto, isso costuma ser mascarado por um aumento na freqüência cardíaca secundário a aumento na insuflação pulmonar.

#### Barorreceptores Arteriais

Os barorreceptores arteriais exercem uma influência pequena no controle da ventilação. Os barorreceptores são receptores de estiramento que são responsivos às mudanças na pressão. Estão localizados nos seios carotídeos, situados na origem das artérias carótidas internas próximo da bifurcação das artérias carótidas comuns, e no arco aórtico. As vias aferentes são os nervos de Hering e o nervo glossofaríngeo para os barorreceptores carotídeos e o nervo vago para os barorreceptores aórticos. Os efeitos da estimulação dos barorreceptores arteriais por uma pressão arterial elevada são breve apnéia e broncodilatação.

### Reflexos respiratórios com origem nos músculos e tendões

A estimulação dos receptores localizados nos músculos, nos tendões e nas articulações pode acelerar a ventilação. Estão incluídos receptores nos músculos da respiração (p. ex., fusos musculares) e no gradil costal assim como em outros músculos esqueléticos, articulações e tendões. Esses receptores podem desempenhar papel importante no sentido de ajustar o esforço ventilatório às cargas de trabalho elevadas e podem ajudar a minimizar o trabalho da respiração. Podem participar também na iniciação e na manutenção de uma ventilação elevada que ocorre durante o exercício, como veremos adiante neste capítulo. A informação aferente sobe até o controlador respiratório por meio da medula espinhal, como mencionamos previamente neste capítulo.

### Respostas respiratórias reflexas à dor

A dor somática em geral causa hiperpnéia; a dor visceral em geral causa apnéia ou uma ventilação reduzida.

## INFLUÊNCIAS DOS CENTROS SUPERIORES

A ritmicidade espontânea gerada no centro respiratório bulbar pode ser subjugada por completo (pelo menos temporariamente) por influências provenientes dos centros cerebrais superiores. De fato, as maiores ventilações-minuto que podem ser obtidas de seres humanos sadios e conscientes podem ser alcançadas *voluntariamente*, ultrapassando aquelas obtidas com estímulos de exercício intenso, hipercapnia ou hipoxia. Este é o conceito subjacente para o teste da ventilação voluntária máxima (VVM) usado para avaliar o sistema respiratório. Inversamente, o ritmo respiratório pode ser suprimido *completamente* por *vários minutos* por apnéia voluntária, até que o impulso químico para a respiração ($P_{CO_2}$ alta e $P_{O_2}$ e pH baixos) venha a sobrepujar a supressão voluntária da respiração no "ponto de ruptura".

Durante a fala, o canto ou o ato de tocar um instrumento de sopro, o ciclo normal de inspiração e expiração é modificado automaticamente pelos centros cerebrais superiores. Em certos estados emocionais pode ocorrer uma hiperventilação crônica tão intensa a ponto de acarretar alcalose respiratória, como vimos no Cap. 8.

## RESPOSTA AO DIÓXIDO DE CARBONO

O sistema de controle respiratório normalmente reage de maneira muito efetiva a alterações no ambiente "químico" interno do corpo. Modificações na $P_{CO_2}$ corporal, no pH e na $P_{O_2}$ resultam em alterações na ventilação alveolar destinadas a recolocar essas variáveis em seus valores normais. Unidades neuroniais especiais denominadas *quimiorreceptores* alteram sua atividade quando seu próprio ambiente químico local se modifica e podem, portanto, proporcionar ao controlador respiratório central a informação aferente necessária para que sejam feitos os ajustes apropriados na ventilação alveolar que irão modificar a $P_{CO_2}$, o pH e a $P_{O_2}$ corporais totais. Portanto, o sistema de controle respiratório funciona como um *sistema de feedback negativo*.

As pressões parciais do dióxido de carbono no sangue arterial e no líquido cérebro-espinhal representam provavelmente os influxos mais importantes para o sistema de controle ventilatório no sentido de estabelecer os níveis de volume corrente e a freqüência ventilatória de uma incursão respiratória para outra. (Evidentemente, as mudanças no dióxido de carbono induzem mudanças na concentração hidrogeniôntica e, assim sendo, poderá ser difícil separar os efeitos desses dois estímulos.) Um nível elevado de dióxido de carbono constitui um estímulo muito poderoso para a ventilação: apenas a hiperventilação voluntária e a hiperpnéia do exercício conseguem ultrapassar a ventilação-minuto obtida com a hipercapnia. Entretanto, a $P_{CO_2}$ arterial é controlada com tanta exatidão que haverá pouquíssima mudança (< 1 mmHg) durante um exercício tão intenso que seria capaz de aumentar em 10 vezes a produção metabólica de dióxido de carbono.

Uma elevação aguda nos níveis de dióxido de carbono no ar inspirado (a $FI_{CO_2}$) acarreta aumento na ventilação-minuto. O efeito será mais pronunciado com valores da $FI_{CO_2}$ na variação de 0,05 a 0,10 (5 a 10% de $CO_2$ no gás inspirado), que produzem $P_{CO_2}$ alveolares entre aproximadamente 40 e 70 mmHg. Acima de 10 a 15% de $CO_2$ no ar inspirado, haverá pouquíssimo aumento adicional na ventilação alveolar: $P_{CO_2}$ arteriais muito altas (> 70 a 80 mmHg) podem produzir diretamente uma depressão respiratória. (As $P_{CO_2}$ arteriais muito *baixas* causadas pela hiperventilação podem acarretar uma apnéia temporária, em virtude do menor impulso ventilatório. O dióxido de carbono produzido metabolicamente irá acumular-se em seguida e restaurar a respiração normal.)

A resposta fisiológica ao dióxido de carbono elevado depende de sua concentração, e as concentrações baixas no ar inspirado são facilmente toleradas e seu efeito principal consiste em um aumento na ventilação. Os níveis mais altos causam dispnéia, cefaléias intensas secundárias à vasodilatação cerebral causada por uma $Pa_{CO_2}$ elevada, agitação, síncope e embotamento da consciência, além de uma ventilação alveolar grandemente elevada. Perda de consciência, rigidez muscular e tremores ocorrem com concentrações do $CO_2$ inspirado acima de 15%. Com 20 a 30% de dióxido de carbono inspirado, serão produzidas quase imediatamente convulsões generalizadas.

A resposta ventilatória de uma pessoa normal consciente aos níveis fisiológicos de dióxido de carbono é mostrada na Fig. 9.4. As concentrações inspiradas de dióxido de carbono ou a produção metabólica desse gás acompanhada por $P_{CO_2}$ alveolares (e arteriais) na variação de 38 a 50 mmHg induzem um aumento linear

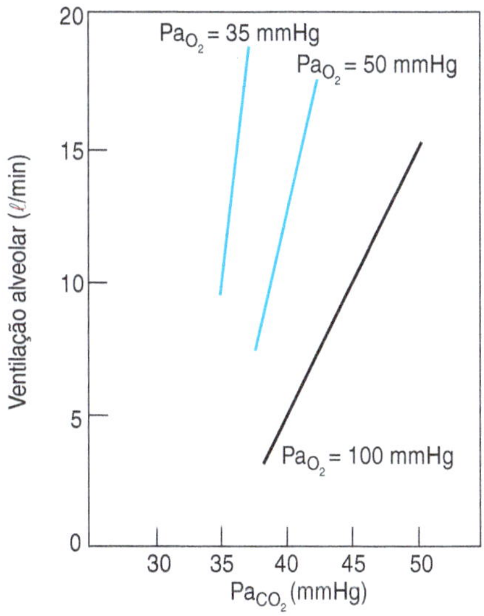


*Fig. 9.4* Curvas da resposta ventilatória ao dióxido de carbono para três diferentes níveis de $P_{O_2}$ arterial.

na ventilação alveolar. A inclinação da linha é bastante íngreme; varia de uma pessoa para outra, com uma inclinação média de 2,0 a 2,5 ℓ/min por mmHg de $Pa_{CO_2}$ para adultos sadios mais jovens. A inclinação diminui com a idade.

A Fig. 9.4 mostra também que a *hipoxia* potencializa a resposta ventilatória ao dióxido de carbono. Para $P_{O_2}$ arteriais mais baixas (p. ex., 35 e 50 mmHg), a curva da resposta é desviada para a esquerda e a inclinação torna-se mais íngreme. Ou seja, para qualquer $P_{CO_2}$ arterial, a resposta ventilatória é maior para uma $P_{O_2}$ arterial mais baixa. Isso pode ser causado pelos efeitos da hipoxia em nível dos próprios quimiorreceptores ou em locais de integração mais altos; mudanças no equilíbrio ácido-básico central secundárias a hipoxia também podem contribuir para a resposta exacerbada.

Outras influências sobre a curva da resposta ao dióxido de carbono são ilustradas na Fig. 9.5. O sono desvia a curva ligeiramente para a direita. Normalmente, a $P_{CO_2}$ arterial aumenta durante o sono com ondas lentas, subindo até alcançar 5 a 6 mmHg durante o sono profundo. Por causa desse desvio para a direita na curva de resposta ao $CO_2$ durante o sono não-REM, assim como de outras evidências, é possível que haja um componente "de vigília" do impulso respiratório. Portanto, durante o sono não-REM, o influxo proveniente dos quimiorreceptores constituiria o único impulso respiratório. Uma resposta deprimida ao dióxido de carbono durante o sono pode estar envolvida na apnéia do sono central, condição caracterizada por períodos anormalmente longos (1 a 2 min) entre as incursões respiratórias durante o sono. Essa ausência de impulso respiratório central constitui condição potencialmente perigosa tanto em lactentes quanto em adultos. (Na *apnéia do sono obstrutiva*, o controlador respiratório central emite a ordem para respirar, porém a via respiratória superior está obstruída porque os músculos faríngeos não se contraem adequadamente, por existir muitíssima gordura ao redor da faringe ou porque a língua bloqueia a via respiratória.) Narcóticos e anestésicos podem deprimir profundamente a resposta ventilatória ao dióxido de carbono. Na verdade, a depressão respiratória constitui a causa mais comum de morte nos casos de *overdose* de alcalóides opiáceos e seus derivados, de barbitúricos e da maioria dos anestésicos. As endorfinas também deprimem a resposta ao dióxido de carbono.

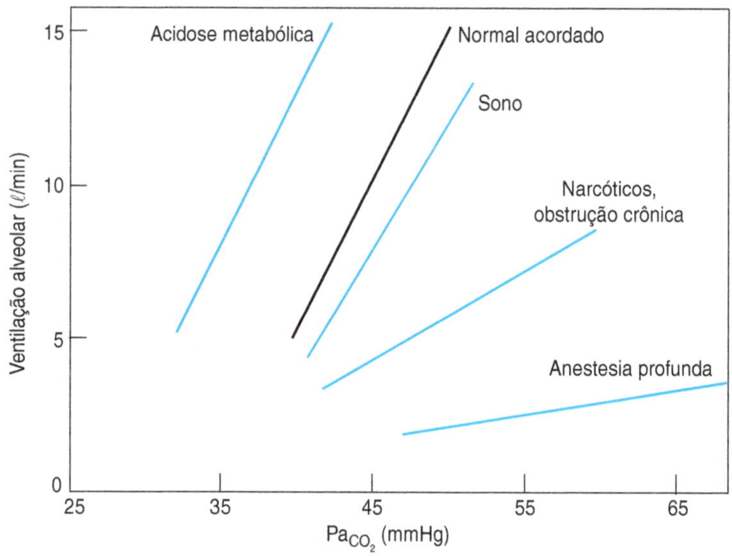


*Fig. 9.5* Efeitos do sono, dos narcóticos, da doença pulmonar obstrutiva crônica, anestesia profunda e acidose metabólica sobre a resposta ventilatória ao dióxido de carbono.

As doenças pulmonares obstrutivas crônicas deprimem a resposta ventilatória à hipercapnia, em parte por causa do impulso ventilatório deprimido secundário a alterações ácido-básicas centrais e também porque o trabalho da respiração pode ser tão intenso que não se consegue mais um aumento normal na ventilação. A acidose metabólica desloca a curva de resposta ao dióxido de carbono para a esquerda, indicando que, para qualquer $Pa_{CO_2}$, a ventilação aumenta durante a acidose metabólica.

Como já foi discutido, o sistema de controle respiratório constitui um sistema de *feedback* negativo, o que é exemplificado pela resposta ao dióxido de carbono. Uma maior *produção metabólica* de dióxido de carbono induz um aumento no dióxido de carbono que chega ao pulmão. Se a ventilação alveolar permanecesse constante, a $P_{CO_2}$ alveolar aumentaria, o mesmo ocorrendo com a $P_{CO_2}$ arterial e cérebro-espinhal, o que estimula a ventilação alveolar. Uma ventilação alveolar aumentada reduz a $P_{CO_2}$ arterial e a alveolar, como foi abordado no Cap. 3 (ver Fig. 3.10), recolocando a $P_{CO_2}$ em seu valor original, como mostra a Fig. 9.6.

A curva rotulada como A na Fig. 9.6 mostra o efeito de um aumento na ventilação (aqui $\dot{V}_I$, ou o volume-minuto inspirado em litros por minuto) sobre a $P_{CO_2}$ arterial. Observe que a variável independente para a curva A fica na *ordenada* e que a variável dependente fica na abscissa. Na verdade, esse gráfico é o mesmo mostrado na parte superior da Fig. 3.10. A curva B é a resposta ventilatória em estado estável (equilíbrio dinâmico) as $P_{CO_2}$ arteriais elevadas, como aquelas obtidas quando se aumenta o percentual de dióxido de carbono inspirado — ou seja, é uma curva de resposta típica ao $CO_2$ (como aquela visualizada na Fig. 9.4). O ponto no qual as duas curvas se cruzam é o "ponto decisivo" (*set point*) para o sistema, normalmente uma $Pa_{CO_2}$ de 40 mmHg.

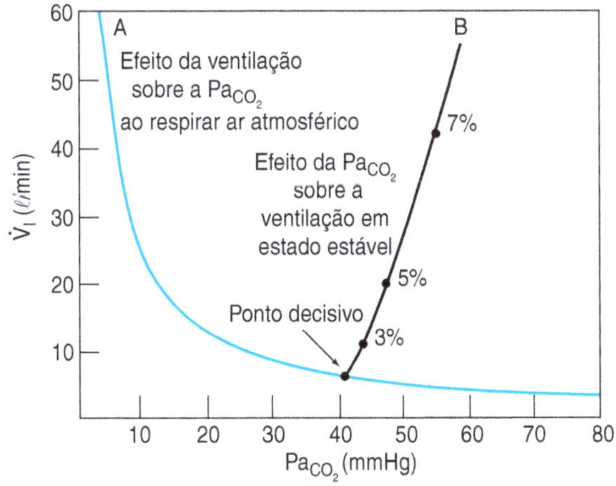


***Fig. 9.6*** *Curva A*: efeito da ventilação sobre a $P_{CO_2}$ arterial. Observe que a ventilação é a variável independente e a $Pa_{CO_2}$ é a variável dependente. *Curva B*: resposta ventilatória em estado estável (equilíbrio dinâmico) a uma $Pa_{CO_2}$ elevada, conforme obtida ao respirar mistura de dióxido de carbono. (De Berger, 1977. Reproduzido, com autorização, do New England Journal of Medicine.)

Como se pode ver na Fig. 9.7, o sistema de controle respiratório constitui um sistema de *feedback* negativo, sendo a $P_{CO_2}$, o pH e a $P_{O_2}$ as variáveis controladas. Para funcionar como um sistema de *feedback* negativo, o controlador respiratório deverá receber informação acerca do nível das variáveis controladas a partir dos sensores existentes no sistema. Esses sensores, ou quimiorreceptores, estão localizados no sistema arterial sistêmico e no próprio cérebro. Os quimiorreceptores arteriais, que recebem com freqüência a designação *quimiorreceptores periféricos*, estão localizados nos corpúsculos carotídeos e aórticos (glomos caróticos e glomos para-aórticos); os *quimiorreceptores centrais* estão localizados bilateralmente próximo da superfície ventrolateral do bulbo no tronco cerebral. Estudos recentes sugeriram que podem existir outros locais quimiorreceptores centrais no tronco cerebral (p. ex., próximo da superfície dorsal nas vizinhanças do NTS e do *locus* cerúleo). Os quimiorreceptores periféricos estão expostos ao sangue arterial; os quimiorreceptores centrais estão expostos ao líquido cérebro-espinhal. Portanto, os quimiorreceptores centrais estão localizados no lado *cerebral* da barreira hematencefálica. Os quimiorreceptores tanto periféricos quanto centrais respondem a elevações na pressão parcial do dióxido de carbono, embora a resposta possa estar relacionada com o aumento local na concentração hidrogeniôntica que ocorre com uma $P_{CO_2}$ elevada. Ou seja, os sensores podem estar respondendo à maior concentração de dióxido de carbono, ao aumento subsequente na concentração hidrogeniôntica, ou a ambos.

## QUIMIORRECEPTORES PERIFÉRICOS

Os quimiorreceptores periféricos aumentam seu ritmo de acionamento em resposta a uma $P_{CO_2}$ arterial aumentada, a uma $P_{O_2}$ arterial reduzida, ou a um pH arterial mais baixo. Existe considerável tráfego de impulsos nas fibras aferentes provenientes dos

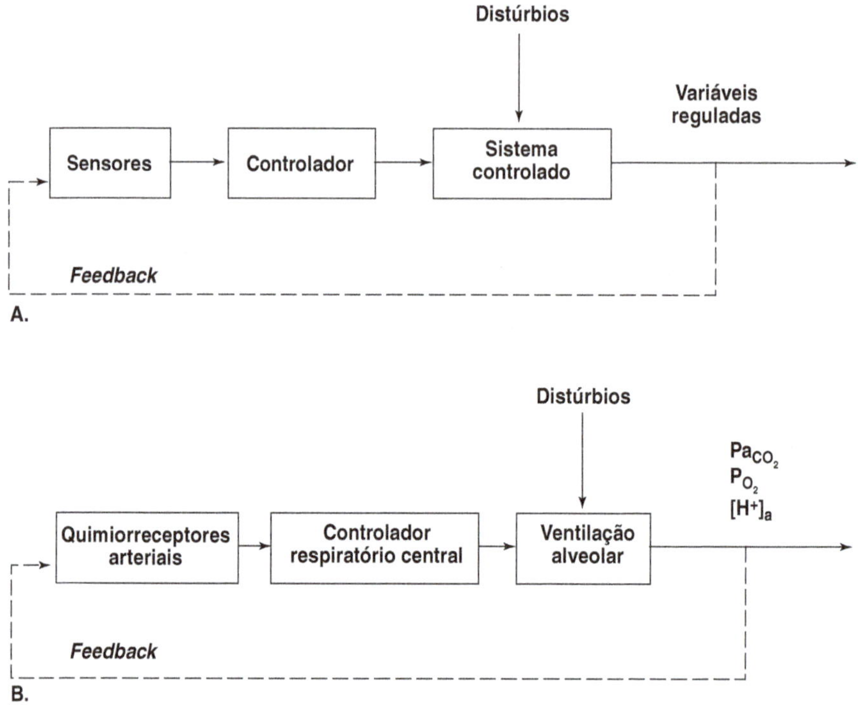


*Fig. 9.7* Sistemas de controle por *feedback* negativo: **A:** esquema geral de um sistema de controle por *feedback* negativo. **B:** como o sistema de controle respiratório funciona como um sistema de controle por *feedback* negativo. Observe que os quimiorreceptores centrais também atuam como sensores para o sistema de controle respiratório, sendo a $P_{CO_2}$ e o pH do líquido cérebro-espinhal as variáveis reguladas que realimentam os sensores.

quimiorreceptores arteriais para níveis normais de $P_{O_2}$, $P_{CO_2}$ e pH arteriais. A resposta dos receptores é tanto suficientemente rápida quanto suficientemente sensível a ponto de poder transmitir informação ao centro respiratório bulbar acerca das alterações a cada incursão respiratória na composição do sangue arterial. Registros realizados para determinar a atividade das fibras aferentes mostraram maior tráfego de impulsos em uma única fibra para $P_{CO_2}$ aumentada e pH e $P_{O_2}$ reduzidos, apesar de os sensores propriamente ditos poderem não reagir a todos os três estímulos. Os corpúsculos carotídeos (glomos caróticos) parecem exercer influência muito maior sobre o controlador respiratório que os corpúsculos aórticos (glomos para-aórticos), especialmente no que concerne a $P_{O_2}$ e pH reduzidos; os corpúsculos aórticos podem exercer maior influência sobre o sistema cardiovascular. As maiores concentrações de íons potássio no sangue arterial também podem estimular os quimiorreceptores arteriais.

A resposta dos quimiorreceptores arteriais modifica-se *quase linearmente* com a $P_{CO_2}$ arterial ao longo da variação de 20 a 60 mmHg. Ainda não foi esclarecido o mecanismo exato do funcionamento dos quimiorreceptores. O glomo carótico tem um fluxo sanguíneo muito abundante (estima-se que pode alcançar até 2.000 mℓ/100 g de tecido por minuto) e uma diferença arteriovenosa de oxigênio muito pequena (de aproximadamente 0,5 mℓ de $O_2$/100 mℓ de sangue), apesar de apresentar uma das taxas metabólicas mais altas do organismo. Certos medicamentos e venenos enzimáticos que bloqueiam a cadeia do citocromo ou a formação do trifosfato de adenosina (ATP) estimulam o glomo carótico. Por exemplo, tanto o cianeto quanto o dinitrofenol estimulam o glomo carótico; isso pode estar relacionado com o efeito estimulante da hipoxia sobre os quimiorreceptores arteriais. Alguns estudos mostraram que dois tipos diferentes de citocromo $a_3$, com afinidades diferentes pelo oxigênio, estão presentes no glomo carótico. Os estimuladores ganglionares, como a nicotina, também estimulam o glomo carótico. O mecanismo para transduzir uma $P_{O_2}$ arterial baixa, como aquela da vasoconstrição pulmonar hipóxica, podem envolver a inibição da permeabilidade das células quimiossensíveis aos íons de potássio. Isso pode reduzir o fluxo externo de íons potássio e resultar em despolarização dos quimiorreceptores. A heme oxigenase nos citocromos das mitocôndrias nas *células glômicas* dos quimiorreceptores também pode estar envolvida no processo de transdução.

## Quimiorreceptores centrais

Os quimiorreceptores centrais estão expostos ao líquido cérebro-espinhal e não entram em contato direto com o sangue arterial. Como mostra a Fig. 9.8, o líquido cérebro-espinhal é separado do sangue arterial pela barreira hematencefálica. O dióxido de carbono pode difundir-se facilmente através da barreira hematencefálica, porém os íons hidrogênio e os íons bicarbonato não conseguem fazê-lo. Por causa disso, as alterações na $P_{CO_2}$ arterial são transmitidas rapidamente ao líquido cérebro-espinhal, com uma constante temporal de aproximadamente 60 s. Mudanças no pH arterial que não sejam causadas por mudanças na $P_{CO_2}$ levam muito mais tempo para influir no líquido cérebro-espinhal. De fato, o líquido cérebro-espinhal pode sofrer mudanças na concentração hidrogeniôntica *opostas* àquelas observadas no sangue em certas circunstâncias, como será abordado adiante neste capítulo.

A composição do líquido cérebro-espinhal é consideravelmente diferente daquela do sangue, e sua formação ocorre principalmente no plexo coróide dos ventrículos laterais. As enzimas, incluindo a anidrase carbônica, desempenham papel significativo na formação do líquido cérebro-espinhal: o líquido cérebro-espinhal não é meramente um ultrafiltrado do plasma. Normalmente, o pH do líquido cérebro-espinhal é de aproximadamente 7,32, em comparação com o pH de 7,40 para o sangue arterial. A $P_{CO_2}$ do líquido cérebro-espinhal é de aproximadamente 50 mmHg — cerca de 10 mmHg mais alta que a $P_{CO_2}$ arterial normal de 40 mmHg. A concentração de proteínas no líquido cérebro-espinhal fica apenas na variação de 15 a 45 mg/100 mℓ, enquanto a concentração de proteínas no *plasma* varia normalmente de 6,6 a 8,6 g/100 mℓ. Isso não inclui sequer a hemoglobina existente nos eritrócitos. Portanto, o bicarbonato é o único tampão significativo no líquido cérebro-espinhal e sua linha de tamponamento é mais baixa e não chega a ser tão íngreme como aquela do sangue. Assim sendo, a hipercapnia arterial acarretará maiores mudanças na concentração hidrogeniôntica do líquido cérebro-espinhal que aquelas observadas no sangue arterial. O cérebro produz dióxido de carbono como produto final do metabolismo. Os níveis cerebrais de dióxido de carbono são mais altos que aqueles do sangue arterial, o que explica a $P_{CO_2}$ alta do líquido cérebro-espinhal.

Os quimiorreceptores centrais respondem a aumentos locais na concentração hidrogeniôntica ou na $P_{CO_2}$, ou a ambos, porém não respondem à hipoxia.

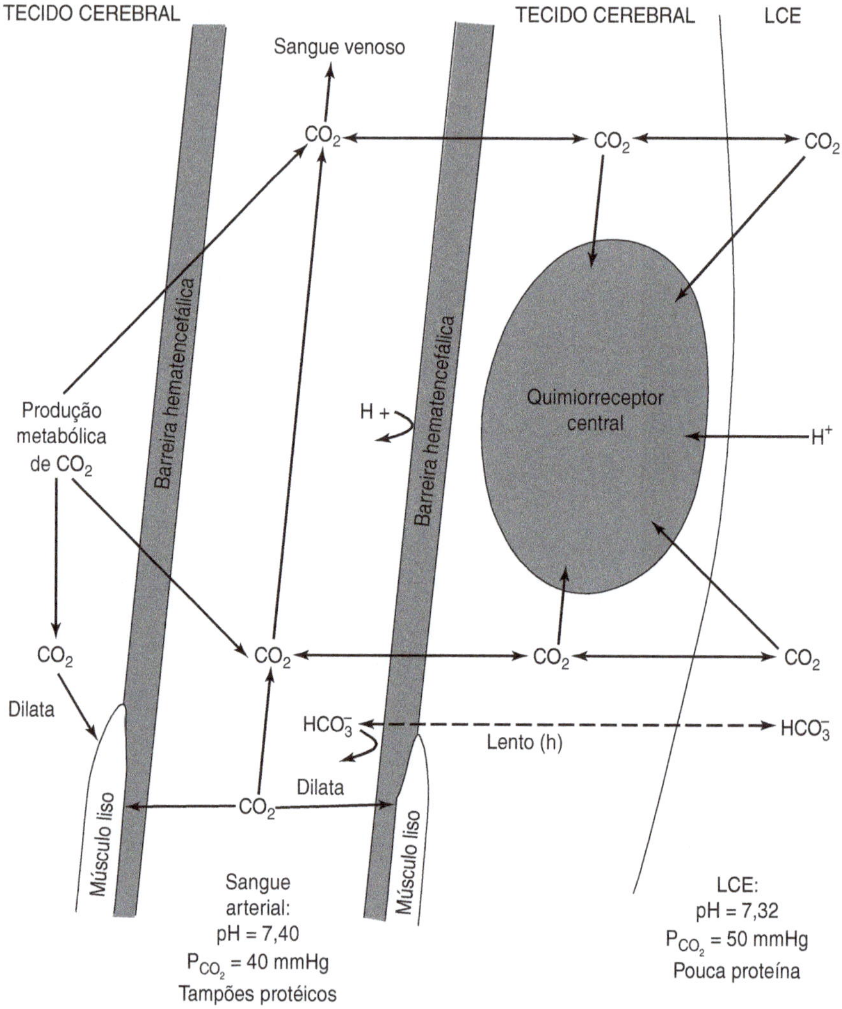


***Fig. 9.8*** Representação dos quimiorreceptores centrais mostrando sua relação com o dióxido de carbono ($CO_2$), os íons hidrogênio ($H^+$) e os íons bicarbonato ($HCO_3^-$) no sangue arterial e no líquido cérebro-espinhal (LCE). O $CO_2$ atravessa facilmente a barreira hematencefálica; os íons $H^+$ e $HCO_3^-$ não conseguem fazê-lo.

As contribuições relativas dos quimiorreceptores periféricos e centrais na resposta ventilatória a níveis elevados de dióxido de carbono dependem da organização temporal em apreço. Animais privados experimentalmente das fibras aferentes provenientes dos quimiorreceptores arteriais e pacientes com corpúsculos carotídeos (glomos carótidos) removidos cirurgicamente mostram cerca de 80 a 90% da resposta normal total em *estado estável* (equilíbrio dinâmico) a concentrações elevadas de dióxido de carbono inspirado proporcionadas nas misturas gasosas hiperóxicas, o que indica que os quimiorreceptores periféricos contribuem com apenas 10 a 20% da resposta em estado estável (em equilíbrio dinâmico). Outros estudos realizados em homens em normoxia indicam que até 1/3 ou metade do *início* da resposta podem ser decorrentes dos quimiorreceptores arteriais quando são feitas mudanças rápidas na $P_{CO_2}$ arterial. Ou seja, os quimiorreceptores centrais podem ser responsáveis principalmente pelo estabelecimento do nível ventilatório em repouso ou pela resposta a longo prazo à inalação de dióxido de carbono, mas os quimiorreceptores periféricos podem ser muito importantes nas respostas transitórias a curto prazo ao dióxido de carbono. Outro autor propôs que os quimiorreceptores arteriais monitoram a ventilação alveolar pela identificação da $P_{CO_2}$ e do pH (e da $P_{O_2}$) arteriais, enquanto os quimiorreceptores centrais monitoram o equilíbrio da $P_{CO_2}$ arterial, do fluxo sanguíneo cerebral e do metabolismo cerebral através da identificação do pH intersticial do cérebro. Muitos pesquisadores acreditam que os quimiorreceptores tanto arteriais quanto centrais respondem à concentração hidrogeniôntica, e não à $P_{CO_2}$. Evidentemente, em geral eles estão tão intimamente relacionados no corpo que será difícil distinguir seus efeitos.

Pesquisas recentes sugeriram outros sensores para o dióxido de carbono no corpo que podem influir no controle da ventilação. Já foram propostos quimiorreceptores localizados na circulação pulmonar ou nas vias respiratórias, mas estes ainda não foram devidamente consubstanciados nem localizados.

## RESPOSTA AOS ÍONS HIDROGÊNIO

A ventilação aumenta quase linearmente com as mudanças na concentração hidrogeniôntica ao longo da variação de 20 a 60 nEq/ℓ, como mostra a Fig. 9.9. Como explicamos no Quadro 9.3, uma acidose metabólica de origem não-cerebral resulta em hiperpnéia decorrente quase inteiramente dos quimiorreceptores periféricos. Os íons hidrogênio atravessam muito lentamente a barreira hematencefálica para que possam afetar inicialmente os quimiorreceptores centrais. A estimulação acidótica dos quimiorreceptores periféricos eleva a ventilação alveolar e a $P_{CO_2}$ arterial cai. Levando-se em conta que a $P_{CO_2}$ do líquido cérebro-espinhal encontra-se de algum modo em equilíbrio dinâmico com a $P_{CO_2}$ arterial, o dióxido de carbono se difunde para fora do líquido cérebro-espinhal e o pH desse líquido *aumenta*, reduzindo assim

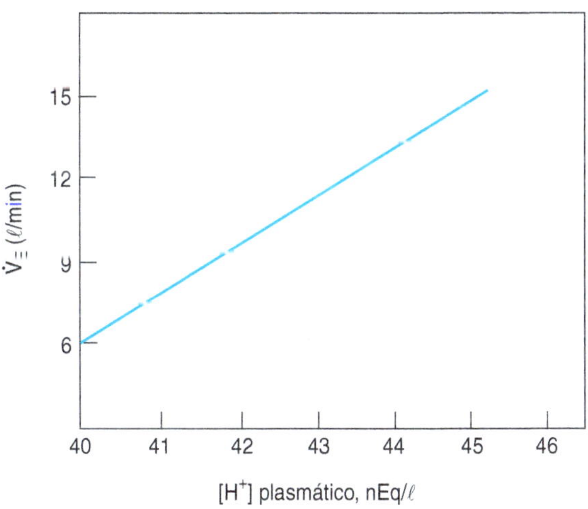


**Fig. 9.9** Resposta ventilatória à concentração hidrogeniôntica aumentada no plasma.

***Quadro 9.3*** Efeitos da acidose metabólica (de origem não-cerebral) sobre o impulso ventilatório dos quimiorreceptores arteriais e centrais

| | Sangue arterial | | | Líquido cérebro-espinhal | | |
|---|---|---|---|---|---|---|
| | pH | $P_{CO_2}$ | Impulso dos quimiorreceptores arteriais | pH | $P_{CO_2}$ | Impulso dos quimiorreceptores centrais |
| Acidose inicial | ↓↓ | Normal | ↑↑ | Normal | Normal | Normal |
| Compensação ventilatória para a acidose arterial | ↓ | ↓↓ | ↑ | Normal | Normal | Normal |
| "Difusão" do $CO_2$ do LCE para o sangue | ↓ | ↓↓ | ↑ | ↑ | ↓ | ↓ |

LCE, líquido cérebro-espinhal.

a estimulação do quimiorreceptor central. Se essa situação dura por um longo período (horas a dias), a concentração de bicarbonato no líquido cérebro-espinhal cai lentamente, levando de volta o pH do líquido cérebro-espinhal para o valor normal de 7,32. Não existe concordância completa acerca do mecanismo pelo qual esse fenômeno ocorre. Ele pode representar a difusão lenta dos íons bicarbonato através da barreira hematencefálica, o transporte ativo de íons bicarbonato para fora do líquido cérebro-espinhal, ou uma menor *formação* de íons bicarbonato pela anidrase carbônica à medida que é formado o líquido cérebro-espinhal.

Mecanismos semelhantes deverão alterar a concentração de bicarbonato no líquido cérebro-espinhal na acidose respiratória crônica da doença pulmonar obstrutiva crônica, pois o pH do líquido cérebro-espinhal é quase normal. Nesse caso, a concentração de bicarbonato no líquido cérebro-espinhal aumenta quase proporcionalmente à sua maior concentração de dióxido de carbono.

## RESPOSTA À HIPOXIA

A resposta ventilatória à hipoxia é decorrente exclusivamente dos quimiorreceptores periféricos. Os glomos caróticos são muito mais importantes nessa resposta do que os glomos para-aórticos, que isoladamente não são capazes de sustentar a resposta ventilatória à hipoxia. Na ausência dos quimiorreceptores periféricos, o efeito de graus cada vez mais altos de hipoxia é uma *depressão* direta progressiva do controlador respiratório central. Portanto, quando os quimiorreceptores periféricos estão intactos, sua influência excitatória sobre o controlador respiratório central terá que compensar o efeito depressor direto da hipoxia.

3 A resposta do sistema respiratório à hipoxia é mostrada na Fig. 9.10. A figura evidencia que, para uma $P_{CO_2}$ arterial normal de aproximadamente 38 a 40 mmHg, ocorre pouquíssimo aumento na ventilação até que a $P_{O_2}$ arterial cai para menos de aproximadamente 50 a 60 mmHg. Como era de se esperar, a resposta à hipoxia é potencializada nas $P_{CO_2}$ arteriais mais altas.

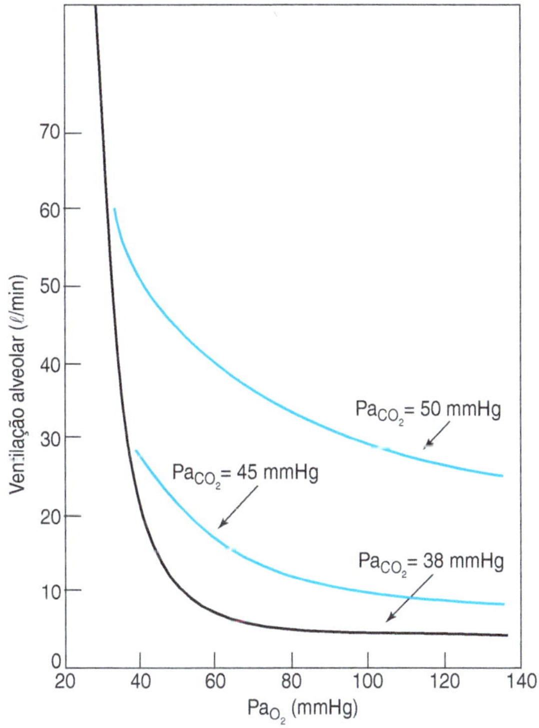


*Fig. 9.10* Respostas ventilatórias à hipoxia para três níveis diferentes de $P_{CO_2}$ arterial.

As experiências mostraram que a resposta respiratória à hipoxia está relacionada muito mais a uma mudança na $P_{O_2}$ do que a uma mudança no *conteúdo em oxigênio*. Portanto, a anemia (sem acidose) não estimula a ventilação, pois a $P_{O_2}$ arterial é normal e os quimiorreceptores arteriais não são estimulados.

Apenas a hipoxia, por estimular a ventilação alveolar, induz uma queda na $P_{CO_2}$ arterial, que pode acarretar uma alcalose respiratória, o que será abordado na seção sobre altitude no Cap. 11.

## RESPOSTA AO EXERCÍCIO

O exercício faz aumentar o consumo de oxigênio e a produção de dióxido de carbono; o sistema de controle ventilatório terá que realizar ajustes que lhe permitirão atender essas demandas aumentadas. A ventilação-minuto aumenta com o nível de exercício; aumenta linearmente tanto com o consumo de oxigênio quanto com a produção de dióxido de carbono até um nível de aproximadamente 60% da capacidade máxima de trabalho do indivíduo. Acima desse nível, a ventilação-minuto aumenta com maior rapidez que o consumo de oxigênio, porém continua subindo proporcionalmente ao aumento na produção de dióxido de carbono. Esse aumento na ventilação acima do consumo de oxigênio para níveis altos de trabalho é causado pela maior produção de ácido láctico que ocorre em decorrência do metabolismo anaeróbico. Os íons hidrogênio liberados nesse processo podem estimular diretamente os quimiorreceptores arteriais; o tamponamento dos íons hidrogênio pelos íons bicarbonato também resulta em produção de dióxido de carbono além daquele que deriva do metabolismo aeróbico.

A resposta ventilatória ao exercício constante em ritmo de trabalho consiste em três fases. No início do exercício observa-se um aumento *imediato* na ventilação, o qual é seguido por uma fase de aumento mais lento da ventilação, subindo basicamente até uma fase final de estado estável (de equilíbrio dinâmico) se o exercício não for por demais intenso. O aumento imediato inicial na ventilação pode constituir até 50% da resposta total em estado estável, apesar de geralmente constituir uma menor fração do total.

O aumento na ventilação-minuto geralmente resulta de aumentos tanto no volume corrente quanto na freqüência respiratória. De início, o volume corrente aumenta mais que a freqüência; porém, à medida que se instala uma acidose metabólica, o aumento na freqüência respiratória passa a predominar.

Os mecanismos pelos quais o exercício eleva a ventilação-minuto continuam sendo controversos e são resumidos no Quadro 9.4. Nenhum fator isolado consegue explicar plenamente a resposta ventilatória ao exercício, e grande parte dela permanece inexplicada. O aumento imediato na ventilação se processa por demais rapidamente para poder constituir uma resposta a alterações no metabolismo ou a mudanças nos gases sanguíneos. Esse "componente neural" consiste parcialmente em fibras colaterais para os músculos respiratórios provenientes dos neurônios do córtex motor que inervam os

***Quadro 9.4*** Resposta ventilatória ao exercício

Resposta imediata — "componente neural"
- Comando central
  - Reflexo aprendido ou condicionado
  - Conexões diretas do córtex motor — colaterais dos neurônios motores para os músculos
  - Coordenação no hipotálamo
- Proprioceptores ou mecanorreceptores nos membros — provavelmente diferentes dos fusos musculares ou dos órgãos tendinosos de Golgi

Aumento subseqüente
- Durante exercício moderado
  - Quimiorreceptores arteriais
    - $P_{O_2}$ — geralmente nenhuma mudança no valor médio
    - $P_{CO_2}$ — geralmente nenhuma mudança no valor médio
    - $[H^+]$ — geralmente nenhuma mudança, a não ser quando é ultrapassado o limiar anaeróbico
    - $[K^+]$ — pequeno papel
    - *Oscilações* nas $P_{O_2}$ e $P_{CO_2}$ arteriais
  - Metaborreceptores
  - Nociceptores — $H^+$, $K^+$, bradicinina, ácido araquidônico
  - Receptores cardíacos
  - Quimiorreceptores venosos
  - Receptores da temperatura
- Durante exercício suficientemente intenso para ultrapassar o limiar anaeróbico
  - O ácido láctico tamponado pelo $HCO_3^-$ produz $CO_2$
    - Quimiorreceptores arteriais
      - $\uparrow P_{CO_2}$
      - $\uparrow [H^+]$
  - Quimiorreceptores centrais
    - $\uparrow P_{CO_2} \rightarrow \uparrow H^+$
  - Potencialização das respostas dos quimiorreceptores durante o exercício

músculos esqueléticos ativos e pode ser também responsável em parte por um reflexo condicionado, ou seja, uma resposta aprendida ao exercício. As experiências mostraram também que o influxo para os centros respiratórios, proveniente dos proprioceptores localizados nas articulações e nos músculos dos membros que estão sendo exercitados, podem desempenhar papel significativo na resposta ventilatória ao exercício. Os movimentos passivos dos membros de animais anestesiados ou de seres humanos conscientes induzem aumento na ventilação. As respostas ventilatórias e cardiovasculares ao exercício podem ser coordenadas (e, em parte, iniciadas) em um "centro do exercício" no hipotálamo.

Os quimiorreceptores arteriais não parecem desempenhar qualquer papel na resposta ventilatória imediata inicial ao exercício. No exercício leve ou moderado (aquele abaixo do ponto em que o metabolismo anaeróbico desempenha algum papel no suprimento de energia), a $P_{CO_2}$ e a $P_{O_2}$ arteriais médias permanecem relativamente constantes, até mesmo durante a fase com aumento na ventilação (o "componente humoral") e, na verdade, podem até mesmo melhorar. Portanto, é improvável que a estimulação hipercápnica ou hipóxica dos quimiorreceptores arteriais seja importante na resposta ventilatória ao exercício nessa situação. Não obstante, os pacientes cujos glomos caróticos foram removidos cirurgicamente por questões médicas mostram um aumento mais lento na ventilação durante a segunda fase do exercício constante em ritmo de trabalho, até mesmo na ausência de acidose láctica. É possível que os quimiorreceptores arteriais estejam respondendo a maiores *oscilações* nos gases sanguíneos durante o exercício, apesar de $Pa_{CO_2}$ e $Pa_{O_2}$ médias relativamente constantes. Durante os níveis de exercício acima do "limiar anaeróbico", esses pacientes não conseguem aumentar ainda mais a sua ventilação, apesar da acidose metabólica, o que demonstra a importância dos quimiorreceptores periféricos nessa porção da resposta. Outra possibilidade é que a concentração arterial elevada de potássio possa induzir a estimulação dos quimiorreceptores arteriais. Os íons potássio são liberados e lançados no interstício durante os potenciais de ação do músculo esquelético que está sendo exercitado, penetram no sangue venoso e se deslocam através dos capilares pulmonares para penetrarem no sangue arterial, onde podem estimular os quimiorreceptores arteriais.

Vários pesquisadores sugeriram que podem existir receptores na circulação pulmonar que responderiam a uma maior carga de dióxido de carbono no sangue venoso misto ou no coração e que poderiam responder a um aumento no débito cardíaco ou no trabalho cardíaco. Outros propuseram que os receptores nos músculos ativos que respondem aos metabólitos liberados durante o exercício, alguns dos quais podem estimular os receptores da dor (nociceptores), podem enviar informação acerca do metabolismo muscular aumentado aos controladores respiratórios. Ainda não foi possível demonstrar de maneira conclusiva esses "quimiorreceptores venosos mistos" e "metaborreceptores". O aumento na temperatura corporal que ocorre durante o exercício também pode contribuir para a resposta ventilatória.

## PONTOS-CHAVE

1 *Um ciclo de inspiração e expiração é gerado* ***automaticamente*** *pelos neurônios no bulbo; esse ciclo pode ser modificado ou suprimido temporariamente por reflexos ou influências provenientes dos centros cerebrais superiores.*

*O sistema de controle respiratório funciona como um sistema de **feedback negativo**; a $P_{O_2}$, a $P_{CO_2}$ e o pH arteriais e a $P_{CO_2}$ e o pH do líquido cérebro-espinhal são as variáveis reguladas.*

*Aumentos na ventilação alveolar em resposta a aumentos na $P_{CO_2}$ arterial e concentrações hidrogeniônticas são quase lineares dentro de suas variações normais; o aumento na ventilação alveolar em resposta a reduções na $P_{O_2}$ arterial é pequeno nas proximidades da variação normal e muito significativo quando a $P_{O_2}$ cai abaixo de 50 a 60 mmHg.*

*Os **quimiorreceptores arteriais** respondem rapidamente às mudanças na $P_{O_2}$, na $P_{CO_2}$ e no pH arteriais; os **quimiorreceptores centrais** estão localizados no lado cerebral da barreira hematencefálica e respondem a mudanças na $P_{CO_2}$ e no pH liquóricos.*

## PROBLEMAS CLÍNICOS

9.1 *Uma apnéia voluntária por 90 s*

- a. *Aumentará a $P_{CO_2}$ arterial*
- b. *Reduzirá a $P_{O_2}$ arterial*
- c. *Estimulará os quimiorreceptores arteriais*
- d. *Estimulará os quimiorreceptores centrais*
- e. *Todas as respostas acima*

9.2 *Qual das seguintes condições pode estimular os quimiorreceptores arteriais?*

- a. *Anemia leve*
- b. *Exercício intenso*
- c. *Hipoxia decorrente da ascensão a uma grande altitude*
- d. *Obstrução aguda da via respiratória*
- e. *Grandes* shunts *(derivações) intrapulmonares*

9.3 *A estimulação de qual dos seguintes receptores pode resultar em redução na ventilação?*

- a. *Quimiorreceptores aórticos*
- b. *Quimiorreceptores carotídeos*
- c. *Quimiorreceptores centrais*
- d. *Receptores de insuflação (de estiramento) de Hering-Breuer*

9.4 *Qual dos seguintes fatores pode reduzir a resposta ventilatória ao dióxido de carbono, desviando para a direita a curva da resposta ao $CO_2$?*

- a. *Barbitúricos*
- b. *Hipoxia*
- c. *Sono com ondas lentas*
- d. *Acidose metabólica*
- e. *Anestesia profunda*

## BIBLIOGRAFIA


Berger AJ. Control of breathing. In: Murray JF, Nadel JA. *Textbook of Respiratory Medicine.* 3rd ed. Philadelphia, Pa: WB Saunders and Company; 2000:179–196.

Berger AJ, Mitchell RA, Severinghaus JW. Regulation of respiration. *N Engl J Med.* 1977;297:92–97, 138–143, 194–201.

Cherniack NS, Coleridge JCG. Pulmonary reflexes: Neural mechanisms of pulmonary defense. *Annu Rev Physiol.* 1994;56:69–91.

Comroe JH Jr. *Physiology of Respiration.* 2nd ed. Chicago, Ill: Year Book; 1974:22–93.

Duffin J. Role of acid-base balance in the chemoreflex control of breathing. *J Appl Physiol.* 2005;99:2255–2265.

Eldridge FL. Central integration of mechanisms in exercise hyperpnea. *Med Sci Sports Exerc.* 1994;26:319–327.

Hannam S, Ingram DM, Rabe-Hesketh S, Milner AD. Characterisation of the Hering-Breuer deflation reflex in the human neonate. *Respir Physiol.* 2000;124:51–64.

Hassan A, Gossage J, Ingram D, Lee S, Milner AD. Volume of activation of the Hering-Breuer inflation reflex in the newborn infant. *J Appl Physiol.* 2001;90:763–769.

Hlastala MP, Berger AJ. *Physiology of Respiration.* 2nd ed. New York, NY: Oxford University Press; 2001:134–147.

Kazemi H, Johnson DC. Regulation of cerebrospinal fluid acid-base balance. *Physiol Rev.* 1986;66:953–1037.

Mahamed S, Ali AF, Ho D, Wang B, Duffin J. The contribution of chemoreflex drives to resting breathing in man. *Exp Physiol.* 2001;86.1:109–116.

Mateika JH, Duffin J. A review of the control of breathing during exercise. *Eur J Appl Physiol.* 1995;71:1–27.

Nattie E. Why do we have both peripheral and central chemoreceptors? *J Appl Physiol.* 2006;100:9–10.

Nunn JF. *Nunn's Applied Respiratory Physiology.* 4th ed. Oxford: Butterworth-Heinemann; 1993:90–116.

Paintal AS. Sensations from J receptors. *News Physiol Sci.* 1995;10:238–243.

Prabhakar NR. Oxygen sensing by the carotid body chemoreceptors. *J Appl Physiol.* 2000;88:2287–2295.

Rabbette PS, Stocks J. Influence of volume dependency and timing of airway occlusions on the Hering-Breuer reflex in infants. *J Appl Physiol.* 1998;85:2033–2039.

Shea SA. Life without ventilatory chemosensitivity. *Respir Physiol.* 1997;110:199–210.

Rekling JC, Feldman JL. Pre Bötzinger complex and pacemaker neurons: Hypothesized site and kernel for respiratory rhythm generation. *Annu Rev Physiol.* 1998;60:385–405.

Schwab RJ, Goldberg AN, Pack AI. Sleep apnea syndromes. In: Fishman AP, ed. *Pulmonary Diseases and Disorders.* 3rd ed. New York, NY: McGraw-Hill; 1998:1617–1637.

Wasserman K. Breathing during exercise. *N Engl J Med.* 1978;298:780–785.

Wasserman K, Casaburi R. Dyspnea: Physiological and pathophysiological mechanisms. *Annu Rev Med.* 1988; 39:503–515.

Weir EK, Lopez-Barneo J, Buckler KJ, et al. Acute oxygen-sensing mechanisms. *N Engl J Med.* 2005;353:2042–2055.

Wenninger JM, Pan LG, Klum L, et al. Large lesions in the pre-Boetzinger complex area eliminate eupneic respiratory rhythm in awake goats. *J Appl Physiol.* 2004;97:1629–1636.

# Funções não-respiratórias do pulmão

# 10

## OBJETIVOS

*O leitor compreende as funções não-respiratórias dos componentes do sistema respiratório.*

- *Enumera e descreve os mecanismos pelos quais o pulmão é protegido dos contaminantes existentes no ar inspirado.*
- *Descreve a função de "condicionamento do ar" das vias respiratórias superiores.*
- *Descreve a filtração e a remoção de partículas do ar inspirado.*
- *Descreve a remoção de materiais biologicamente ativos do ar inspirado.*
- *Descreve as funções de reservatório e de filtração da circulação pulmonar.*
- *Enumera as funções metabólicas do pulmão, incluindo a manipulação dos materiais vasoativos existentes no sangue.*

A principal função do sistema respiratório em geral e do pulmão em particular é a troca gasosa. Entretanto, o pulmão desempenha várias outras tarefas. Essas funções não-respiratórias do pulmão incluem sua própria defesa contra as substâncias particuladas inspiradas, o armazenamento e a filtração do sangue para a circulação sistêmica, a manipulação de substâncias vasoativas existentes no sangue e a formação e liberação de substâncias utilizadas nos alvéolos ou na circulação.

## MECANISMOS DE DEFESA PULMONARES

Todo dia, cerca de 10.000 $\ell$ de ar são inspirados e penetram nas vias respiratórias e nos pulmões, onde esse ar entra em contato com aproximadamente 50 a 100 $m^2$ do que pode ser o tecido mais delicado do corpo. Esse ar inspirado contém (ou pode conter) poeira, pólens, esporos fúngicos, cinza e outros produtos da combustão; microrganismos como bactérias; partículas de substâncias como asbestos e sílica; e substâncias químicas perigosas ou gases tóxicos. Como foi formulado por um dos revisores (Green), "a cada dia uma superfície tão extensa quanto uma quadra de tênis é exposta a um volume de ar e de contaminantes que poderia encher uma piscina". Nesta seção, são abordados os mecanismos pelos quais os pulmões são protegidos dos contaminantes existentes no ar inspirado, assim como de certos materiais como líquidos, partículas de alimentos e bactérias que podem ser *aspirados* (inspirados acidentalmente a partir da orofaringe ou da nasofaringe) e penetrar nas vias respiratórias.

## Condicionamento do ar

A temperatura e a umidade do ar ambiente variam amplamente e os alvéolos devem ser protegidos do frio e do ressecamento. A mucosa do nariz, os turbinados (conchas) nasais, a orofaringe e a nasofaringe possuem um rico suprimento de sangue e constituem uma grande área superficial. Apenas os turbinados nasais cobrem uma área superficial de aproximadamente 160 $cm^2$. À medida que o ar inspirado passa através dessas áreas e prossegue ao longo da árvore traqueobrônquica, acaba sendo aquecido até a temperatura corporal e umedecido, especialmente quando se respira através do nariz.

## Olfação

Pelo fato de os receptores olfatórios estarem localizados na cavidade nasal posterior e não na traquéia ou nos alvéolos, a pessoa pode *fungar* na tentativa de identificar gases potencialmente lesivos ou materiais perigosos no ar inspirado. Essa inspiração rápida e superficial coloca os gases em contato com os sensores olfatórios sem conduzi-los até o interior do pulmão.

## Filtração e remoção de partículas inspiradas

O trato respiratório possui um sistema elaborado para a filtração do ar inspirado com a capacidade de remover das vias respiratórias as substâncias particuladas. O sistema de filtração funciona melhor quando se respira pelo nariz.

### Filtração do Ar Inspirado

As partículas inaladas podem ser depositadas no trato respiratório como resultado de impactação, sedimentação, movimento browniano e outros mecanismos menos importantes. O ar que passa através do nariz primeiro é filtrado durante sua passagem pelos pêlos nasais ou *vibrissas*. Isso remove a maioria das partículas com mais de 10 a 15 μm de diâmetro. A maioria das partículas com mais de 10 μm de diâmetro é removida ao impactar na grande área superficial do septo nasal e dos turbinados (Fig. 10.1). A corrente de ar inspirado muda de direção bruscamente na nasofaringe, razão pela qual muitas dessas partículas maiores ficam impactadas sobre a parede posterior da faringe em virtude de sua inércia. As amígdalas e as adenóides estão localizadas próximo desse local de impactação, proporcionando uma defesa imunológica contra o material biologicamente ativo filtrado nesse ponto. O ar que penetra na traquéia contém poucas partículas com mais de 10 μm e a maioria delas ficará impactada principalmente na carina ou dentro dos brônquios.

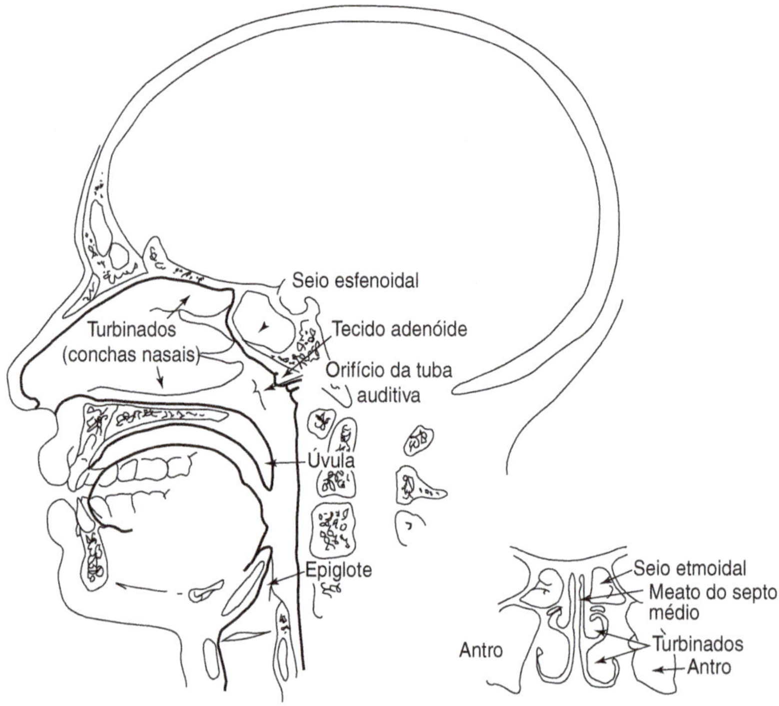


*Fig. 10.1* **Desenho esquemático da vias respiratórias superiores.** (De Proctor, 1964. Reproduzido com autorização.)

A sedimentação da maioria das partículas com dimensões que variam de 2 a 5 μm ocorre por gravidade nas vias respiratórias, onde as velocidades do fluxo de ar são extremamente baixas. Assim sendo, a maioria das partículas com 2 a 10 μm de diâmetro é removida por impactação ou sedimentação e acaba sendo retida no muco que reveste as vias respiratórias superiores, a traquéia, os brônquios e os bronquíolos. As partículas menores e todos os gases estranhos alcançam os ductos alveolares e os alvéolos. Algumas partículas menores (0,1 μm e ainda menores) são depositadas como resultado do movimento browniano devido ao seu bombardeio pelas moléculas de gás. As outras partículas, entre 0,1 e 0,5 μm de diâmetro, permanecem suspensas principalmente como aerossóis, e cerca de 80% delas são exaladas.

## Remoção do Material Filtrado

O material filtrado ou aspirado que fica preso no muco que reveste o trato respiratório, pode ser removido de várias maneiras.

**Reflexos nas vias respiratórias** — a estimulação mecânica ou química dos receptores existentes no nariz, na traquéia, na laringe ou em outros locais no trato respiratório podem produzir broncoconstrição destinada a prevenir a penetração mais profunda dos irritantes dentro das vias respiratórias e pode produzir também tosse ou espirros. O espirro resulta da estimulação de receptores no nariz ou nasofaringe; a tosse resulta da estimulação de receptores na traquéia. Em ambos os casos, uma inspiração profunda, na maioria das vezes próxima da capacidade pulmonar total, é acompanhada de uma expiração forçada contra uma glote fechada. A pressão intrapleural pode subir para mais de 100 mmHg durante essa fase do reflexo. A glote se abre bruscamente e a pressão nas vias respiratórias cai rapidamente, resultando em compressão das vias respiratórias e em uma expiração explosiva, com velocidades lineares do fluxo de ar que se aproximam da velocidade do som. Tais velocidades tão altas do fluxo de ar através das vias respiratórias estreitadas podem carrear as substâncias irritantes, juntamente com algum muco, para fora do trato respiratório. Em um espirro, evidentemente, a expiração se processa através do nariz; na tosse, a expiração se processa através da boca. O reflexo da tosse ou do espirro é útil também por ajudar a deslocar o revestimento mucoso das vias respiratórias na direção do nariz ou da boca. O termo "tosse" não é específico para esse reflexo respiratório involuntário completo. A tosse pode ser iniciada por muitas causas, incluindo o gotejamento pós-nasal devido a alergias ou a infecções virais, asma, doença por refluxo gastresofágico, como efeito adverso dos inibidores da enzimaconversora da angiotensina prescritos tão comumente, produções de muco da bronquite crônica, infecções e bronquiectasia. A tosse voluntária não costuma ser tão pronunciada quanto o reflexo involuntário violento descrito anteriormente.

**Secreções traqueobrônquicas e transporte mucociliar: a "escada rolante mucociliar"** — todo o trato respiratório, desde as vias respiratórias superiores e descendo até os bronquíolos terminais, é revestido por um epitélio ciliar coberto por muco, com uma área superficial total estimada de 0,5 $m^2$. As únicas exceções são partes da faringe e o terço anterior da cavidade nasal. Uma porção típica do epitélio das vias respiratórias (sem a camada de muco que normalmente o recobre) é mostrada na Fig. 10.2.

As secreções nas vias respiratórias são produzidas por células caliciformes e glândulas secretoras de muco. O muco é um polímero complexo de mucopolissacarídios.

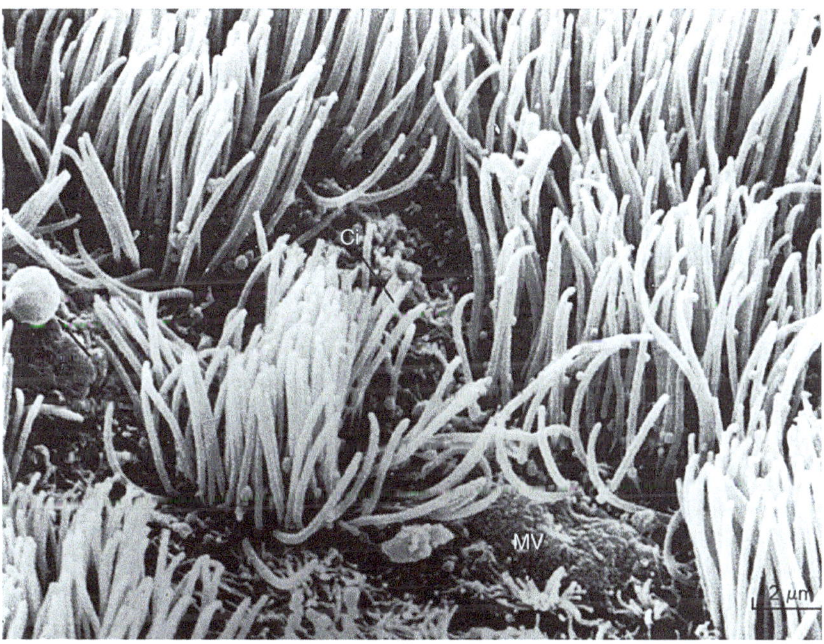


*Fig. 10.2* Micrografia eletrônica da superfície do epitélio bronquiolar. Ci, cílios; MV, microvilosidades na superfície da célula não-ciliada. A seta aponta para uma gotícula secretada. (De Weibel, 1998. Reproduzido com autorização.)

As glândulas mucosas são encontradas principalmente na submucosa próximo da cartilagem de apoio das vias respiratórias mais calibrosas. Nos estados patológicos, como na bronquite crônica, o número de células caliciformes pode aumentar e as glândulas mucosas podem sofrer hipertrofia, resultando em uma secreção muito aumentada dessas glândulas assim como em maior viscosidade do muco.

Os cílios que revestem as vias respiratórias se agitam de tal forma que o muco que os recobre é sempre deslocado para cima ao longo da via respiratória, afastando-se dos alvéolos e aproximando-se da faringe. Não sabemos com exatidão como o movimento ciliar é coordenado — os cílios não parecem bater sincronicamente mas, em vez disso, produzem provavelmente ondas locais. A cobertura mucosa parece estar envolvida no acoplamento mecânico entre os cílios, os quais batem com freqüências entre 600 e 900 batimentos por minuto, e o muco se desloca cada vez mais rápido à medida que se afasta da periferia. Nas pequenas vias respiratórias (1 a 2 mm de diâmetro), as velocidades lineares oscilam de 0,5 a 1 mm/min; na traquéia e nos brônquios, as velocidades lineares oscilam de 5 a 20 mm/min. Vários estudos mostraram que a função ciliar é inibida ou prejudicada pela fumaça de cigarros.

A "escada rolante mucociliar" é um mecanismo especialmente importante para a remoção das partículas inaladas que acabam se apoiando nas vias respiratórias. O material que fica preso no muco é deslocado continuamente para cima, na direção da faringe. Esse movimento pode ser bastante aumentado durante a tosse, como já foi descrito. O muco que alcança a faringe em geral é deglutido, expectorado ou removido quando o indivíduo assoa o nariz. É importante lembrar que os pacientes que não conseguem eliminar suas secreções traqueobrônquicas (um paciente intubado ou um paciente que não consegue tossir adequadamente) continuam produzindo secreções. Se estas não forem removidas do paciente por sucção ou outros meios, poderá ocorrer obstrução das vias respiratórias.

## Mecanismos de Defesa das Unidades Respiratórias Terminais

O material inspirado que alcança as vias respiratórias terminais e os alvéolos pode ser removido de várias maneiras, incluindo a ingestão por macrófagos alveolares, a destruição enzimática inespecífica, a penetração nos linfáticos e as reações imunológicas.

**Macrófagos alveolares** — os macrófagos alveolares são grandes células amebóides mononucleares que existem na superfície alveolar. As partículas inaladas engolfadas (engolidas) por macrófagos alveolares podem ser destruídas por seus lisossomos. A maioria das bactérias é digerida dessa maneira. Algum material ingerido pelos macrófagos, porém, como a sílica, não pode ser degradado pelos macrófagos e pode até mesmo ser tóxico para eles. Se os macrófagos que carreiam esse material não forem removidos do pulmão, o material será depositado novamente sobre a superfície alveolar após a morte dos macrófagos. Admite-se que a duração média da vida dos macrófagos alveolares seja de 1 a 5 semanas. A principal via de saída dos macrófagos que carreiam esse material indigerível é a migração até a escada rolante mucociliar através dos poros de Kohn e eventual remoção através das vias respiratórias. Os macrófagos que contêm partículas podem migrar também da superfície alveolar para o interstício septal, a partir do qual poderão entrar no sistema linfático ou alcançar a escada rolante mucociliar. Vários estudos mostraram que a função dos macrófagos é inibida pela fumaça de cigarros. Os macrófagos alveolares são importantes também nas respostas imunológicas e inflamatórias do pulmão. Eles secretam muitas enzimas, metabólitos do ácido araquidônico,

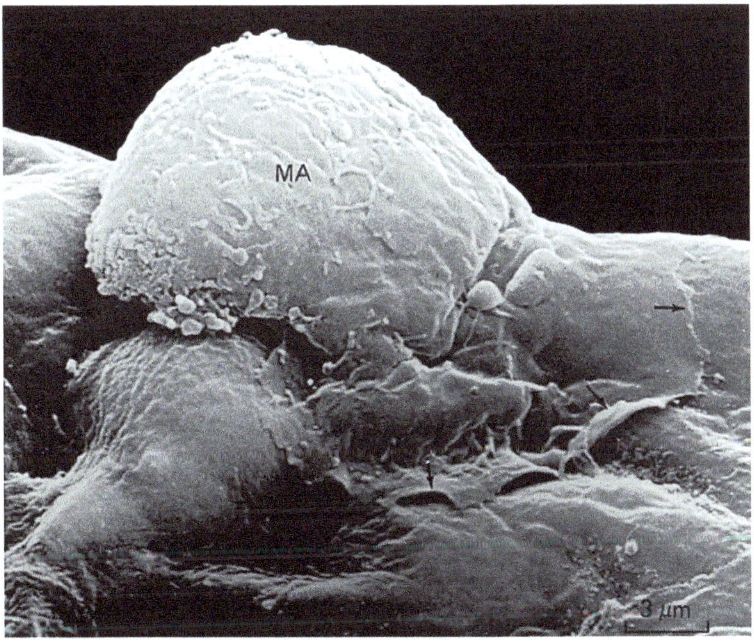


*Fig. 10.3* Micrografia eletrônica de um macrófago alveolar (MA) sobre a superfície epitelial de um pulmão humano. As setas apontam para a borda da célula que está avançando. (De Weibel, 1998. Reproduzido com autorização.)

componentes da resposta imunológica, fatores de crescimento, citocinas e outros mediadores que modulam a função de outras células, tais como os linfócitos. Uma micrografia eletrônica de um macrófago alveolar é mostrada na Fig. 10.3.

**Outros métodos de remoção ou destruição das partículas** — algumas partículas alcançam a escada rolante mucociliar porque o próprio revestimento líquido alveolar está se movimentando lentamente para cima na direção dos bronquíolos respiratórios. Outras penetram no espaço intersticial ou na corrente sanguínea, onde são fagocitadas pelos macrófagos intersticiais ou pelos fagócitos do sangue, ou acabam alcançando os linfáticos. As partículas podem ser destruídas ou destoxificadas pelas enzimas superficiais e por fatores existentes no soro e nas secreções das vias respiratórias. Essas incluem *lisozimas*, encontradas principalmente nos leucócitos e que sabidamente possuem propriedades bactericidas; *lactoferrina*, que é sintetizada pelos linfócitos polimorfonucleares e pelas células mucosas glandulares e é um poderoso agente bacteriostático, *antitripsina alfa$_1$*, que inativa as enzimas proteolíticas liberadas pelas bactérias, por células mortas ou por células envolvidas na defesa do pulmão (p. ex., elastase neutrofílica); *interferona*, uma poderosa substância antiviral que pode ser produzida por macrófagos e linfócitos; e *complemento*, o qual participa como co-fator nas reações antígeno-anticorpo e pode participar também em outros aspectos da defesa celular. Finalmente, muitos contaminantes biologicamente ativos do ar inspirado podem ser removidos por respostas imunológicas mediadas por anticorpos ou de mediação celular. Um diagrama que resume os mecanismos broncoalveolares de defesa pulmonar é mostrado na Fig. 10.4; os mecanismos de defesa do sistema respiratório estão resumidos no Quadro 10.1.

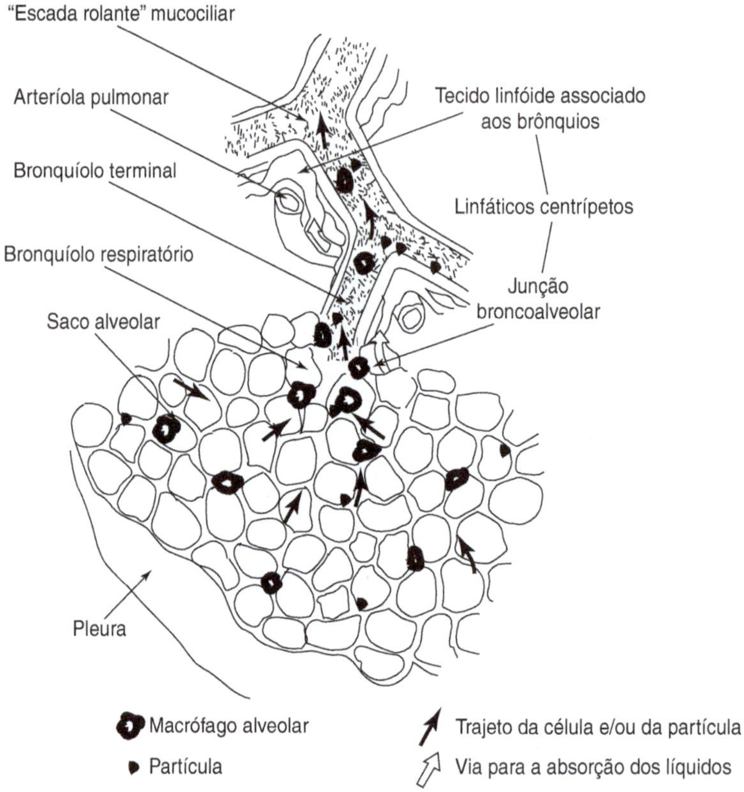


*Fig. 10.4* Diagrama esquemático dos mecanismos de defesa broncoalveolares. (De Green, 1977. Reproduzido com autorização.)

## FUNÇÕES NÃO-RESPIRATÓRIAS DA CIRCULAÇÃO PULMONAR

A circulação pulmonar, localizada estrategicamente entre as veias e as artérias sistêmicas, é perfeitamente apropriada para várias funções que não estão diretamente relacionadas com a troca gasosa. Todo o débito cardíaco passa por sobre a enorme área superficial do leito capilar pulmonar, possibilitando aos pulmões funcionarem como local de filtração e armazenamento do sangue assim como para o metabolismo dos componentes vasoativos do sangue.

### Reservatório para o ventrículo esquerdo

A circulação pulmonar, por causa de sua alta complacência e da pressão intrapleural negativa, contém 250 a 300 mℓ de sangue por metro quadrado de área superficial corporal. Isso daria a um homem adulto típico um volume sanguíneo pulmonar de aproximadamente 500 mℓ. Esse grande volume sanguíneo faz com que a circulação pulmonar possa atuar como reservatório para o ventrículo esquerdo. Se o débito ventricular esquerdo for transitoriamente maior que o retorno venoso sistêmico, o débito ventricular esquerdo poderá ser mantido durante umas poucas batidas do coração valendo-se do sangue armazenado na circulação pulmonar.

***Quadro 10.1*** Sistema integrado para a defesa do trato respiratório

**Defesas mecânicas naturais**
- A filtração e a impactação removem as partículas
- O espirro, a tosse e o broncospasmo expelem as partículas
- As barreiras epiteliais e o muco limitam a penetração das partículas
- A escada rolante mucociliar transporta as partículas na direção ascendente

**Defesas fagocíticas naturais**
- Efetuadas por via respiratória, macrófagos intersticiais e alveolares; leucócitos polimorfonucleares
- Fagocitose de substâncias particuladas, organismos e detritos
- Atividades microbicidas e tumoricidas
- Degradação de partículas orgânicas

**Defesas imunológicas específicas adquiridas**
- Imunidade humoral
  - Efetuada por linfócitos B
  - Atividades biológicas mediadas por um anticorpo específico
  - Aprimora os mecanismos de defesa fagocíticos e microbicidas
  - Inicia as respostas inflamatórias agudas
- Imunidade de mediação celular
  - Efetuada por linfócitos T
  - Atividades biológicas mediadas por
    - Reação de hipersensibilidade tipo retardada
    - Citotoxicidade da célula T
  - Aprimora as atividades microbicidas e citotóxicas dos macrófagos
  - Medeia as respostas inflamatórias subagudas, crônicas e granulomatosas

Reproduzido, com autorização, de Kaltreider, 1994.

## Circulação pulmonar como um filtro

Uma vez que praticamente todo o sangue venoso misto terá que passar através dos capilares pulmonares, a circulação pulmonar atua como um filtro, protegendo a circulação sistêmica dos materiais que penetram no sangue. As partículas filtradas, que podem entrar na circulação em decorrência de processos naturais, traumatismos ou medidas terapêuticas, podem incluir pequenos coágulos de fibrina ou de sangue, células gordurosas, medula óssea, células cancerosas descoladas, bolhas gasosas, eritrócitos aglutinados (especialmente na doença falciforme), massas de plaquetas ou leucócitos e detritos provenientes do sangue armazenado ou soluções intravenosas. Se essas partículas tivessem penetrado no lado arterial da circulação sistêmica, poderiam ter ocluído os leitos vasculares que não possuem outra fonte de fluxo sanguíneo. Essa oclusão poderia ser particularmente desastrosa se ocorresse no suprimento sanguíneo para o sistema nervoso central ou para o coração.

O pulmão consegue executar essa tarefa extremamente valiosa porque existem muito mais capilares pulmonares presentes no pulmão do que aqueles que seriam necessários para a troca gasosa em repouso: serão recrutados capilares até então fechados. Obviamente, nenhuma troca gasosa poderá ocorrer distalmente a uma partícula que se aloja em um capilar e acaba por obstruí-lo, sendo essa a razão pela qual esse mecanismo é limitado pela capacidade do pulmão de remover esse material filtrado. Se as partículas forem suspensas experimentalmente no sangue venoso e, em seguida, encarceradas na circulação pulmonar, a capacidade difusora diminui geralmente durante 4 a 5 dias e, em seguida, se normaliza. Os mecanismos para a remoção do material encarcerado no leito capilar pulmonar incluem as enzimas líticas no endotélio vascular, a ingestão pelos macrófagos e a penetração até o sistema linfático. Os pacientes submetidos a um *bypass* cardiopulmonar não usufruem o benefício dessa filtração dos capilares pulmonares e o sangue administrado a esses pacientes deverá ser previamente filtrado.

### Troca de líquidos e absorção de medicamentos

A pressão coloidosmótica das proteínas plasmáticas normalmente ultrapassa a pressão hidrostática dos capilares pulmonares. Isso tende a atrair líquido dos alvéolos para dentro dos capilares pulmonares e mantém a superfície alveolar livre de outros líquidos que não sejam o surfactante pulmonar. A água que chega aos pulmões é absorvida rapidamente e penetra no sangue, o que protege a função da troca gasosa e contraria a transudação de líquido dos capilares para os alvéolos. Como assinalamos no Cap. 2, as células epiteliais alveolares tipo II também podem bombear ativamente o sódio e a água da superfície alveolar para dentro do interstício.

Drogas e substâncias químicas que passam prontamente através da barreira alveolocapilar por difusão ou por outros meios penetram rapidamente na circulação sistêmica. Os pulmões são usados com freqüência como via de administração de medicamentos e para os gases anestésicos, tais como halotano e óxido nitroso. Os medicamentos em aerossol planejados exclusivamente para as vias respiratórias, como o broncodilatador isoproterenol, podem passar rapidamente para a circulação sistêmica, onde poderão exercer efeito significativo. Os efeitos do isoproterenol, por exemplo, podem incluir estimulação cardíaca e vasodilatação.

## FUNÇÕES METABÓLICAS DO PULMÃO

Até recentemente, o pulmão era considerado um órgão com pouca atividade metabólica. A principal função dos pulmões, a troca gasosa, é empreendida por difusão passiva. O movimento do ar e do sangue é realizado pelos músculos da respiração e pelo ventrículo direito. Parecia que o pulmão participava de pouquíssimos eventos que necessitavam de energia e que não produzia quaisquer substâncias utilizadas em outros locais no corpo, razão pela qual não se acreditava que comportasse outras demandas metabólicas além daquelas necessárias para a manutenção de suas próprias células. Nas últimas três décadas, porém, as atividades metabólicas do pulmão tornaram-se uma área de intensa investigação, tendo-se demonstrado que participam na conversão ou na captação de substâncias vasoativas encontradas no sangue venoso misto assim como na produção, no armazenamento e na liberação de substâncias utilizadas localmente no pulmão ou em outros locais no corpo.

### Metabolismo de substâncias vasoativas

Muitas substâncias vasoativas são inativadas, alteradas ou removidas do sangue quando passam através dos pulmões. O local dessa atividade metabólica é o endotélio dos vasos da circulação pulmonar, que representa uma enorme área superficial em contato com o sangue venoso misto. Por exemplo, como mostra o Quadro 10.2, as prostaglandinas $E_1$, $E_2$ e $F_{2\alpha}$ são removidas quase completamente em uma única passagem através dos pulmões. Por outro lado, as prostaglandinas $A_1$, $A_2$ e $I_2$ (prostaciclina) não são afetadas pela circulação pulmonar. De modo semelhante, cerca de 30% da norepinefrina no sangue venoso misto são removidos pelos pulmões, mas a epinefrina e o isoproterenol não são afetados.

***Quadro 10.2*** Captação ou conversão pelos pulmões de substâncias químicas no sangue venoso misto

| Substância no sangue venoso misto | Resultado de uma única passagem através do pulmão |
|---|---|
| Prostaglandinas $E_1$, $E_2$, $F_{2\alpha}$ | Removidas quase completamente |
| Prostaglandinas $A_1$, $A_2$, $I_2$ | Não-afetadas |
| Leucotrienos | Removidos quase completamente |
| Serotonina | Removida em 85 a 95% |
| Acetilcolina | Inativada pelas colinesterases no sangue |
| Histamina | Não-afetada |
| Epinefrina | Não-afetada |
| Norepinefrina | Removida em aproximadamente 30% |
| Isoproterenol | Não-afetado |
| Dopamina | Não-afetada |
| Bradicinina | Inativada em aproximadamente 80% |
| Angiotensina I | Transformada em angiotensina II em aproximadamente 70% |
| Angiotensina II | Não-afetada |
| Vasopressina | Não-afetada |
| Ocitocina | Não-afetada |
| Gastrina | Não-afetada |
| ATP, AMP | Removidos em 40 a 90% |

Essas alterações das substâncias vasoativas no pulmão implicam a ocorrência de vários eventos. Primeiro, algumas substâncias liberadas e lançadas em leitos vasculares específicos para efeitos *locais* são inativadas ou removidas quando passam através dos pulmões, o que previne sua penetração na circulação sistêmica. Outras substâncias, aparentemente projetadas para exercerem efeitos mais generalizados, não são afetadas. Segundo, no caso das substâncias que são afetadas pela passagem através dos pulmões, podem existir profundas diferenças na resposta de um paciente que recebe uma injeção ou infusão de uma dessas substâncias, dependendo de a mesma ser administrada através de um cateter arterial ou venoso.

## Formação e liberação de substâncias químicas para uso local

Foi mostrado que várias substâncias que produzem efeitos no pulmão são sintetizadas e liberadas pelas células pulmonares. A mais familiar delas é o surfactante pulmonar, que é sintetizado nas células epiteliais alveolares tipo II e liberado na superfície alveolar, como mostra a Fig. 10.5. O surfactante desempenha papel importante no sentido de reduzir o recuo elástico alveolar devido à tensão superficial assim como na estabilização dos alvéolos, como vimos no Cap. 2. Inúmeros fatores podem modular a secreção de surfactante, incluindo glicocorticóides, fator de crescimento epidérmico, monofosfato de adenosina (AMP) cíclico e distensão do pulmão. *Histamina, enzimas lisossômicas, prostaglandinas, leucotrienos, fator ativador das plaquetas, fatores quimiotáticos para neutrófilos e eosinófilos* e *serotonina* podem ser liberados pelos mastócitos existentes nos pulmões em resposta a certas condições, tais como embolia pulmonar e anafilaxia, e poderão causar broncoconstrição ou respostas imunológicas ou inflamatórias, ou então poderão desencadear reflexos cardiopulmonares. Se houver um *mediador*

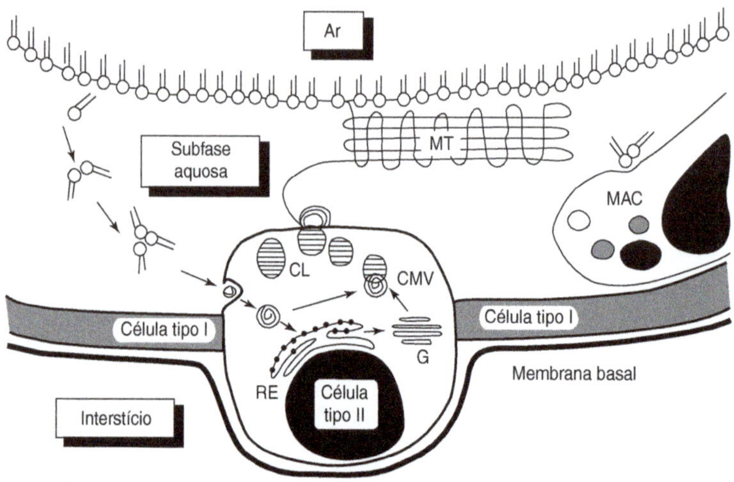


*Fig. 10.5* Esquema do metabolismo do surfactante nos alvéolos. Após a síntese no retículo endoplasmático (RE) e as alterações no aparelho de Golgi (G), o surfactante é acondicionado em corpúsculos multivesiculares (CMV) e armazenado nos corpúsculos lamelares (CL) das células alveolares tipo II. Após a exocitose, o material recém-secretado forma a mielina tubular (MT), que parece funcionar como um reservatório que irá proporcionar a interface de ar-líquido com uma forma monomolecular do surfactante. O material removido da monocamada pode ser captado novamente pelas células e será degradado ou acondicionado, juntamente com o surfactante recém-sintetizado, no interior de corpúsculos multivesiculares. Os macrófagos (MAC) também ajudam a remover o surfactante dos alvéolos. (Reproduzido, com autorização, de Wirtz H, Schmidt M: Ventilation and secretion of pulmonary surfactant. Clin Investig 1992;70:3-13.)

*químico* envolvido na vasoconstrição pulmonar hipóxica, o mesmo é produzido no pulmão e atua nesse órgão. Como vimos no Cap. 4, atualmente acredita-se que a hipoxia atua diretamente nas células musculares lisas da árvore vascular pulmonar induzindo menor permeabilidade aos íons potássio, diminuindo assim o influxo de íons potássio e despolarizando as células. No entanto, essa resposta pode ser modulada por mediadores liberados localmente. Muitas substâncias são produzidas também por células do pulmão e lançadas nos alvéolos e nas vias respiratórias, incluindo muco e outras secreções traqueobrônquicas, as enzimas de superfície, as proteínas e outros fatores, assim como substâncias imunologicamente ativas já abordadas neste capítulo. Essas substâncias são produzidas pelas células caliciformes, células das glândulas submucosas, células Clara e macrófagos.

## Formação e liberação para o sangue das substâncias produzidas por células pulmonares

Bradicinina, histamina, serotonina, heparina, prostaglandinas $E_2$ e $F_{2\alpha}$ e os endoperóxidos (prostaglandinas $G_2$ e $H_2$) são produzidos e/ou armazenados pelas células do pulmão e podem ser liberados e lançados na circulação geral em várias circunstâncias. Por exemplo, heparina, histamina, serotonina e prostaglandinas $E_2$ e $F_{2\alpha}$ são liberadas durante o choque anafilático.

## Outras funções metabólicas

O pulmão deve ser capaz de satisfazer suas próprias necessidades energéticas celulares assim como de responder às lesões. As células epiteliais alveolares tipo II também desempenham importante papel na resposta do pulmão às lesões. Quando as células epiteliais alveolares tipo I são lesionadas, as células tipo II proliferam a fim de restabelecer uma superfície epitelial contínua. Estudos realizados em animais mostraram que essas células tipo II podem transformar-se em células tipo I após uma lesão.

# PONTOS-CHAVE

1. *A ventilação alveolar traz diariamente milhares de litros de ar para dentro das vias respiratórias e dos alvéolos, que deverão ser protegidos de contaminantes, microrganismos, baixa umidade e baixas temperaturas.*

2. *As funções metabólicas do pulmão incluem alterações de muitas substâncias vasoativas quando passam através do endotélio vascular pulmonar; formação e liberação de substâncias para serem utilizadas nos pulmões, tais como surfactante pulmonar, ou em outros locais no corpo; e reparo da superfície alveolar em resposta a uma lesão.*

## BIBLIOGRAFIA


Ali J. Cough. In: Ali J, Summer W, Levitzky M. *Pulmonary Pathophysiology.* 2nd. ed. New York: Lange Medical Books/McGraw-Hill; 2005:21–34.

Banner AS. Cough: Physiology, evaluation, and treatment. *Lung.* 1986;164:79–92.

Green GM, Jakab GJ, Low RB, Davis GS. Defense mechanisms of the respiratory membrane. *Am Rev Respir Dis.* 1977;115:479–514.

Houtmeyers E, Gosselink R, Gayan-Ramirez G, Decramer M. Regulation of mucociliary clearance in health and disease. *Eur Respir J.* 1999;13:1177–1188.

Kaltreider HB. Macrophages, lymphocytes, and antibody- and cell-mediated immunity. In: Murray JF, Nadel JA, eds. *Textbook of Respiratory Medicine.* 2nd ed. Philadelphia, Pa: WB Saunders and Company; 1994:370–401.

Nicod LP. Pulmonary defence mechanisms. *Respiration.* 1999;66:2–11.

Pierce RJ, Worsnop CJ. Upper airway function and dysfunction in respiration. *Clin Exp Pharm Physiol* 1999;26:1–10.

Proctor DF. Physiology of the upper airway. In: Fenn WO, Rahn H, eds. *Handbook of Physiology, sec 3: Respiration.* Washington, DC: American Physiological Society. 1964;1:309–345.

Proctor DF, Andersen I, eds. *The Nose: Upper Airway Physiology and the Atmospheric Environment.* Amsterdam: Elsevier Biomedical, 1982.

Ryan US, Makrides SC. Nonrespiratory functions of the lungs. In: Fishman AP, ed. *Pulmonary Diseases and Disorders.* 3rd ed. New York, NY: McGraw-Hill; 1998:139–148.

Wanner A, Salathé M, O'Riordan TG. Mucociliary clearance in the airways. *Am J Respir Crit Care Med.* 1998;154:1868–1902.

Weibel ER, Taylor CR. Design of the human lung for gas exchange. In: Fishman AP, ed. *Pulmonary Diseases and Disorders.* 3rd ed. New York, NY: McGraw-Hill; 1998:21–61.

Wirtz H, Schmidt M. Ventilation and secretion of pulmonary surfactant. *Clin Investig.* 1992;70:3–13.

# O sistema respiratório sob estresse

# 11

## OBJETIVOS

*O leitor utiliza o conhecimento proporcionado pelos capítulos precedentes para prever a resposta do sistema respiratório a três estresses fisiológicos: exercício, ascensão a uma grande altitude e mergulho.*

- *Identifica os estresses fisiológicos que o exercício implica.*
- *Prevê as respostas do sistema respiratório ao exercício agudo.*
- *Descreve os efeitos dos programas de exercício (treinamento) a longo prazo sobre o sistema respiratório.*
- *Identifica os estresses fisiológicos que a ascensão a uma grande altitude implica.*
- *Prevê as respostas iniciais do sistema respiratório à ascensão a uma grande altitude.*
- *Descreve a aclimatação dos sistemas cardiovascular e respiratório à permanência a grandes altitudes.*
- *Identifica os estresses fisiológicos que o mergulho implica.*
- *Prevê as respostas do sistema respiratório aos vários tipos de mergulho.*

Este capítulo tem como principal finalidade fazer uma revisão dos capítulos precedentes do livro. As respostas do sistema respiratório a três estresses fisiológicos são examinadas no que se relacionam ao material já abordado; portanto, as discussões das respostas a cada estresse serão sucintas e bastante superficiais. Para uma discussão mais completa de cada estresse, consulte a Bibliografia no final deste capítulo.

## EXERCÍCIO E SISTEMA RESPIRATÓRIO

1 O exercício aumenta o metabolismo dos músculos ativos. Impõe um estresse ao sistema respiratório por aumentar a demanda de oxigênio, bem como a produção de dióxido de carbono. Os níveis de exercício moderados a intensos acarretam também uma maior produção de ácido láctico. Os sistemas respiratório e cardiovascular deverão aumentar o volume de oxigênio proporcionado aos tecidos que estão sendo exercitados assim como sua capacidade de remover do organismo o dióxido de carbono e os íons hidrogênio.

## Efeitos agudos

Os efeitos do exercício em uma pessoa destreinada constituem principalmente uma função de um aumento no débito cardíaco juntamente com um aumento na ventilação alveolar.

### Controle da Respiração

Como vimos no final do Cap. 9, tanto o volume corrente quanto a freqüência respiratória aumentam durante o exercício. As causas de uma ventilação alveolar aumentada durante o exercício foram discutidas naquele capítulo.

### Mecânica da Respiração

O trabalho da respiração aumenta durante o exercício. Os volumes correntes mais elevados resultam em um maior trabalho necessário para superar o recuo elástico dos pulmões e da parede torácica durante a inspiração, pois os pulmões são menos complacentes para os volumes pulmonares mais altos e porque o recuo elástico da parede torácica se processa para dentro com os altos volumes torácicos. Evidentemente, o maior recuo elástico tende a tornar a expiração mais fácil, mas isso é neutralizado por outros fatores. As altas velocidades do fluxo de ar geradas durante o exercício resultam em um componente muito maior da resistência nas vias respiratórias para o trabalho da respiração. A maior turbulência e a compressão dinâmica das vias respiratórias secundárias à expiração ativa se combinam para aumentar acentuadamente o trabalho da respiração. (Convém lembrar que, durante um fluxo de ar turbulento, $\Delta P = \dot{V}^2R$.) As maiores velocidades de fluxo aéreo fazem aumentar especialmente o trabalho resistivo da respiração realizada através do nariz: ventilações/minuto acima de aproximadamente 40 ℓ/min são conseguidas normalmente quando se respira pela boca.

### Ventilação Alveolar

Em adultos normais, a ventilação/minuto ($\dot{V}_E$) em repouso de 5 a 6 ℓ/min pode ser aumentada para até 150 ℓ/min durante os curtos períodos de exercício máximo. Os aumentos máximos no débito cardíaco durante o exercício ocorrem somente na variação de 4 a 6 vezes o nível de repouso em adultos sadios, em comparação com esse aumento potencial de 25 vezes na ventilação/minuto. Portanto, é o sistema cardiovascular, e não o sistema respiratório, que constitui o fator limitante no exercício realizado por pessoas sadias.

Como vimos no Cap. 9, para níveis menos vigorosos de exercício, o aumento na ventilação é conseguido principalmente através de aumentos no volume corrente. Durante o exercício vigoroso, o volume corrente geralmente aumenta até um máximo de cerca de 50 a 60% da capacidade vital de um indivíduo normal, ou cerca de 2,5 a 3,0 ℓ em um homem de porte médio. Esse aumento no volume corrente parece ocorrer principalmente a expensas do volume de reserva inspiratório, e o volume de reserva expiratório é bem menos afetado. Um aumento no volume sanguíneo central (causado por um maior retorno venoso) pode reduzir ligeiramente a capacidade pulmonar total. O volume residual e a capacidade residual funcional podem permanecer inalterados ou evidenciar uma ligeira elevação. A capacidade vital pode diminuir ligeiramente ou permanecer inalterada. A freqüência respiratória pode aumentar até 40 a 50 incursões respiratórias por minuto em adultos sadios (e até 70 incursões respiratórias por minuto em crianças) com exercício vigoroso.

O espaço morto anatômico pode aumentar ligeiramente na inspiração durante o exercício, por causa da distensão das vias respiratórias observada com os altos volumes pulmonares; e o espaço morto alveolar que existe em repouso normalmente diminui à medida que aumenta o débito cardíaco. Como resultado, é pequena a mudança constatada no espaço morto fisiológico durante o exercício. Porém, e levando-se em conta que o volume corrente aumenta de fato, a relação do espaço morto fisiológico para volume corrente (VM/VC) diminui.

A $P_{O_2}$ arterial permanece relativamente constante até mesmo durante um exercício vigoroso. A $P_{CO_2}$ arterial também permanece relativamente constante até que o metabolismo anaeróbico resulte em geração apreciável de ácido láctico. Os íons hidrogênio liberados estimulam diretamente a ventilação alveolar e podem acarretar uma queda de poucos milímetros de mercúrio na $P_{CO_2}$ arterial, com níveis abaixo dos níveis de repouso.

As diferenças regionais na ventilação alveolar observadas nos pulmões na posição ereta (o que foi abordado no Cap. 3) poderão ser atenuadas ligeiramente durante o exercício. Os volumes correntes mais elevados, que ocorrem a expensas dos volumes de reservas tanto inspiratório quanto expiratório, indicam que os alvéolos nas regiões do pulmão que são mais íngremes (dependentes da gravidade) são insuflados mais plenamente. No entanto, esses alvéolos podem sofrer colapso durante as expirações ativas. De modo semelhante, os alvéolos nas porções superiores do pulmão (com relação à gravidade) deverão evidenciar um esvaziamento mais pleno durante a expiração, resultando em ventilação aumentada das partes superiores do pulmão.

## Fluxo Sanguíneo Pulmonar

Como já foi mencionado, o débito cardíaco aumenta linearmente com o consumo de oxigênio durante o exercício, o que ocorre normalmente mais como resultado de um aumento de mediação autônoma na freqüência cardíaca do que em virtude de um aumento no volume sistólico de ejeção. Um retorno venoso aumentado, em virtude de esforços inspiratórios mais profundos (além da compressão extravascular exercida pelos músculos em exercício e por uma redução na capacidade venosa), também contribui para aumento no débito cardíaco. As pressões médias na artéria pulmonar e no átrio esquerdo aumentam, mas esse aumento não é tão significativo como aquele observado no fluxo sanguíneo pulmonar. Isso indica uma queda na resistência vascular pulmonar. Como discutimos no Cap. 4, essa queda ocorre passivamente graças ao recrutamento e à distensão dos vasos pulmonares. Grande parte do recrutamento dos vasos sanguíneos pulmonares ocorre nas regiões superiores do pulmão, o que tende a reduzir a ausência de homogeneidade regional do fluxo sanguíneo pulmonar abordada no Cap. 4. O efeito esperado dos volumes correntes mais profundos e das expirações ativas que ocorrem durante o exercício consiste em aumentar a resistência vascular pulmonar. Durante a expiração ativa, os vasos extra-alveolares deverão ser comprimidos; durante a inspiração, os vasos alveolares deverão ser distendidos. A resistência vascular pulmonar média diminui, razão pela qual os efeitos do recrutamento e da distensão deverão ser maiores que os efeitos da compressão extravascular.

## Relações de Ventilação-Perfusão

A perfusão regional mais uniforme que ocorre durante o exercício resulta em uma equivalência muito mais uniforme entre ventilação e perfusão em todo o pulmão. Estudos realizados em indivíduos normais engajados em exercício na posição ereta mostraram uma perfusão muito aumentada das regiões superiores do pulmão, resultando em melhor equivalência entre ventilação e perfusão. Levando-se em conta que no exercício moderado a intenso a ventilação aumenta mais que a perfusão, a relação de ventilação-perfusão ($\dot{V}A/\dot{Q}C$)

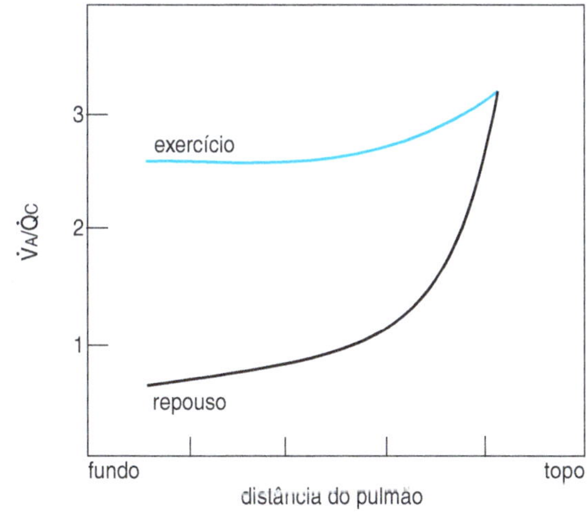


*Fig. 11.1* Representação das diferenças regionais na relação de ventilação-perfusão de um pulmão na posição vertical durante o repouso e o exercício. Compare com a Fig. 5.7.

para todo o pulmão aumenta até uma variação de 2,0 a 4,0, como se vê na Fig. 11.1, onde a $\dot{V}_A/\dot{Q}c$ para todo o pulmão é de aproximadamente 2,5. Uma comparação desses achados com as relações de ventilação-perfusão observadas em repouso na Fig. 11.1 e na Fig. 5.7 mostra a menor "dispersão" das relações de ventilação-perfusão durante o exercício. Assim sendo, a *localização* da perfusão comporta um melhor emparelhamento com a *localização* da ventilação durante o exercício, mas as relações de ventilação-perfusão aumentam na maioria das unidades alveolocapilares. As relações de ventilação-perfusão aumentadas podem aprimorar os gradientes de difusão alveolocapilar para o oxigênio e o dióxido de carbono em muitas unidades. Por outro lado, várias pesquisas mostraram uma desigualdade $\dot{V}_A/\dot{Q}c$ *aumentada* para todo o pulmão durante o exercício. O mecanismo para esse evento é obscuro, mas pode envolver uma maior perfusão de alvéolos precariamente ventilados. Isso pode ocorrer quando a pressão aumentada na artéria pulmonar interfere na vasoconstrição pulmonar hipóxica. A maior perfusão de alvéolos precariamente ventilados pode funcionar como um *shunt* intrapulmonar (ou como uma área "semelhante ao *shunt*"). Essa é uma explicação para a *redução* na $P_{O_2}$ arterial e a maior diferença da $P_{O_2}$ alveoloarterial (a $(A\text{-}a)D_{O_2}$) observada nas pessoas normais quando os níveis de exercício aumentam. A $(A\text{-}a)D_{O_2}$, que normalmente é de 5 a 15 mmHg em repouso em uma pessoa jovem, costuma aumentar para 20 a 30 mmHg nas pessoas destreinadas normais e sadias para o exercício máximo e pode ser ainda maior em atletas. Outra explicação para a $P_{O_2}$ arterial reduzida e a $(A\text{-}a)D_{O_2}$ aumentada durante o exercício intenso é que os *shunts* arteriovenosos intrapulmonares podem abrir-se quando aumentam os níveis de exercício. Esses *shunts* arteriovenosos intrapulmonares, que parecem contornar (*bypass*) anatomicamente os capilares pulmonares, poderão abrir-se com a finalidade de manter baixas as pressões vasculares pulmonares a fim de prevenir o edema pulmonar causado por uma pressão hidrostática elevada nos capilares pulmonares ou a falência vascular causada pelo estresse mecânico ("falência por estresse"). Ademais, à medida que os níveis de exercício aumentam, a $P_{O_2}$ venosa mista diminui (ver adiante), o que também pode aumentar o efeito sobre a $(A\text{-}a)D_{O_2}$. Finalmente, o surgimento de uma limitação da difusão para a transferência de oxigênio (ver a próxima seção) do alvéolo para o capilar pulmonar pode contribuir para o aumento da $(A\text{-}a)D_{O_2}$ no exercício intenso.

## DIFUSÃO ATRAVÉS DA BARREIRA ALVEOLOCAPILAR

As capacidades difusoras para oxigênio e dióxido de carbono costumam aumentar substancialmente durante o exercício. Alguns estudos evidenciaram um aumento quase linear na capacidade difusora quando a captação de oxigênio aumenta, apesar de a capacidade difusora poder alcançar um nível máximo antes do $\dot{V}_{O_2}$ (consumo de oxigênio por minuto). O aumento na capacidade difusora durante o exercício resulta, em grande parte, do aumento no fluxo sanguíneo pulmonar. O recrutamento de capilares, especialmente nas regiões superiores dos pulmões, faz aumentar a área superficial disponível para a difusão. A velocidade linear aumentada do fluxo sanguíneo através dos capilares pulmonares reduz o período durante o qual as hemácias estão em contato com o ar alveolar para menos que o período normal de 0,75 s observado em repouso, reduzindo a limitação de perfusão da transferência dos gases. Como assinalamos no Cap. 6, a $P_{O_2}$ e a $P_{CO_2}$ do plasma nos capilares pulmonares normalmente entram em equilíbrio com a $P_{O_2}$ e a $P_{CO_2}$ alveolares dentro do período inicial de cerca de 0,25 s durante o qual o sangue permanece nos capilares pulmonares. Após o estabelecimento desse equilíbrio, não haverá difusão gasosa adicional entre o sangue equilibrado e os alvéolos, pois o gradiente de pressão parcial ($P_1 - P_2$ na lei de Fick) é igual a zero. A velocidade aumentada do fluxo sanguíneo através do pulmão, portanto, induz um aumento na capacidade difusora porque traz com maior rapidez para dentro do pulmão o sangue que ainda não entrou em equilíbrio, mantendo assim o gradiente de pressão parcial para a difusão. Por outro lado, as velocidades muito altas do fluxo sanguíneo podem aumentar a possibilidade de limitação da difusão da transferência dos gases, até mesmo em uma pessoa sadia. É provável que uma limitação da difusão venha a manifestar-se em uma pessoa que sofre de alguma deficiência da difusão, como se pode ver na Fig. 6.2.

Outro fator relacionado, que depende menos do aumento no débito cardíaco, que ajuda a aumentar a difusão durante o exercício, é que a $P_{O_2}$ venosa mista pode ser mais baixa e a $P_{CO_2}$ venosa mista pode ser mais alta que aquelas observadas em repouso. Esses fatores também podem ajudar a aumentar e manter os gradientes de pressão parcial para a difusão.

O efeito total sobre a difusão através da barreira alveolocapilar da área superficial aumentada e da melhor manutenção dos gradientes de pressão parcial alveolocapilares pode ser visto ao se fazer uma revisão da lei de Fick para a difusão:

$$\dot{V}_{\text{gás}} \propto \frac{A \times D \times (P_1 - P_2)}{T}$$

A espessura da barreira alveolocapilar também pode ser afetada durante o exercício, mas o efeito final pode ser tanto um aumento quanto uma redução. Para os altos volumes pulmonares, os vasos alveolares são distendidos e a espessura da barreira pode diminuir. Por outro lado, os altos débitos cardíacos podem estar associados a congestão vascular, aumentando assim a espessura da barreira.

A diferença de oxigênio alveoloarterial aumenta durante o exercício, o que ocorre provavelmente em virtude de inúmeros fatores, incluindo uma disparidade $\dot{V}_A/\dot{Q}_C$, limitação na difusão da transferência dos gases, uma $P_{O_2}$ venosa mista reduzida, uma $P_{O_2}$ alveolar aumentada e alterações na curva de dissociação da oxiemoglobina.

## TRANSPORTE DE OXIGÊNIO E DIÓXIDO DE CARBONO PELO SANGUE

A retirada de dióxido de carbono pelo sangue e a liberação de oxigênio a partir do sangue são exacerbadas nos músculos que estão sendo exercitados. A liberação do oxigênio é aprimorada porque a $P_{O_2}$ nos músculos que estão sendo exercitados diminui, dando origem a um percentual mais alto de desoxiemoglobina. A liberação de oxigênio é exacerbada também pelo desvio para a direita da curva de dissociação da oxiemoglobina causado pelas $P_{CO_2}$ elevadas (o efeito Bohr), pelas concentrações hidrogeniônticas e pelas temperaturas (e, possivelmente, o 2,3-difosfoglicerato [2,3-BPG]) encontradas no músculo que está sendo exercitado. As baixas $P_{O_2}$ capilares devem ser responsáveis também por uma melhor retirada do dióxido de carbono, pois os níveis mais baixos de oxiemoglobina desviam para a esquerda a curva de dissociação do dióxido de carbono (o efeito Haldane).

## Equilíbrio Ácido-Básico

O exercício suficientemente intenso a ponto de acarretar um grau significativo de metabolismo anaeróbico resulta em acidose metabólica secundária à maior produção de ácido láctico. Como discutimos previamente, os íons hidrogênio gerados por esse processo estimulam os quimiorreceptores arteriais (especialmente os glomos caróticos) e induzem um aumento compensatório adicional na ventilação alveolar, mantendo o pH arterial próximo do nível normal.

As respostas do sistema respiratório normal ao exercício agudo são resumidas no Quadro 11.1.

***Quadro 11.1*** Resposta do sistema respiratório ao exercício agudo moderado ou intenso

| Variável | Exercício moderado | Exercício intenso |
|---|---|---|
| Mecânica da respiração | | |
| Trabalho elástico da respiração | ↑ | ↑↑ |
| Trabalho de resistência da respiração | ↑ | ↑↑ |
| Ventilação alveolar | | |
| Volume corrente | ↑↑ | ↑↑ |
| Freqüência | ↑ | ↑↑ |
| Espaço morto anatômico | ↑ | ↑ |
| Espaço morto alveolar (quando presente) | ↓ | ↓ |
| VM/VC | ↓ | ↓↓ |
| Fluxo sanguíneo pulmonar | ↑ | ↑↑ |
| Perfusão das regiões superiores do pulmão | ↑ | ↑↑ |
| Resistência vascular pulmonar | ↓ | ↓↓ |
| Velocidade linear do fluxo sanguíneo | ↑ | ↑↑ |
| Relações de ventilação-perfusão | | |
| Má distribuição ventilação-perfusão | ↑ | ↑ |
| Relação de ventilação-perfusão | ↑ | ↑↑ |
| Difusão através da barreira alveolocapilar | | |
| Área superficial | ↑ | ↑↑ |
| Limitação da perfusão | ↓ | ↓↓ |
| Gradientes de pressão parcial | ↑ | ↑↑ |
| Liberação do oxigênio em nível dos tecidos | ↑ | ↑↑ |
| Retirada do dióxido de carbono em nível dos tecidos | ↑ | ↑↑ |
| $P_{A_{O_2}}$ | ↔ | ↑ |
| $Pa_{O_2}$ | ↔ | ↑, ↔ ou ↓ |
| $Pa_{CO_2}$ | ↔ | ↓ |
| pHa | ↔ | ↓ |
| Diferença arteriovenosa de $O_2$ | ↑ | ↑↑ |

### Efeitos do treinamento

A capacidade de realizar exercícios físicos aumenta com o treinamento. A maioria das mudanças que ocorrem como resultado do treinamento físico, porém, representam uma função de alterações no sistema cardiovascular e no metabolismo muscular, e não de mudanças no sistema respiratório. A captação máxima de oxigênio aumenta com o treinamento físico e esse aumento parece resultar principalmente de um débito cardíaco máximo aumentado. Como já foi dito neste capítulo, o débito cardíaco máximo constitui provavelmente um fator limitante no exercício. O treinamento físico reduz a freqüência cardíaca em repouso e aumenta o volume sistólico em repouso. A freqüência cardíaca máxima não parece ser afetada pelo treinamento físico, mas a freqüência cardíaca de uma pessoa treinada é mais baixa que aquela de uma pessoa destreinada para qualquer nível de atividade física. O volume sistólico aumenta. A concentração arterial de hemoglobina e o hematócrito não parecem sofrer modificações com o treinamento físico ao nível do mar, porém a diferença no conteúdo arteriovenoso de oxigênio parece aumentar com o treinamento físico, o que constitui provavelmente uma função dos maiores efeitos do pH local, da $P_{CO_2}$ e da temperatura nos músculos que estão sendo exercitados, assim como de uma capacidade dos músculos de utilizar oxigênio. Em geral, o volume sanguíneo aumenta com o treinamento.

O treinamento físico eleva a capacidade oxidativa do músculo esquelético por induzir a proliferação mitocondrial e aumentar a concentração de enzimas oxidativas e a síntese de glicogênio e de triglicerídios. Essas alterações resultam em concentrações mais baixas de lactato sanguíneo nos indivíduos treinados do que aquelas observadas nas pessoas destreinadas, o que reflete uma maior produção de energia aeróbica. Não obstante, os níveis sanguíneos de lactato durante o exercício máximo podem ser mais altos em atletas treinados do que em pessoas destreinadas.

A ventilação máxima e a ventilação em repouso não parecem ser afetadas pelo treinamento físico, mas a ventilação com cargas submáximas diminui, provavelmente por causa dos níveis mais baixos de ácido láctico da pessoa treinada durante o exercício submáximo. Parece que a força e a resistência (*endurance*) dos músculos respiratórios são aprimoradas durante o treinamento. A capacidade pulmonar total não é afetada pelo treinamento; a capacidade vital pode ser normal ou elevada. A capacidade difusora pulmonar costuma ser elevada em atletas, provavelmente como resultado de seus maiores volumes sanguíneos e débitos cardíacos máximos.

## ALTITUDE E ACLIMATAÇÃO

Com a ascensão para maiores altitudes, a pressão barométrica total diminui porque essa pressão, a qualquer altitude, é proporcional ao peso do ar acima dela. O ar é atraído para a superfície da Terra pela gravidade. Sabendo-se que o ar é compressível, a mudança na pressão barométrica para cada mudança na distância vertical não é constante. Ocorre uma mudança mais significativa na pressão barométrica para cada mudança na altitude mais próxima da superfície da Terra do que aquela observada a maiores altitudes.

A concentração fracional de oxigênio na atmosfera não se modifica muito com a altitude. O oxigênio gera aproximadamente 21% da pressão total do ar ambiente seco, razão pela qual a $P_{O_2}$ do ar seco a qualquer altitude é cerca de 0,21 vezes a pressão barométrica total àquela altitude. No entanto, a pressão do vapor de água também deve ser levada em conta quando se fazem os cálculos da $P_{O_2}$. A pressão do vapor de água depende da temperatura e da umidade do ar. À medida que o ar inspirado passa através das vias respiratórias, é aquecido até a temperatura corporal e será umedecido completamente. Portanto, a pressão parcial exercida pelo vapor de água no ar que penetra nos alvéolos é fixa em 47 mmHg.

A $P_{O_2}$ alveolar pode, portanto, ser calculada por meio da equação do ar alveolar discutida no Cap. 3:

$$P_{A_{O_2}} = P_{I_{O_2}} - \frac{P_{A_{CO_2}}}{R} + [F]$$

A $P_{O_2}$ inspirada é igual a 0,21 vezes a pressão barométrica total (se estiver sendo respirado ar ambiente) após a subtração da pressão do vapor de água de 47 mmHg:

$$P_{I_{O_2}} = 0{,}21 \times (P_B - 47 \text{ mmHg})$$

A $P_{CO_2}$ alveolar cai nas maiores altitudes porque a estimulação hipóxica dos quimiorreceptores arteriais induz um aumento na ventilação alveolar. Por exemplo, a uma altitude de 4.572 m, a pressão barométrica total é de aproximadamente 429 mmHg. A $P_{O_2}$ inspirada é, portanto, 0,21 × (429 – 47) mmHg, ou 80,2 mmHg. É provável que a $P_{CO_2}$ alveolar caia para cerca de 32 mmHg, resultando em uma $P_{A_{O_2}}$ de aproximadamente 45 mmHg. A 5.486 m, a pressão barométrica total é de cerca de 380 mmHg; a 6.095 m, é de 349 mmHg. A 15.240 m, a pressão barométrica total é de apenas 87 mmHg. Até mesmo quando se respira oxigênio a 100%, a $P_{A_{O_2}}$ mais a $P_{A_{CO_2}}$ divididas por R poderão totalizar apenas 40 mmHg após ter sido subtraída a pressão do vapor de água. A 19.200 m, a pressão barométrica total é de 47 mmHg e o líquido existente no sangue "entra em ebulição".

## Efeitos agudos

Uma pessoa não aclimatada sofre uma deterioração do sistema nervoso central quando ascende rapidamente para grandes altitudes. Disfunções semelhantes ocorrem quando a pressão na cabine é perdida em um avião. Os sintomas são devidos principalmente à hipoxia e podem incluir sonolência, preguiça, falsa sensação de bem-estar, tirocínio inadequado, percepção embotada da dor, maior número de erros cometidos em tarefas simples, acuidade visual reduzida, inabilidade e tremores. A hipoxia grave pode, evidentemente, resultar em perda de consciência ou até mesmo em morte.

Se uma pessoa não aclimatada ascender até uma altitude moderada, poderá sofrer de um conjunto de sintomas conhecidos em conjunto como *mal das montanhas agudo*. Os sintomas incluem cefaléia, vertigem, falta de ar em repouso, fraqueza, mal-estar, náuseas, anorexia, sudorese, palpitações, embotamento da visão, surdez parcial, insônia, retenção de líquidos e dispnéia ao esforço. Esses sintomas resultam da hipoxia e da hipocapnia assim como da alcalose ou do edema cerebral, ou de ambos.

## CONTROLE DA RESPIRAÇÃO

As $P_{O_2}$ alveolar e arterial reduzidas que ocorrem em função da altitude resultam em estimulação dos quimiorreceptores arteriais assim como em aumento na ventilação alveolar; os quimiorreceptores centrais não são responsivos à hipoxia. Para uma $P_{O_2}$ arterial de 45 mmHg, a ventilação/minuto praticamente duplica. Como a produção de dióxido de carbono inicialmente é normal (aumentando com o trabalho da respiração elevado acarretado por uma maior ventilação alveolar), as $P_{CO_2}$ alveolar e arterial caem, induzindo uma alcalose respiratória. A hipocapnia arterial resulta também em "difusão" do dióxido de carbono para fora do líquido cerebroespinhal, acarretando um aumento no pH liquórico. Portanto, os quimiorreceptores centrais deixam de responder à hipoxia da altitude e, além disso, sua atividade é deprimida pela hipocapnia secundária e alcalose do líquido cerebroespinhal.

## Mecânica da Respiração

A freqüência e a profundidade da respiração aumentadas elevam o trabalho necessário para respirar. Pressões transpulmonares mais elevadas são necessárias para gerarem maiores volumes correntes e também para superarem os possíveis efeitos do ingurgitamento vascular e do maior volume de líquido intersticial do pulmão, que também podem reduzir a capacidade vital durante as primeiras 24 h a uma grande altitude. As altas freqüências ventilatórias podem ser acompanhadas de expiração ativa, resultando em compressão dinâmica das vias respiratórias que, juntamente com uma broncoconstrição parassimpática reflexa em resposta à hipoxemia arterial, resulta em resistência elevada ao trabalho da respiração. Um fluxo de ar mais turbulento, que pode ser observado com freqüências ventilatórias elevadas, também pode contribuir para um aumento da resistência ao trabalho. As freqüências máximas do fluxo de ar podem aumentar em virtude da menor densidade dos gases.

## Ventilação Alveolar

O espaço morto anatômico pode diminuir ligeiramente nas grandes altitudes por causa da broncoconstrição reflexa ou aumentar ligeiramente em virtude do efeito oponente dos maiores volumes correntes. Em qualquer caso, a relação entre espaço morto e volume corrente cai com os maiores volumes correntes. Uma distribuição regional mais uniforme da ventilação alveolar é esperada também nas grandes altitudes por causa das inspirações mais profundas e das expirações mais plenas. Os alvéolos previamente colapsados ou precariamente ventilados serão mais bem ventilados.

## Fluxo Sanguíneo Pulmonar

Com o aumento da altitude, ocorre um aumento no débito cardíaco, na freqüência cardíaca e na pressão arterial sistêmica. Esses efeitos provavelmente resultam da maior estimulação simpática do sistema cardiovascular secundária à estimulação dos quimiorreceptores arteriais e à maior insuflação dos pulmões. Pode haver também um efeito estimulante direto da hipoxia sobre o miocárdio. A hipoxia alveolar resulta em vasoconstrição pulmonar — vasoconstrição pulmonar hipóxica. O débito cardíaco aumentado, juntamente com a vasoconstrição pulmonar hipóxica e a estimulação simpática dos vasos pulmonares mais calibrosos, resulta em aumento na pressão média da artéria pulmonar e tende a abolir qualquer zona 1 preexistente pelo recrutamento de capilares que até então não estavam sendo perfundidos. As conseqüências indesejáveis desses efeitos incluem distensão vascular e ingurgitação do pulmão secundária à hipertensão pulmonar, que pode dar origem a "edema pulmonar das grandes altitudes" e a uma carga de trabalho bastante aumentada para o ventrículo direito. Alguns alpinistas parecem ser particularmente suscetíveis a edema pulmonar das grandes altitudes; é possível que eles não tenham *shunts* arteriovenosos intrapulmonares tão extensos ou responsivos (já descritos na seção sobre exercício) como os alpinistas menos suscetíveis a edema pulmonar das grandes altitudes. As pessoas que são mais suscetíveis a edema pulmonar das grandes altitudes parecem evidenciar também respostas mais exuberantes de vasoconstrição pulmonar hipóxica do que os indivíduos menos suscetíveis. Ademais, seu fluxo sanguíneo pulmonar parece ser mais heterogêneo durante a hipoxia, o que pode representar um resultado da vasoconstrição pulmonar hipóxica desigual. A análise do líquido do edema pulmonar das grandes altitudes mostra que contém proteínas de alto peso molecular, o que indica que o edema é causado por permeabilidade capilar aumentada assim como por pressão hidrostática capilar elevada. A maior permeabilidade capilar pode resultar da falência por estresse capilar causada por pressão e fluxo sanguíneo mais altos na artéria pulmonar, bem como pela liberação alterada de citocinas ou de outros mediadores.

### Relações de Ventilação-Perfusão

O aumento no fluxo sanguíneo pulmonar observado agudamente a grandes altitudes, juntamente com a ventilação alveolar mais uniforme, pode tornar igualmente mais uniforme a $\dot{V}_A/\dot{Q}_C$ regional. Surpreendentemente, os estudos não evidenciaram diferenças significativas nas relações $\dot{V}_A/\dot{Q}_C$ nas grandes altitudes, apesar de parecerem mostrar uma certa melhora.

### Difusão através da Barreira Alveolocapilar

A grandes altitudes, o gradiente de pressão parcial para a difusão do oxigênio é reduzido porque a $P_{O_2}$ alveolar diminui mais que a $P_{O_2}$ venosa mista (ver Fig. 6.2B). Essa redução no gradiente de pressão parcial é neutralizada em parte pelos efeitos do aumento no débito cardíaco e da pressão elevada na artéria pulmonar, que aumentam a área de superfície disponível para a difusão e reduzem o período de permanência dos eritrócitos nos capilares pulmonares. A espessura da barreira pode ser reduzida ligeiramente para os volumes pulmonares mais altos ou aumentada em virtude da distensão vascular pulmonar.

### Transporte de Oxigênio e Dióxido de Carbono pelo Sangue

O transporte de oxigênio no pulmão pode ser comprometido para as $P_{O_2}$ alveolares suficientemente baixas a ponto de ficarem abaixo da parte plana da curva de dissociação da oxiemoglobina, dando origem a um baixo conteúdo arterial de oxigênio. A hipocapnia pode ajudar um pouco no transporte de oxigênio no pulmão, mas irá interferir na liberação do oxigênio no nível dos tecidos. O principal mecanismo de compensação a curto prazo para a manutenção do fornecimento de oxigênio é débito cardíaco aumentado. A concentração de hemoglobina pode aumentar ligeiramente ao longo dos 2 primeiros dias, o que resulta da hemoconcentração secundária ao desvio dos líquidos para dentro do espaço extravascular, e não a um aumento na produção de eritrócitos.

### Circulação Cerebral

A circulação cerebral é uma área que enfrenta dificuldades especiais a grandes altitudes. A hipocapnia é um poderoso vasoconstritor cerebral. Portanto, o cérebro não apenas recebe sangue com baixo conteúdo de oxigênio, mas pode receber também um fluxo sanguíneo reduzido. Por outro lado, a hipoxia acarreta vasodilatação cerebral e pode causar hiperperfusão e distensão dos vasos cerebrais.

A estimulação hipóxica dos quimiorreceptores arteriais causa hipocapnia e alcalose respiratória, como já foi discutido. Além de acarretar constrição dos vasos sanguíneos cerebrais, a hipocapnia arterial cerebral pode causar também alcalose do líquido cerebroespinhal (como foi abordado anteriormente na seção Controle da Respiração; ver também Fig. 9.8). A maioria dos sintomas do mal das montanhas agudo relacionados com o sistema nervoso central pode ser atribuída a hipoperfusão cerebral, alcalose ou ambas.

Entretanto, agora parece que, na maioria dos casos, os sintomas do mal das montanhas agudo resulta de *hiperperfusão e edema cerebrais*. Essa hiperperfusão resulta principalmente de vasodilatação, que representa o efeito direto da hipoxia sobre os vasos sangüíneos cerebrais. À medida que as arteríolas cerebrais se dilatam, a pressão hidrostática nos capilares cerebrais aumenta, exacerbando a tendência dos líquidos de deixarem os capilares cerebrais e acarretando edema cerebral. A hiperperfusão e o edema cerebral elevam a pressão intracraniana, comprimindo e distorcendo as estruturas intracranianas. Isso pode evoluir para aumento geral na atividade simpática no corpo, aumentando a possibilidade de edema pulmonar e promovendo a retenção renal de sais e água.

### Equilíbrio Ácido-Básico

Como já foi mencionado, a ventilação alveolar aumentada nas grandes altitudes resulta em hipocapnia e alcalose respiratória.

### Prevenção do Mal das Montanhas Agudo

A acetazolamida, um inibidor da anidrase carbônica, administrada por uns poucos dias antes da ascensão a uma grande altitude, consegue prevenir em muitas pessoas os sintomas do mal das montanhas agudo. O mecanismo pelo qual isso acontece é obscuro, pois a acetazolamida exerce várias ações que podem ajudar a prevenir o mal das montanhas agudo. A acetazolamida reduz a reabsorção do bicarbonato pelo túbulo proximal dos rins, o que pode dar origem a uma acidose metabólica moderada que pode neutralizar em parte a alcalose respiratória e, portanto, também ajuda a estimular a ventilação. Também é um diurético, razão pela qual pode ajudar a prevenir a retenção de líquidos e o edema. De modo semelhante, um estudo recente mostrou que os indivíduos menos propensos ao mal das montanhas agudo têm níveis mais baixos de hormônio antidiurético a altitudes simuladas, enquanto aqueles com propensão ao mal das montanhas agudo têm níveis aumentados de hormônio antidiurético a altitudes simuladas e, portanto, sofrem maior retenção de líquidos. Portanto, a acetazolamida pode atuar prevenindo o mal das montanhas agudo através da supressão da retenção de líquidos. É provável que estejam envolvidos ambos os mecanismos propostos. A acetazolamida pode inibir também a vasoconstrição pulmonar hipóxica.

## Aclimatação

As compensações a longo prazo induzidas pela ascensão a uma grande altitude começam a ocorrer após várias horas e continuam por dias ou até mesmo semanas. As respostas imediatas à ascensão e as respostas adaptativas iniciais e subseqüentes são resumidas no Quadro 11.2.

A compensação renal para a alcalose respiratória começa ao longo de 1 dia: a excreção renal de bases aumenta e os íons hidrogênio são conservados. O segundo mecanismo importante de compensação é a eritropoiese. Dentro de 3 a 5 dias são produzidas novas hemácias, aumentando o hematócrito e a capacidade de carrear oxigênio. Assim sendo, apesar de a $P_{O_2}$ arterial não aumentar, o conteúdo arterial de oxigênio aumenta em virtude da maior concentração de hemoglobina no sangue. Isso é conseguido a expensas de um aumento na viscosidade do sangue e na carga de trabalho ventricular. As maiores concentrações de 2,3-BPG podem ajudar a liberar o oxigênio em nível dos tecidos.

A estimulação hipóxica dos quimiorreceptores arteriais persiste indefinidamente, embora possa diminuir bastante após períodos prolongados em uma grande altitude.

***Quadro 11.2*** Respostas fisiológicas às grandes altitudes em relação aos valores de controle no nível do mar*

| | Imediatas | Adaptativas precoces (72 h) | Adaptativas tardias (2 a 6 semanas) |
|---|---|---|---|
| Ventilação espontânea | | | |
| Ventilação-minuto | ↑ | ↑ | ↑ |
| Freqüência respiratória | Variável | Variável | Variável |
| Volume corrente | ↑ | ↑ | ↑ |
| $P_{O_2}$ arterial | ↓ | ↓ | ↓ |
| $P_{CO_2}$ arterial | ↓ | ↓ | ↓ |
| pH arterial | ↑ | ↑ ↔ | ↑ ↔ |
| $HCO_3^-$ arterial | ↔ | ↓ | ↓ |
| Avaliação da função pulmonar | | | |
| Capacidade vital | ↔ ↓ | ↔ | ↔ |
| Velocidades máximas do fluxo de ar | ↑ | ↑ | ↑ |
| Capacidade residual funcional | ↔ | ↔ | ↔ |
| Resposta ventilatória ao $CO_2$ inalado | ↔ | ↑ | ↑ |
| Resposta ventilatória à hipoxia | ↔ | ↔ | ↔ |
| Resistência vascular pulmonar | ↑ | ↑ | ↑ |
| Transporte de oxigênio | | | |
| Hemoglobina | ↔ | ↑ | ↑ |
| Eritropoietina | ↑ | ↔ | ↔ |
| $P_{50}$ | ↓ | ↑ | ↑ |
| 2,3-BPG | ↔ | ↑ | ↑ |
| Débito cardíaco | ↑ | ↔ | ↔ ↓ |
| Sistema nervoso central | | | |
| Cefaléias, náuseas, insônia | ↑ | ↔ | ↔ |
| Percepção, tirocínio | ↓ | ↔ | ↔ |
| pH do líquido cerebroespinhal | ↑ | ↔ | ↔ |
| $HCO_3^-$ do líquido cerebroespinhal | ↔ | ↓ | ↓ |
| Edema cerebral | ↑ | ↔ | ↔ |

*Esses valores são válidos para os habitantes nativos ao nível do mar.
Adaptado com autorização de Guenter, 1977.

Um achado mais imediato é o desvio para a esquerda da curva de resposta ventilatória ao dióxido de carbono. Ou seja, para qualquer $P_{CO_2}$ alveolar ou arterial em particular, a resposta ventilatória é maior após vários dias em uma grande altitude. Essa resposta exacerbada reflete provavelmente alterações no equilíbrio ácido-básico central. Isso ocorre aproximadamente na mesma época em que se constata um alívio dos sintomas relacionados com o sistema nervoso central assim como a normalização do pH do líquido cerebroespinhal, em virtude de uma redução em sua concentração de bicarbonato. Inicialmente admitia-se que essa redução do bicarbonato refletia seu transporte ativo para fora do líquido cerebroespinhal, mas atualmente isto é bastante controverso. Pelo contrário, o bicarbonato pode difundir-se simplesmente para fora do líquido cerebroespinhal, ou então os níveis liquóricos reduzidos de bicarbonato podem refletir uma menor produção de bicarbonato no líquido cerebroespinhal.

A resolução do edema cerebral e da pressão intracraniana elevada também ocorre provavelmente quase na mesma época em que se constata um alívio dos sintomas relacionados com o sistema nervoso central. Isso ocorre provavelmente em virtude da maior reabsorção de líquido cerebroespinhal, da auto-regulação do fluxo sanguíneo cerebral e de uma vasoconstrição de mediação simpática que, por alguma razão, leva vários dias para se instalar. Também é possível que os vasos cerebrais venham a produzir menos óxido nítrico, que medeia provavelmente a vasodilatação cerebral em resposta à hipoxia.

Débito cardíaco, freqüência cardíaca e pressão arterial sistêmica elevados retornam aos níveis normais após uns poucos dias a uma grande altitude. Isso reflete provavelmente uma redução na atividade simpática ou mudanças nos receptores simpáticos. Contudo, a vasoconstrição pulmonar hipóxica e a hipertensão pulmonar persistente (juntamente com uma viscosidade sanguínea aumentada), poderão levar a hipertrofia ventricular direita e, com freqüência, a um *cor pulmonale* crônico (insuficiência ventricular direita secundária a hipertensão pulmonar).

Muitas das respostas previstas do sistema respiratório à altitude crônica e aguda podem ser testemunhadas nos dados obtidos de um de dois cientistas médicos alpinistas que chegaram ao topo do monte Everest sem oxigênio suplementar em 1981. Eles eram membros da American Medical Research Expedition e haviam sido submetidos a prolongados períodos de aclimatação a altitudes bem menos elevadas. A pressão barométrica total no topo do monte Everest era de 253 mmHg. Essa pressão era cerca de 17 mmHg mais elevada que aquela esperada e foi explicada pelas condições climáticas locais e porque a pressão barométrica é mais alta a latitudes mais baixas. A $P_{CO_2}$ alveolar do cientista que alcançou o ponto mais alto e que era capaz de proporcionar amostras era incrivelmente baixa, de 7,5 mmHg, com um pH arterial calculado de 7,76. Essa hiperventilação extrema tornava possível uma $P_{O_2}$ alveolar de 35 mmHg, resultando em uma $P_{O_2}$ arterial calculada de 28 mmHg.

A concentração da hemoglobina arterial do cientista estava elevada em 18,4 g/100 mℓ de sangue, e seus níveis extremamente altos de 2,3-BPG poderiam ter desviado sua curva de dissociação da oxiemoglobina para a direita, com uma $P_{50}$ de 29,6 para um pH de 7,40. No entanto, na verdade essa alcalose respiratória desviava a curva para a esquerda, resultando em uma $P_{50}$ de 19,4. Esse desvio para a esquerda tornava possível um transporte suficiente no ponto mais elevado, de modo a saturar 75% de sua hemoglobina com oxigênio.

Resultados semelhantes foram obtidos nas condições mais controladas de uma "ascensão" simulada de 40 dias (em uma câmara de descompressão) até uma altitude máxima de 8.847 m. As amostras de sangue arterial obtidas de cinco indivíduos no ponto mais alto simulado evidenciavam uma $P_{O_2}$ média de 30 mmHg, uma $P_{CO_2}$ média de 12 mmHg e um pH médio de 7,56.

## MERGULHO E SISTEMA RESPIRATÓRIO

Os principais estresses fisiológicos que o mergulho implica incluem pressão ambiente elevada, efeitos reduzidos da gravidade, respiração alterada, hipotermia e deterioração sensorial. A intensidade do estresse envolvido depende da profundidade alcançada, da duração do mergulho e se o mesmo está sendo realizado em apnéia ou se está sendo usado um dispositivo para respirar. Os três primeiros estresses fisiológicos constituem o enfoque desta discussão.

### Princípios físicos

A pressão no fundo de uma coluna de líquido é proporcional à altura da coluna, à densidade do líquido e à aceleração da gravidade. Por exemplo, para cada 10,00 m de água do mar (ou 10,36 m de água doce) a pressão ambiente aumenta em 1 atmosfera (atm). Assim sendo, a uma profundidade de 10 m de água do mar, a pressão ambiente total é igual a 1.520 mmHg.

Os tecidos do corpo são compostos principalmente por água e, portanto, são quase incompressíveis, mas os gases são compressíveis e obedecem a lei de Boyle. Portanto, para um mergulho em apnéia, o *volume* de gás nos pulmões é inversamente proporcional à profundidade alcançada. A 10 m de profundidade (2 atm), o volume pulmonar é reduzido a metade; a 20 m (3 atm), será igual a 33% do volume pulmonar original. À medida que os gases são comprimidos, sua *densidade* aumenta.

Quando a pressão total aumenta, as *pressões parciais* dos gases componentes também aumentam, em conformidade com a lei de Dalton. Os efeitos biológicos dos gases em geral dependem muito mais de suas pressões parciais do que de suas concentrações fracionais. Além disso, à medida que as pressões parciais dos gases aumentam, as quantidades *dissolvidas* nos tecidos do corpo aumentam, em conformidade com a lei de Henry.

## Efeitos da imersão até o pescoço

A simples imersão em água até o pescoço acarreta profundas alterações nos sistemas cardiovascular e pulmonar. Esses efeitos resultam principalmente de um aumento na pressão fora do tórax, do abdome e dos membros.

### Mecânica da Respiração

A pressão fora da parede torácica de uma pessoa de pé ou sentada com água até o pescoço é maior que a pressão atmosférica, em média de aproximadamente 20 cm $H_2O$. Essa pressão positiva fora do tórax se opõe à retração elástica externa normal da parede torácica e reduz a capacidade residual funcional em até 50%. Isso ocorre a expensas do volume de reserva expiratório, que pode ser reduzido em até 70%. A pressão intrapleural é menos negativa em nível da capacidade residual funcional por causa da menor retração elástica externa da parede torácica. O trabalho que deve ser empreendido para levar ar até os pulmões é bastante aumentado, pois será necessário um trabalho inspiratório extra para superar a pressão positiva fora do tórax. Não obstante, a capacidade vital e a capacidade pulmonar total estarão apenas ligeiramente reduzidas. Como já foi assinalado, o volume de reserva expiratório é reduzido pela imersão até o pescoço e, portanto, o volume de reserva inspiratório aumenta. O volume residual sofre uma ligeira redução em virtude de um aumento no volume sanguíneo pulmonar. A imersão em água até o pescoço resulta em um aumento de cerca de 60% no trabalho da respiração.

Os efeitos da pressão hidrostática exercidos pela água fora do tórax impedem uma pessoa submersa, que está tentando respirar através de um tubo que se comunica com o ar acima da superfície da água, de descer em mais de aproximadamente 0,9 m. Isso seria verdadeiro até mesmo se a resistência aumentada nas vias respiratórias oferecida pelo tubo fosse negligenciável e se a pessoa evitasse aumentar o espaço morto efetivo ocluindo a extremidade bucal do tubo e exalando diretamente dentro da água (ou utilizando uma válvula unidirecional). A explicação é que a pressão inspiratória máxima que os indivíduos normais conseguem gerar com seus músculos inspiratórios é de aproximadamente 80 a 100 cm $H_2O$ (ou seja, pressões intrapleurais de –80 a –100 cm $H_2O$). Uma vez que 100 cm são iguais a 1 m, ou 39,7 polegadas, a profundidade máxima que uma pessoa consegue alcançar ao respirar dessa maneira através de um tubo é pouco superior a 0,9 m.

### FLUXO SANGUÍNEO PULMONAR

Durante a imersão até o pescoço, a pressão aumentada externamente aos membros e ao abdome resulta em menos estagnação de sangue venoso sistêmico nas regiões do corpo que mais dependem da gravidade. Se a temperatura da água estiver abaixo da temperatura corporal, ocorre uma vasoconstrição de mediação simpática, que também aprimora o retorno venoso. O retorno venoso aumentado induz um aumento no volume sanguíneo central de aproximadamente 500 mℓ. A pressão atrial direita sobe de cerca de – 2 para + 16 mmHg. Em conseqüência, o débito cardíaco e o volume sistólico aumentam cerca de 30%. Os aumentos no fluxo sanguíneo pulmonar e no volume sanguíneo pulmonar resultam provavelmente em pressão média elevada na artéria pulmonar, em recrutamento capilar, em aumento na capacidade de difusão, bem como em uma equivalência ligeiramente melhorada entre a ventilação e a perfusão.

Um efeito adicional da imersão até o pescoço é a "diurese da imersão". Ao longo de poucos minutos de imersão, o fluxo urinário aumenta em quatro a cinco vezes. A depuração (*clearance*) osmolar aumenta apenas ligeiramente. Esses achados são condizentes com a estimulação dos receptores de estiramento no átrio esquerdo e em outros locais nos vasos torácicos pelo volume sanguíneo torácico aumentado. Por sua vez, acredita-se que isso reduz a secreção de hormônio antidiurético (ADH) pela hipófise posterior ou acarreta a liberação de um hormônio natriurético pelos átrios.

## Mergulho em apnéia

Durante um mergulho em apnéia, a pressão total dos gases dentro dos pulmões é aproximadamente igual à pressão ambiente. Portanto, o *volume* dentro do tórax deverá diminuir proporcionalmente e as pressões parciais dos gases aumentam.

### REFLEXO DO MERGULHO

Muitos indivíduos demonstram uma profunda bradicardia (freqüência cardíaca reduzida) e resistência vascular sistêmica aumentada com a imersão da face (especialmente em água fria), bem como apnéia. Esse "reflexo do mergulho" é iniciado por sensores ainda desconhecidos na face ou no nariz. Uma resposta semelhante (porém maior) é observada quando animais aquáticos, como baleias e focas, realizam mergulhos. O reflexo reduz a carga de trabalho do coração e limita profundamente a perfusão para todos os leitos vasculares sistêmicos, com exceção dos auto-reguladores mais possantes — ou seja, o coração e o cérebro. Os efeitos cardiovasculares do reflexo do mergulho são semelhantes aos produzidos pela estimulação dos quimiorreceptores arteriais quando não pode ocorrer aumento na ventilação, exceto quanto ao fato de que o reflexo do mergulho parece acarretar também uma contração lenta do baço, que libera os eritrócitos nele armazenados e os lança no sangue venoso. Isso faz aumentar a capacidade do sangue de carrear oxigênio e, portanto, eleva o conteúdo de oxigênio no sangue para a mesma $P_{O_2}$ arterial. O componente bradicárdico do reflexo do mergulho é mostrado na Fig. 11.2.

### TROCA GASOSA NOS PULMÕES

Os mergulhadores que prendem a respiração (em apnéia) em geral hiperventilam antes do mergulho, de modo que as $P_{O_2}$ e $P_{CO_2}$ alveolares típicas poderiam ser de 120 e 30 mmHg, respectivamente. Na verdade, os que mergulham em apnéia deverão tomar cuidado para não hiperventilarem em excesso, o que tornaria sua $P_{CO_2}$ tão baixa que eles não seriam mais capazes de alcançar seu "ponto de ruptura" (determinado principalmente pela

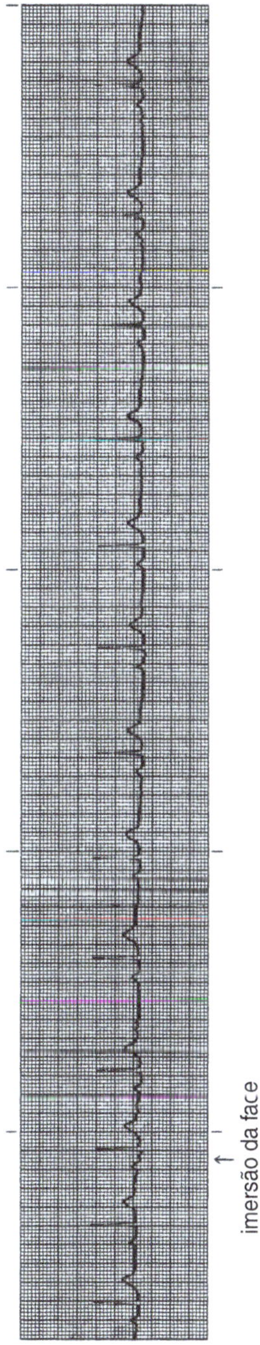


*Fig. 11.2* A resposta eletrocardiográfica do autor a uma imersão da face em água gelada. O experimento foi realizado com o autor na posição de decúbito ventral e a imersão da face foi feita sem modificar a posição da cabeça, a fim de evitar os efeitos das mudanças na atividade dos barorreceptores. Observe que a freqüência cardíaca caiu de aproximadamente 75 para cerca de 43 batimentos por minuto.

$Pa_{CO_2}$) até depois de perderem a consciência em virtude da hipoxemia arterial. Durante um mergulho em apnéia até uma profundidade de 10 m, o volume pulmonar diminui e os gases são comprimidos. A pressão total dos gases praticamente duplica: assim sendo, após 20 s a uma profundidade de 10 m, a $P_{O_2}$ alveolar pode ser de 160 a 180 mmHg; até mesmo após 1 min a uma profundidade de 10 m, a $P_{O_2}$ alveolar fica bem acima de 100 mmHg. A $P_{CO_2}$ alveolar (que seria inferior a 40 mmHg na superfície em virtude da hiperventilação antes do mergulho) também aumenta durante a descida até um nível acima de 40 mmHg, invertendo o gradiente para a transferência de $CO_2$. Portanto, o dióxido de carbono se difunde dos alvéolos para dentro do sangue capilar pulmonar. A $P_{CO_2}$ alveolar, portanto, não aumenta tanto quanto se poderia prever com base na compressão dos gases causada pela pressão aumentada quando o $CO_2$ se difunde e penetra no sangue. Admite-se que isso resulta da solubilidade muito maior do $CO_2$ do que do $O_2$ no sangue. Assim sendo, a transferência de oxigênio do alvéolo para o sangue não é perturbada até a ascensão; no entanto, a transferência normal do dióxido de carbono do sangue para o alvéolo é invertida durante a descida e resulta em uma retenção significativa de dióxido de carbono no sangue.

Durante a ascensão, a pressão ambiente cai rapidamente, o volume pulmonar aumenta e, em conseqüência, as pressões parciais dos gases alveolares diminuem. A $P_{CO_2}$ alveolar cai, permitindo a difusão de $CO_2$ do sangue capilar pulmonar para o interior dos alvéolos. No entanto, a queda rápida na $P_{O_2}$ alveolar durante a ascensão pode resultar em uma diminuição na $P_{O_2}$ arterial que seja suficiente para acarretar perda de consciência pelo mergulhador em apnéia. Essa perda de consciência pode manifestar-se rapidamente e sem qualquer sinal de advertência, e em geral ocorre quando os mergulhadores estão subindo para uma profundidade de aproximadamente 4,57 m ou menos. Por isso, é portanto, conhecida como "*blackout* (perda temporária de consciência) *das águas rasas*".

## Utilização do dispositivo de respiração subaquática

O dispositivo de respiração subaquática autônoma, ou mecanismo *scuba* (termo formado pelas iniciais de *s*elf-*c*ontained *u*nderwater *b*reathing *a*pparatus), consiste principalmente em um tanque cheio de gás comprimido que pode ser fornecido por um regulador de demanda ao mergulhador quando a pressão na altura da boca cai (durante a inspiração) para ligeiramente menos que a pressão ambiente. O gás expirado é simplesmente lançado dentro da água como bolhas. Portanto, durante um mergulho com o mecanismo *scuba*, a pressão dos gases dentro dos pulmões continua próxima da pressão ambiente para qualquer profundidade. Os estresses fisiológicos impostos ao sistema respiratório durante o mergulho autônomo são, portanto, principalmente conseqüência das densidades e das pressões parciais elevadas dos gases.

### MECÂNICA DA RESPIRAÇÃO

Durante o mergulho autônomo (*scuba*), o trabalho inspiratório da respiração não constitui um grande problema a profundidades moderadas, pois o gás é fornecido às pressões ambientes. Para profundidades muito grandes, porém, a *densidade* aumentada do gás passa a constituir um problema, pois eleva a resistência nas vias respiratórias e o trabalho da respiração durante o fluxo turbulento. Por exemplo, em experimentos de longa duração realizados com indivíduos que *simulavam* mergulhos superiores a 610 m dentro de câmaras hiperbáricas, todos os indivíduos relatavam que só consuguiam respirar pela boca: o trabalho da respiração pelo nariz era excessivo. Essa é uma das razões para se substituir o nitrogênio por hélio nos mergulhos profundos. O hélio tem apenas um sétimo da densidade do nitrogênio.

## Controle da Respiração

A sensibilidade do sistema respiratório ao dióxido de carbono diminui a grandes profundidades, por causa das densidades aumentadas do gás e das altas $P_{O_2}$ arteriais e também porque os mergulhadores aprendem a suprimir o impulso induzido pelo dióxido de carbono para conservar o gás comprimido.

## Outros Perigos nas Profundidades

Outros perigos que podem ser enfrentados quando se mergulha até grandes profundidades incluem barotrauma, doença de descompressão, narcose induzida pelo nitrogênio, toxicidade do oxigênio e síndrome nervosa das altas pressões.

**Barotrauma** — o barotrauma ocorre quando a pressão ambiente aumenta ou diminui, mas sem que ocorra qualquer mudança na pressão em uma área do corpo fechada e não-ventilada que não consegue entrar em equilíbrio com a pressão ambiente. O barotrauma da descida é denominado "compressão" (*squeeze*). Pode afetar o ouvido médio, se a tuba auditiva estiver obstruída ou edemaciada, de modo que a pessoa não possa equilibrar a pressão no ouvido médio; os seios da face; os pulmões, resultando em congestão pulmonar, edema ou hemorragia; e até mesmo as cavidades nos dentes. O barotrauma da ascensão pode ocorrer quando os gases ficam presos em áreas do corpo e começam a se expandir à medida que o mergulhador sobe. Se o mergulhador não expira enquanto sobe, o gás pulmonar em expansão pode sofrer uma distensão excessiva e romper o pulmão ("explosão do pulmão"). Isso pode resultar em hemorragia, pneumotórax ou embolia gasosa. Os gases encarcerados no trato gastrintestinal podem causar desconforto abdominal e eructação ou flatulência quando se expandem. O barotrauma dos órgãos da audição, dos seios da face e dos dentes pode ocorrer também em uma ascensão rápida a partir de grandes profundidades.

**Doença da descompressão** — a doença da descompressão ocorre quando se formam bolhas de gás no sangue e nos tecidos corporais à medida que a pressão ambiente diminui. A expressão "doença da descompressão" engloba dois problemas diferentes, ambos relacionados com bolhas de gás. A *embolia gasosa arterial* é a presença de bolhas de gás no sangue arterial. Levando-se em conta que parece não ocorrer a formação de bolhas no sangue arterial propriamente dito, a embolia gasosa arterial geralmente ocorre quando a obstrução das vias respiratórias impede a eliminação do gás em expansão. À medida que os alvéolos em expansão sofrem ruptura, as bolhas de gás poderão penetrar nos capilares pulmonares e serem carreadas para dentro do sangue arterial. A embolia gasosa arterial constitui uma provável conseqüência da ascensão de um mergulhador que se esquece de expirar durante a subida rápida. As bolhas que resultam da embolia gasosa arterial são carreadas com freqüência para os vasos sanguíneos cerebrais. O segundo componente da doença da descompressão, o *mal da descompressão*, ocorre quando as bolhas são formadas nos tecidos corporais. Durante um mergulho, o aumento da pressão ambiente acarreta uma elevação da pressão parcial do nitrogênio no corpo. A alta pressão parcial do nitrogênio faz com que esse gás normalmente pouco solúvel se dissolva nos tecidos e nos líquidos corporais em conformidade com a lei de Henry. Isso é particularmente válido para a gordura corporal, que tem uma solubilidade relativamente alta para o nitrogênio. Nas grandes profundidades, os tecidos corporais acabam sendo supersaturados com nitrogênio.

Durante uma ascensão rápida, a pressão ambiente cai rapidamente e o nitrogênio se separa da solução, formando bolhas nos tecidos e nos líquidos corporais. O efeito é o mesmo que se observa quando se abre uma garrafa de bebida carbonatada (espumante). Durante a produção de uma bebida carbonatada, a bebida é exposta a pressões dos gases mais altas que a pressão atmosférica, principalmente dióxido de carbono, e em seguida é tampada. A pressão total na camada gasosa acima do líquido continua sendo mais alta que a pressão atmosférica. As pressões parciais dos gases dissolvidos na fase líquida estão em equilíbrio com as pressões parciais na fase gasosa. Os gases se dissolvem na fase líquida em conformidade com a lei de Henry. Quando a garrafa é destampada, a pressão na fase gasosa cai bruscamente e o gás dissolvido na fase líquida sai da solução, formando bolhas.

As bolhas formadas no mal da descompressão podem penetrar no sangue venoso ou afetar as articulações das extremidades. As bolhas que penetram no sangue venoso em geral ficam presas na circulação pulmonar e só raramente causam sintomas. Os sintomas que ocorrem ocasionalmente, que são conhecidos como "asfixia" ("*the chokes*") pelos mergulhadores, incluem dor torácica subesternal, dispnéia e tosse e podem ser acompanhados de hipertensão pulmonar, edema pulmonar e hipoxemia. Esses sintomas representam obviamente uma forma extremamente perigosa da doença da descompressão. Evidentemente, ainda mais perigosas são as bolhas na circulação do sistema nervoso central, que podem resultar em dano cerebral e paralisia. Elas podem resultar da ruptura alveolar e da embolia gasosa arterial, como já foi abordado, ou podem ser carreadas do sangue venoso para o lado arterial através de um forame oval patente ou de um *shunt* intrapulmonar. As bolhas que se formam nas articulações dos membros causam dor ("*the bends*"). A osteonecrose das articulações também pode ser causada por uma descompressão inadequada.

O tratamento para a doença da descompressão é a "recompressão" imediata em uma câmara hiperbárica, seguida de descompressão lenta. A doença da descompressão pode ser evitada pela ascensão lenta a partir de grandes profundidades (de acordo com tabelas de descompressão obtidas empiricamente) e substituindo-se o nitrogênio pelo hélio na mistura gasosa inspirada. A solubilidade do hélio é igual a aproximadamente metade daquela do nitrogênio nos tecidos corporais.

As bolhas de gás, apesar de serem estéreis, são percebidas pelo corpo como sendo estranhas. Elas induzem respostas inflamatórias e de outra natureza, incluindo ativação plaquetária, coagulação sanguínea, liberação de citocinas e de outros mediadores, agregação de leucócitos, produção de radicais livres e dano endotelial. Essas respostas não são abolidas pela "recompressão" e podem continuar, a menos que seja iniciado um tratamento adicional.

Os mergulhadores que ascendem de uma submersão sem efeitos imediatos de descompressão podem, em seguida, ser acometidos pela doença da descompressão se viajarem de avião poucas horas após o mergulho. Nos aviões comerciais normalmente a pressão na cabine é mantida bem abaixo de 760 mmHg, semelhante às pressões observadas a altitudes de 1.524 a 2.438 m acima do nível do mar.

**Narcose induzida pelo nitrogênio —** as pressões parciais muito altas de nitrogênio afetam diretamente o sistema nervoso central, acarretando euforia, perda de memória, inabilidade e comportamento irracional. Esse "êxtase das profundezas" ocorre a profundidades de 30 m ou mais e, a profundidades ainda maiores, pode resultar em dormência dos membros, desorientação, deficiência motora e, finalmente, inconsciência. O mecanismo da narcose induzida pelo nitrogênio é desconhecido.

**Toxicidade do oxigênio —** a inalação de oxigênio a 100% para 760 mmHg ou de concentrações de oxigênio mais baixas para pressões ambientes mais altas pode causar dano no sistema nervoso central, no sistema visual e nos alvéolos, apesar de as manifestações pulmonares serem raras entre os mergulhadores. O mecanismo da toxicidade do oxigênio é controverso, mas provavelmente envolve a formação de ânions superóxido ou de outros radicais livres.

**Síndrome nervosa de alta pressão** — a exposição a pressões ambientes muito altas, como aquelas observadas a profundidades muito significativas (superiores a 76,20 m), está associada a tremores, capacidade mental reduzida, náuseas, vômitos, vertigem e destreza manual diminuída. Essa síndrome nervosa com alta pressão (SNAP) geralmente ocorre quando o nitrogênio foi substituído pelo hélio a fim de reduzir a densidade do gás, de prevenir a narcose induzida pelo nitrogênio e de ajudar a evitar o mal da descompressão. Pequenas quantidades de nitrogênio acrescentadas à mistura gasosa inspirada ajudam a neutralizar o problema. Uma hipótese que pretende explicar a SNAP estabelece que a síndrome pode resultar de alterações na neurotransmissão cerebral.

## PONTOS-CHAVE

1. *Os principais estresses fisiológicos do **exercício** sobre o sistema respiratório são maior demanda de oxigênio e maior remoção do dióxido de carbono e dos íons hidrogênio; em uma pessoa jovem e sadia, o exercício é limitado pelo sistema cardiovascular, e não pelo sistema respiratório.*
2. *Os principais estresses fisiológicos da **altitude** são a hipoxia e a hipocapnia secundária e a alcalose respiratória; a **aclimatação** ocorre principalmente por compensação renal para a alcalose respiratória, eritropoiese, concentrações elevadas de 2,3-BPG e resolução do edema cerebral.*
3. *Os principais estresses fisiológicos do **mergulho** são causados por pressões ambientes elevadas que causam compressão do gás, dando origem a aumentos na pressão parcial e na densidade assim como na viscosidade dos gases.*

## PROBLEMAS CLÍNICOS

11.1 *Qual dos seguintes eventos pode ocorrer quando uma pessoa destreinada começa a exercitar-se?*

a. *Resistência vascular pulmonar reduzida*
b. *Débito cardíaco aumentado*
c. *Relações de ventilação-perfusão mais homogêneas em todo o pulmão*
d. *Capacidade de difusão aumentada*
e. *Todas as respostas acima*

11.2 *Qual das seguintes respostas pode ser esperada em uma pessoa normal após 6 dias de permanência a uma altitude de 4.572 m?*

a. *Pressão média elevada na artéria pulmonar*
b. *Ventilação alveolar maior do que ao nível do mar*
c. *Hematócrito aumentado*
d. *Bicarbonato plasmático reduzido*
e. $P_{CO_2}$ *arterial normal*

11.3 *Quais das seguintes são conseqüências esperadas da imersão em água até o pescoço?*
   a. *Trabalho da respiração aumentado*
   b. *Capacidade residual funcional reduzida*
   c. *Volume de reserva expiratório aumentado*
   d. *Volume de reserva inspiratório reduzido*

## BIBLIOGRAFIA

### *Exercício*

Eldridge MW, Dempsey JA, Haverkamp HC, Lovering AT, Hokanson JS. Exercise-induced intrapulmonary arteriovenous shunting in healthy humans. *J Appl Physiol.* 2004;797–805.

Hammond MD, Gale GE, Kapitan KS, Ries A, Wagner PD. Pulmonary gas exchange in humans during exercise at sea level. *J Appl Physiol.* 1986;60:1590–1598.

Harf A, Pratt T, Hughes JMB. Regional distribution of ˙ VA/ Q˙ in man at rest and with exercise measured with Krypton-81 m. *J Appl Physiol.* 1978;44:115–123.

Wasserman K, Whipp BJ. Exercise physiology in health and disease. *Am Rev Respir Dis.* 1975;112:219–249. Whipp BJ. Breathing during exercise. In: Fishman AP, ed. *Pulmonary Diseases and Disorders.* 3rd ed. New York, NY: McGraw-Hill; 1998:229–241.

### *Altitude*

Bartsch P, Mairbaurl H, Maggiorini M, Swenson ER. Physiological aspects of high-altitude pulmonary edema. *J Appl Physiol.* 2005;98:1101–1110.

Guenter CA, Welch MH, Hogg JC. *Clinical Aspects of Respiratory Physiology.* Philadelphia, Pa: Lippincott; 1977:3–37.

Hackett PH, Roach RC. High altitude illness. *N Engl J Med.* 2001;345:107–114.

Hohne C, Krebs MO, Seiferheld M, Boemke W, Kaczmarczyk G, Swenson ER. Acetazolamide prevents hypoxic pulmonary vasoconstriction in conscious dogs. *J Appl Physiol.* 2004;97:515–521.

Hopkins SR, Garg J, Bolar DS, Balouch J, Levin DL. Pulmonary blood flow heterogeneity during hypoxia and high-altitude pulmonary edema. *Am J Respir Crit Care Med* 2005;171:83–87.

Houston CS. Mountain sickness. *Sci Am.* 1992;267:58–66.

Houston CS, Sutton JR, Cymerman A, Reeves JT. Operation Everest II: Man at extreme altitude. *J Appl Physiol.* 1987;63:877–882.

Lahiri S, Milledge JS. Pulmonary adaptation and clinical disorders related to high altitude. In: Fishman AP, ed. *Pulmonary Diseases and Disorders.* 3rd ed. New York, NY: McGraw-Hill; 1998:965–977.

Loeppky JA, Icenogle MV, Maes D, Riboni K, Hinghofer-Szalkay H, Roach RC. Early fluid retention and severe mountain sickness. *J Appl Physiol.* 2005;98:591–597.

Richalet J-P, Rivera M, Bouchet P, Chirinos E, Onnen I, Petitjean O, Bienvenu A, Lasne F, Moutereau S, Leon-Velarde F. Acetazolamide: A treatment for chronic mountain sickness. *Am J Respir Crit Care Med.* 2005;172:1427–1433.

Schoene RB, Hackett PH, Hornbein TF. High altitude. In: Murray JF, Nadel JA, eds. *Textbook of Respiratory Medicine.* 3rd ed. Philadelphia, Pa: WB Saunders and Company; 2000:1915–1950.

West JB. *Everest: The Testing Place.* New York, McGraw-Hill, 1985.

West JB, Hackett PH, Maret KH, et al. Pulmonary gas exchange on the summit of Mount Everest. *J Appl Physiol.* 1983;55:678–687.

Winslow RM, Samaja M, West JB. Red cell function at extreme altitude on Mount Everest. *J Appl Physiol.* 1984;56:109–116.

### *Mergulho*

Clark JM. Diving injuries and air embolism. In: Fishman AP, ed. *Pulmonary Diseases and Disorders.* 3rd ed. New York, NY: McGraw-Hill; 1998:980–987.

Espersen K, Frandsen H, Lorentzen T, Kanstrup I-L, Christensen NJ. The human spleen as an erythrocyte reservoir in diving-related interventions. *J Appl Physiol.* 2002;92:2071–2079.

Hong SK, Ceretelli P, Cruz JC, Rahn H. Mechanics of respiration during submersion in water. *J Appl Physiol.* 1969;27:535–538.

Liner MH. Cardiovascular and pulmonary responses to breath-hold diving in humans. *Acta Physiol Scand.* 1994;151(suppl 620):1–32.

Moon RE, Vann RD, Bennett PB. The physiology of decompression illness. *Sci Am.* 1995;273:70–77.

Muth CM, Radermacher P, Pittner A, Steinacker J, Schabana R, Hamich S, Paulat K, Calzia E. Arterial blood gases during diving in elite apnea divers. *Int J Sports Med.* 2003;24:104–107.

Neuman TS. Arterial gas embolism and decompression sickness. *News Physiol Sci.* 2002;17:77–81.

Pollock NW, Natoli MJ, Gerth WA, Thalman ED, Vann RD. Risk of decompression sickness during exposure to high cabin altitude after diving. *Aviat Space Environ Med.* 2003;74:1163–1168.

Strauss RH (ed). *Diving Medicine.* New York, NY: Grune & Stratton; 1976.

Strauss RH. Diving medicine. *Am Rev Respir Dis.* 1979;19:1001–1023.

# Respostas dos problemas clínicos

## CAPÍTULO 2

2.1 A resposta correta é:

$$\text{Complacência} = \frac{\Delta V}{\Delta P}$$

Não deixe de utilizar as diferenças de pressão *transmural* nos cálculos da complacência:

Pressão transmural = pressão dentro – pressão fora

A complacência dos pulmões é

$$C_P = \frac{\Delta V}{\underset{\text{final da inspiração}}{(P_A - P_{ip})} - \underset{\text{pré-inspiração}}{(P_A - P_{ip})}}$$

em que $P_A$ = pressão alveolar
$P_{ip}$ = pressão intrapleural

$$C_P = \frac{0{,}500\ \ell}{[0 - (-10)\ \text{cm}\ H_2O] - [0 - (-5)\ \text{cm}\ H_2O]}$$

$$C_P = 0{,}10\ \ell/\text{cm}\ H_2O$$

2.2 A resposta correta é:

a. $$C_P = \frac{0{,}500\ \ell}{(20 - 10\ \text{cm}\ H_2O) - [0 - (-3)\ \text{cm}\ H_2O]}$$

$$C_P = 0{,}07\ \ell/\text{cm}\ H_2O$$

b. $$C_T = \frac{\Delta V}{\underset{\text{final da inspiração}}{(P_A - P_B)} - \underset{\text{pré-inspiração}}{(P_A - P_B)}}$$

$$C_T = \frac{0{,}500\ \ell}{(20 - 0)\ \text{cm}\ H_2O - (0 - 0)\ \text{cm}\ H_2O}$$

$$C_T = \frac{0{,}500\ \ell}{20\ \text{cm}\ H_2O}$$

$$C_T = 0{,}025\ \ell/\text{cm}\ H_2O$$

em que $P_B$ = pressão fora da parede torácica. Neste cálculo, considera-se como sendo igual a 0 cm $H_2O$.

c. $$\frac{1}{C_T} = \frac{1}{C_L} + \frac{1}{C_W}$$

$$\frac{1}{C_W} = \frac{1}{C_T} - \frac{1}{C_P}$$

$$\frac{1}{C_W} = \frac{1}{0{,}025\ \ell/\text{cm}\ H_2O} - \frac{1}{0{,}07\ \ell/\text{cm}\ H_2O}$$

$$\frac{1}{C_W} = (40 - 14{,}3)/\ell/\text{cm}\ H_2O$$

$$\frac{1}{C_W} = 25{,}7/\ell/\text{cm}\ H_2O$$

$$C_W = 0{,}039\ \ell/\text{cm}\ H_2O$$

2.3 A resposta correta é a letra **e**.
***Nota:*** Cw = complacência da parede torácica.
Todas as condições resultam em complacência reduzida. A remoção cirúrgica de um lobo poderia reduzir a complacência pulmonar, pois os lobos do pulmão estão em paralelo e as complacências em paralelo se somam diretamente.

2.4 A resposta correta é a letra **e**.

2.5 A resposta correta é a letra **e**.

2.6 A resposta correta é a letra **e**.

2.7 A resposta correta é a letra **d**.
A retração elástica alveolar é maior para os altos volumes pulmonares, o que ajuda a combater a compressão dinâmica e a reduzir a resistência nas vias respiratórias pela tração exercida sobre as pequenas vias respiratórias. Durante uma expiração forçada, logo que ocorre a compressão dinâmica, a pressão propulsora efetiva para o fluxo de ar passa a ser a pressão alveolar menos a pressão intrapleural (em vez de pressão alveolar menos a pressão atmosférica). No entanto, a pressão alveolar menos a pressão intrapleural é igual à pressão da retração elástica alveolar.

## CAPÍTULO 3

3.1 A resposta correta é a letra **f**.
A fibrose acarreta um aumento na retração elástica do pulmão que, no entanto, é reduzida pelo enfisema. Na posição de decúbito dorsal, a retração externa da parede torácica diminui, o mesmo acontecendo com a obesidade e a gestação.

3.2 Quando uma pessoa se levanta, os efeitos da gravidade alteram a mecânica da respiração (e reduzem também o retorno venoso). O conteúdo do abdome se afasta do diafragma, aumentando assim a retração elástica externa da parede torácica. A retração interna dos pulmões não é afetada e, assim sendo, a *capacidade residual funcional* (CRF) aumenta. O *volume residual* (VR) praticamente não é afetado. O *volume de reserva expiratório* (VRE) aumenta porque a CRF também aumenta e o VR praticamente não se modifica. A capacidade pulmonar total (CPT) pode aumentar ligeiramente, por causa da retração elástica interna da parede torácica ligeiramente reduzida para os altos volumes pulmonares e porque o conteúdo abdominal é afastado do diafragma. O volume corrente (VC) provavelmente não se modifica. A CRF mais alta e a CPT e o VC semelhantes resultam em redução no *volume de reserva inspiratório* (VRI) assim como em queda na *capacidade inspiratória* (CI). A *capacidade vital* (CV) também se mantém relativamente inalterada, embora possa sofrer um ligeiro aumento em virtude da pequena elevação na CPT e do volume sanguíneo intratorácico diminuído.

3.3 Admitindo-se uma boa saúde geral e um peso normal, as principais mudanças observadas com a idade são *perda da retração elástica pulmonar* e um ligeiro *aumento* da retração elástica da parede torácica, especialmente para os volumes mais altos. A perda de retração elástica pulmonar comporta o efeito secundário de *aumentar o fechamento das vias respiratórias* nas áreas dependentes do pulmão para os volumes pulmonares mais baixos. Por essas razões, a *CRF* aumentará e o *VR* poderá evidenciar um aumento significativo, com a *CPT* ligeiramente reduzida. O *Vc* deverá manter-se inalterado ou pode aumentar ou diminuir ligeiramente, dependendo do predomínio da complacência pulmonar aumentada, do aumento da resistência das vias respiratórias ou da complacência reduzida da parede torácica. O *VRE* diminuirá porque o aumento no *VR* devido ao fechamento das vias respiratórias é maior que o aumento na CRF. O *VRI* e a *CI* diminuem, o mesmo ocorrendo com a *CV*. O *volume de fechamento* também aumenta.

3.4 A resposta correta é:

$$V_2 = V_1 \times \text{correção da temperatura} \times \text{correção da pressão}$$

$$\text{Correção da temperatura} = \frac{V_2}{V_1} = \frac{T_2}{T_1}$$

$$\text{Portanto,}\quad V_2 = V_1 \times \frac{T_2}{T_1}$$

$$\text{Correção da pressão} = P_1V_1 = P_2V_2$$

$$\text{Portanto,}\quad V_2 = V_1 \times \frac{P_1}{P_2}$$

Combinando os dois, teremos

$$V_2 = V_1 \times \frac{T_2}{T_1} \times \frac{P_1}{P_2}$$

Observe que as temperaturas devem ser enunciadas em graus Kelvin (K) quando são feitas essas correções.

a. A $V_{STPD}$ é

$$V_{STPD} = V_{ATPS} \times \frac{T_{STPD}}{T_{ATPS}} \times \frac{P_{ATPS}}{P_{STPD}}$$

$$V_{STPD} = 1\ \ell \times \frac{273\ K}{(273 + 23)\ K} \times \frac{(770 - 21)\ mmHg}{760\ mmHg}$$

$$V_{STPD} = 0{,}91\ \ell$$

b. A $V_{BTPS}$ é

$$V_{BTPS} = V_{ATPS} \times \frac{T_{BTPS}}{T_{ATPS}} \times \frac{P_{ATPS}}{P_{BTPS}}$$

$$V_{BTPS} = 1\ \ell \times \frac{(273 + 37)\ K}{(273 + 23)\ K} \times \frac{(770 - 21)\ mmHg}{(770 - 47)\ mmHg}$$

$$V_{BTPS} = 1{,}1\ \ell$$

3.5 O volume de $N_2$ no espirômetro é de $0{,}056 \times 36\ \ell$ ou $2{,}0\ \ell$. Esse era o volume de $N_2$ nos pulmões do indivíduo quando o teste começou (com sua CRF). Uma vez que $N_2$ representava 80% de sua CRF, sua CRF é igual a $100 \div 80 \times 2{,}0\ \ell$, ou $1{,}25 \times 2{,}0\ \ell$, que é igual a $2{,}5\ \ell$.

3.6 Sabendo-se o hélio não é absorvido nem eliminado pelo pulmão, a quantidade inicial de hélio no sistema deverá ser igual à sua quantidade final no sistema. A quantidade é igual à concentração fracional multiplicada pelo volume:

$$F_{HE_i} \times Vsp_i = F_{HE_f}(Vsp_f + V_{L_f})$$

em que F = concentração fracional
V = volume
sp = espirômetro
L = pulmões
$i$ = inicial
$f$ = final (após entrar em equilíbrio)

Levando-se em conta que o teste foi encerrado no final de uma expiração normal, $V_{L_f}$ é igual à CRF do indivíduo.

$$0{,}15 \times 10\ \ell = 0{,}11\ (10{,}64\ \ell + CRF)$$

$$1{,}5\ \ell = 1{,}17\ \ell + 0{,}11 \times CRF$$

$$0{,}11 \times CRF = 1{,}5\ \ell - 1{,}17\ \ell$$

$$CRF = \frac{0{,}33\ \ell}{0{,}11}$$

$$CRF = 3{,}0\ \ell$$

3.7 A resposta correta é:

$$P_{B_i} \times V_{P_i} = P_{B_f} \times (V_{P_i} + \Delta V)$$

em que P = pressão
V = volume
B = boca
P = pulmão
*i* = inicial
*f* = final

Como a válvula era fechada no final de uma expiração normal, $V_{P_i}$ é igual à CRF do indivíduo.

$$760 \text{ mmHg} \times \text{CRF} = 750 \text{ mmHg} (\text{CRF} + 50 \text{ m}\ell)$$
$$10 \text{ CRF} = 37.500 \text{ m}\ell$$
$$\text{CRF} = 3{,}75 \ \ell$$

3.8 Admitindo-se que os dois testes tenham sido realizados corretamente, esta paciente tem aproximadamente 750 mℓ de *gás preso* em sua CRF.

3.9 A resposta correta é:

a. $\dot{V}_E$ é

$$\dot{V}_E = n \times V_C = \frac{10 \text{ incursões respiratórias}}{\text{min}} \times \frac{500 \text{ m}\ell}{\text{incursão respiratória}} = \frac{5.000 \text{ m}\ell}{\text{min}}$$

b. $\dot{V}_A$ é

$$V_C = V_A + V_M$$

Multiplique pela freqüência

$$\dot{V}_E = \dot{V}_A + \dot{V}_M$$

$$\dot{V}_A = \dot{V}_E - \dot{V}_M = \frac{10 \text{ incursões respiratórias}}{\text{min}} \left( \frac{500 \text{ m}\ell}{\text{incursão respiratória}} - \frac{150 \text{ m}\ell}{\text{incursão respiratória}} \right)$$

$$\dot{V}_A = \frac{3.500 \text{ m}\ell}{\text{min}}$$

c. As novas $\dot{V}_E$ e $\dot{V}_A$ são

$$\dot{V}_E = \frac{15 \text{ incursões respiratórias}}{\text{min}} \times \frac{500 \text{ m}\ell}{\text{incursão respiratória}} = \frac{7.500 \text{ m}\ell}{\text{min}}$$

$$\dot{V}_A = \frac{15 \text{ incursões respiratórias}}{\text{min}} \left( \frac{500 \text{ m}\ell}{\text{incursão respiratória}} - \frac{150 \text{ m}\ell}{\text{incursão respiratória}} \right) = \frac{5.250 \text{ m}\ell}{\text{min}}$$

d. As novas $\dot{V}_E$ e $\dot{V}_A$ são

$$\dot{V}_E = \frac{10 \text{ incursões respiratórias}}{\text{min}} \times \frac{750 \text{ m}\ell}{\text{incursão respiratória}} = \frac{7.500 \text{ m}\ell}{\text{min}}$$

$$\dot{V}_A = \frac{10 \text{ incursões respiratórias}}{\text{min}} \left( \frac{750 \text{ m}\ell}{\text{incursão respiratória}} - \frac{150 \text{ m}\ell}{\text{incursão respiratória}} \right) = \frac{6.000 \text{ m}\ell}{\text{min}}$$

3.10 A resposta correta é:

$$\frac{V\text{M}_{CO_2}}{V\text{C}} = \frac{Pa_{CO_2} - P\bar{E}_{CO_2}}{Pa_{CO_2}}$$

$$P\bar{E}_{CO_2} = 0{,}04\ (747\ \text{mmHg} - 47\ \text{mmHg})$$
$$P\bar{E}_{CO_2} = 28\ \text{mmHg}$$

$$\frac{V\text{M}_{CO_2}}{V\text{C}} = \frac{40\ \text{mmHg} - 28\ \text{mmHg}}{40\ \text{mmHg}}$$

$$\frac{V\text{M}_{CO_2}}{V\text{C}} = 0{,}3$$

Sabendo-se que $V\text{C} = \frac{\dot{V}\text{E}}{n}$

$$V\text{C} = \frac{6.000\ \text{m}\ell/\text{min}}{12\ \text{incursões respiratórias/min}}$$
$$V\text{C} = 500\ \text{m}\ell$$
$$V\text{M}_{CO_2} = 0{,}3 \times 500\ \text{m}\ell$$
$$V\text{M}_{CO_2} = 150\ \text{m}\ell$$

Já que $V\text{M}_{CO_2}$ = espaço morto anatômico + espaço morto alveolar, o espaço morto alveolar = 50 mℓ. A presença do espaço morto alveolar resulta em uma diferença da $P_{CO_2}$ corrente terminal arterial, razão pela qual a $P_{CO_2}$ arterial deverá ultrapassar o valor corrente terminal.

3.11 A resposta correta é:

$$P\text{A}_{CO_2} \propto \frac{\dot{V}CO_2}{\dot{V}\text{A}}$$

Se houver duplicação da ventilação alveolar, a $P_{CO_2}$ alveolar será reduzida a metade:

$$P\text{A}_{CO_2} = 20\ \text{mmHg}$$

$$P\text{A}_{O_2} = P\text{I}_{O_2} - \frac{P\text{A}_{CO_2}}{R} + F$$

$$P\text{I}_{O_2} = 0{,}2093 \times (760 - 47)\ \text{mmHg}$$
$$P\text{I}_{O_2} = 149\ \text{mmHg}$$

$$P\text{A}_{O_2} = 149\ \text{mmHg} - \frac{20\ \text{mmHg}}{0{,}8}$$

$$P\text{A}_{O_2} = 149\ \text{mmHg} - 25\ \text{mmHg} = 124\ \text{mmHg}$$

3.12 A resposta correta é a letra **b**.

Para o volume residual, é provável que as porções dos pulmões que dependem da gravidade estejam colapsadas. Os alvéolos nas regiões superiores do pulmão encontram-se na porção íngreme das curvas de pressão-volume (*i. e.*, elas são mais complacentes do que seriam com volumes pulmonares mais altos) e, assim sendo, a maior parte do gás marcado penetrará nos alvéolos nas porções superiores do pulmão.

## CAPÍTULO 4

4.1 A resposta correta é:

$$\Delta P = \dot{Q} \times R$$

$$R = \frac{\Delta P}{\dot{Q}}$$

Resistência vascular pulmonar (RVP):

$$RVP = \frac{PMAP - PMAE}{\dot{Q}t}$$

em que PMAP = pressão média na artéria pulmonar
PMAE = pressão média no átrio esquerdo
$\dot{Q}t$ = débito cardíaco

$$RVP = \frac{(15 - 5)\ mmHg}{5\ \ell/min}$$

$$RVP = 2\ mmHg/\ell/min$$

Resistência vascular sistêmica (RVS):

$$RSV = \frac{PAM - PAD}{\dot{Q}t}$$

em que PAM = pressão arterial média
PAD = pressão atrial direita
$\dot{Q}t$ = débito cardíaco

$$RVS = \frac{(100 - 2)\ mmHg}{5\ \ell/min}$$

$$RVS = 19{,}6\ mmHg/\ell/min$$

4.2 A resposta correta é a letra **d**.

Apenas o exercício moderado comporta o potencial de acarretar uma queda na resistência vascular pulmonar (RVP). O exercício induz um aumento no débito cardíaco e eleva a pressão na artéria pulmonar, eventos esses que acarretam o recrutamento dos vasos pulmonares, a distensão dos vasos pulmonares, ou ambos.

A 4.572 m acima do nível do mar, a pressão barométrica é aproximadamente de apenas 429 mmHg. Ao respirar ar ambiente, a $P_{O_2}$ inspirada é de cerca de 80 mmHg e a $P_{O_2}$ alveolar é de aproximadamente 50 mmHg. Esse grau de hipoxia alveolar induz vasoconstrição pulmonar hipóxica e aumento da RVP.

A RVP é alta com volumes pulmonares tanto altos quanto baixos, como mostra a Fig. 4.4.

A perda de sangue acarreta uma redução no retorno venoso assim como no débito cardíaco e na pressão média da artéria pulmonar, o que é responsável pelo recrutamento dos vasos pulmonares e por uma redução em sua distensão, aumentando a RVP.

4.3 As respostas corretas são as letras **b** e **d**.
A zona 1 é definida como uma área do pulmão na qual não ocorre qualquer fluxo sanguíneo, pois a pressão alveolar é maior que a pressão na artéria pulmonar. Uma perda de sangue secundária a um traumatismo reduz o retorno venoso e o débito cardíaco. Em conseqüência, é provável que a pressão na artéria pulmonar caia, aumentando as chances de passarem a existir no pulmão condições de zona 1. A ventilação com pressão positiva com PEFP (pressão positiva nas vias respiratórias durante a *expiração*, utilizada com freqüência em pacientes que correm risco de atelectasia espontânea, causa pressões alveolar e pleural positivas durante todo o ciclo respiratório) também pode aumentar a probabilidade de existirem no pulmão condições de zona 1.

A ascensão para 4.572 m (ver o Cap. 11) eleva a pressão na artéria pulmonar por ativar a vasoconstrição pulmonar hipóxica e aumentar o débito cardíaco; o exercício moderado eleva a pressão média na artéria pulmonar por aumentar o retorno venoso e o débito cardíaco. Esses dois eventos podem reduzir a tendência para a existência de condições de zona 1. A posição deitada reduz o gradiente de pressão hidrostática que deverá ser superado para que haja perfusão das porções não dependentes do pulmão. Acarreta também um aumento, pelo menos transitoriamente, no retorno venoso e no débito cardíaco por aumentar a quantidade de sangue retida nas veias sistêmicas pela gravidade.

4.4 A resposta correta é a letra **f**.
Cada uma das condições anteriores pode contribuir para a formação de edema pulmonar. A insuficiência ventricular esquerda e a transfusão excessiva com solução salina elevam ambas a pressão hidrostática nos capilares pulmonares, o que faz aumentar a tendência a edema pulmonar, conforme estabelecido pela equação de Starling. A baixa concentração plasmática de proteínas, causada por uma dieta pobre em proteínas ou por problemas renais ou pela *diluição* induzida pela transfusão excessiva com solução salina é outro fator predisponente que pode dar origem a edema pulmonar, pois reduz a pressão coloidosmótica do plasma. A destruição de porções do endotélio capilar pulmonar ou a oclusão da drenagem linfática de porções do pulmão também podem ser fatores causais no edema pulmonar.

## CAPÍTULO 5

5.1 A resposta correta é a letra **e**.
Com uma obstrução parcial de sua via respiratória, o pulmão direito terá uma relação de ventilação-perfusão mais baixa do que aquela do pulmão esquerdo; portanto, terá uma $P_{O_2}$ alveolar mais baixa e uma $P_{CO_2}$ alveolar mais alta. Com mais unidades alveolocapilares hiperperfundidas, o *shunt* calculado aumentará. A hiperperfusão poderá ser ligeiramente atenuada se a *vasoconstrição pulmonar hipóxica* desvia parte do fluxo sanguíneo para longe dos alvéolos hipóxicos e hipercápnicos e na direção do pulmão esquerdo mais bem ventilado, apesar de essa resposta nunca funcionar perfeitamente. Como resultado, a $P_{O_2}$ arterial cairá.

5.2 As respostas corretas são as letras **a**, **b** e **c**.
O pulmão direito, que depende mais da gravidade, terá um fluxo sanguíneo mais abundante por unidade de volume do que o pulmão esquerdo, pois as

forças hidrostáticas elevam as pressões intravasculares, acarretando mais distensão, recrutamento, ou ambos. A pressão na superfície pleural é menos negativa na região que mais depende da gravidade e, assim sendo, a pressão responsável pela distensão alveolar é mais baixa no pulmão direito e os alvéolos são menores. Por causa disso, os alvéolos do pulmão direito encontram-se na porção mais íngreme de suas curvas de pressão-volume e são, portanto, mais bem-ventilados. A diferença no fluxo sanguíneo entre os dois pulmões, porém, é maior que a diferença na ventilação, razão pela qual o pulmão direito tem uma $\dot{V}_A/\dot{Q}_C$ mais baixa que o esquerdo. Isso resulta em uma $P_{A_{O_2}}$ mais baixa e uma $P_{A_{CO_2}}$ mais alta no pulmão direito.

## CAPÍTULO 6

6.1 Seguem-se as explicações de como cada uma dessas condições e circunstâncias afeta a capacidade difusora dos pulmões:

**a.** Uma mudança da posição de decúbito dorsal para a posição ereta reduz ligeiramente a capacidade difusora por diminuir o retorno venoso em virtude da estagnação de sangue nas extremidades e no abdome. O menor retorno venoso reduz o volume sanguíneo central e pode reduzir ligeiramente o débito do ventrículo direito, resultando em recrutamento dos capilares pulmonares assim como em uma menor área de superfície para a difusão.

**b.** O exercício eleva a capacidade difusora por aumentar o débito cardíaco. Isso recruta capilares que até então não estavam sendo perfundidos, aumentando a área de superfície disponível para a difusão. A transferência de oxigênio através da barreira alveolocapilar também aumentará, pois na vigência de altos débitos cardíacos a velocidade linear do sangue que se movimenta através dos capilares pulmonares aumenta e haverá menos limitação da perfusão para a transferência de oxigênio.

**c.** Uma manobra de Valsalva (um esforço expiratório contra uma glote fechada) reduz bastante o volume sanguíneo nos capilares pulmonares e, portanto, reduz a capacidade difusora.

**d.** A anemia reduz a capacidade difusora por reduzir a hemoglobina disponível para combinar-se clinicamente com o oxigênio. A pressão parcial do oxigênio no plasma dos capilares pulmonares, portanto, entra em equilíbrio mais rapidamente com a $P_{O_2}$ alveolar, acarretando uma maior limitação da perfusão para a transferência de oxigênio.

**e.** Um débito cardíaco baixo secundário à perda de sangue reduz a capacidade difusora por reduzir o retorno venoso e o volume sanguíneo central. O volume sanguíneo nos capilares pulmonares diminui, resultando em "desrecrutamento" e menor área de superfície para a difusão.

**f.** A fibrose intersticial difusa dos pulmões acarreta um espessamento da barreira alveolocapilar (como acontece também com o edema intersticial), resultando em menor difusão dos gases através da barreira alveolocapilar, em conformidade com a lei de Fick.

**g.** O enfisema destrói o interstício alveolar e os vasos sanguíneos, reduzindo a área de superfície para a difusão.

6.2 A resposta correta é a letra **a**.
Se a pressão parcial nos capilares pulmonares for igual à pressão parcial alveolar antes de o sangue deixar o capilar, sua transferência será limitada pela perfusão e não pela difusão. Um aumento do débito cardíaco aumentará a difusão do gás tanto por aumentar a velocidade do fluxo sanguíneo através do capilar quanto por recrutar mais capilares. O recrutamento de mais capilares aumenta a área superficial para a troca gasosa; o aumento na pressão parcial alveolar aumentará o gradiente de pressão parcial. A área superficial e o gradiente de pressão parcial estão ambos no numerador da lei de Fick.

## CAPÍTULO 7

7.1 As respostas corretas são as letras **b** e **d**.
A capacidade do sangue de carrear oxigênio (excluindo-se o $O_2$ dissolvido fisicamente) diminuirá de 20,1 para 16,08 m$\ell$ $O_2$/100 m$\ell$ de sangue. A $P_{O_2}$ arterial não é afetada pela menor concentração de hemoglobina e, assim sendo, a saturação de oxigênio da hemoglobina também não será afetada. A $P_{O_2}$ alveolar é de aproximadamente 104 mmHg, com a $P_{O_2}$ arterial sendo de aproximadamente 100 e a hemoglobina sendo saturada em cerca de 97,4%. Portanto, o conteúdo de oxigênio arterial (excluindo-se o $O_2$ dissolvido fisicamente) sofre uma redução de 19,58 para 15,66 m$\ell$ $O_2$/100 m$\ell$ de sangue.

7.2 A resposta correta é:
Dissolvido fisicamente:

$$\frac{0{,}003 \text{ m}\ell \ O_2/100 \text{ m}\ell \text{ de sangue}}{\text{mmHg } P_{O_2}} \times 100 \text{ mmHg} = \frac{0{,}3 \text{ m}\ell \ O_2}{100 \text{ m}\ell \text{ de sangue}}$$

Ligado à hemoglobina:

$$\frac{1{,}34 \text{ m}\ell \ O_2}{\text{g de Hb}} \times \frac{10 \text{ g de Hb}}{100 \text{ m}\ell \text{ de sangue}} \times 0{,}974 = \frac{13{,}05 \text{ m}\ell \ O_2}{100 \text{ m}\ell \text{ de sangue}}$$

Total: 13,35 m$\ell$ de $O_2$/100 m$\ell$ de sangue

7.3 A resposta correta é:
*Capacidade* de carrear oxigênio:

$$\frac{1{,}34 \text{ m}\ell \ O_2}{\text{g de Hb}} \times \frac{10 \text{ g de Hb}}{100 \text{ m}\ell \text{ de sangue}} = \frac{13{,}4 \text{ m}\ell \ O_2}{100 \text{ m}\ell \text{ de sangue}}$$

$$\text{Saturação} = \frac{\text{conteúdo}}{\text{capacidade}} = \frac{10}{13{,}4} = 0{,}75 \times 100\%$$

Saturação = 75%

7.4 A resposta correta é a letra **e**.
Hipercapnia, acidose, níveis sanguíneos aumentados de 2,3-BPG e temperatura corporal elevada desviam todos a curva de dissociação da oxiemoglobina para a direita e, portanto, deverão aumentar a $P_{50}$.

## CAPÍTULO 8

8.1 A resposta correta é a letra **d**.

O pH é baixo, a $Pa_{CO_2}$ é alta e a concentração plasmática de bicarbonato está ligeiramente elevada. A $Pa_{O_2}$ é baixa e a diferença de ânions é normal. Essa parece ser uma acidose respiratória não-compensada secundária a hipoventilação causada, por exemplo, por uma depressão respiratória aguda, uma obstrução aguda das vias respiratórias ou a hipoventilação de um paciente em um ventilador mecânico.

8.2 A resposta correta é a letra **a**.

O pHa e a $Pa_{CO_2}$ estão ambos elevados e a $Pa_{O_2}$ e a diferença de ânions estão dentro dos limites normais. O bicarbonato está elevado. Essa parece ser uma alcalose metabólica parcialmente compensada, como se pode observar 10 min após vomitar.

8.3 A resposta correta é a letra **e**.

O pHa é muito alto e a $Pa_{CO_2}$ é muito baixa. A $Pa_{O_2}$ é anormalmente *alta*. A concentração plasmática de bicarbonato está ligeiramente deprimida, mas enquadra-se na linha de tamponamento normal para um pH de 7,60. Essa é uma alcalose respiratória não-compensada secundária à hiperventilação. Uma vez que a $Pa_{O_2}$ é *alta*, não deve estar sendo causada pela estimulação hipóxica da ventilação alveolar (ver os Caps. 9 e 11), mas é provavelmente de origem voluntária ou psicológica, causada por agentes que estimulam a ventilação ou pela administração excessiva de ventilação mecânica.

8.4 A resposta correta é a letra **f**.

O pH arterial é baixo, porém próximo da variação normal. A $P_{CO_2}$ arterial é alta e a $Pa_{O_2}$ é baixa. A concentração plasmática de bicarbonato está acima da linha de tamponamento normal. Essa é uma acidose respiratória crônica (causada por hipoventilação) com compensação renal. Trata-se de um padrão comum nos pacientes com doença pulmonar obstrutiva crônica.

8.5 A resposta correta é a letra **c**.

O pH arterial é baixo, indicando acidose, porém a $P_{CO_2}$ arterial também é baixa. A $P_{O_2}$ arterial é normal ou até mesmo ligeiramente elevada e o bicarbonato plasmático é baixo. Essa parece ser uma acidose metabólica com compensação respiratória, como indicam a $Pa_{CO_2}$ baixa e uma $Pa_{O_2}$ ligeiramente elevada. A diferença de ânions está dentro da variação normal, como se pode observar com diarréia.

8.6 A resposta correta é a letra **b**.

Os dados são idênticos aos apresentados no problema 8.5, exceto quanto a uma diferença de ânions alta. Isso é compatível com uma acidose metabólica com compensação respiratória causada por acidose láctica, cetoacidose diabética, retenção renal de ânions e ingestão de ânions orgânicos como salicilato, etilenoglicol, etanol ou metanol.

8.7 A resposta correta é a letra **b**.

O paciente sofre claramente de doença obstrutiva. Suas $VEF_1/CVF$, $VEF_3/CVF$, FEM e $FEF_{25\text{-}75\%}$ são todas muito baixas. Sua CPT alta, CRF alta e VR muito alto, combinados com sua $VEF_1/CVF$ baixa, excluem a presença de doença restritiva. Os dados relacionados com o fluxo inspiratório não são proporcionados e, assim sendo, devemos admitir que o problema do paciente é principalmente expiratório.

8.8 A resposta correta é a letra **c**.

O problema do paciente provavelmente não é asma, pois não houve qualquer melhora em seus volumes pulmonares dinâmicos após ter recebido um broncodilatador. A sarcoidose e a fibrose alveolar, ambas doenças restritivas, já foram excluídas, deixando a escolha para enfisema ou bronquite crônica. (Convém lembrar que, com demasiada freqüência, os pacientes podem sofrer dessas duas afecções.) O paciente só ocasionalmente produz catarro, não parece estar cianótico e tem baixa capacidade difusora para o monóxido de carbono. Portanto, é mais provável que sua doença seja enfisema do que bronquite crônica.

8.9 A resposta correta é a letra **a**.

O paciente parece não ter uma doença obstrutiva. Sua $VEF_1/CVF$ é maior que o valor previsto. Ele parece ter uma doença restritiva — seus volumes e suas capacidades pulmonares são todos aproximadamente 66% dos valores previstos.

8.10 A resposta correta é a letra **c**.

Enfisema e bronquite crônica são doenças obstrutivas e, portanto, já foram excluídos. A fibrose alveolar intersticial é a mais provável das três escolhas restantes, por causa da baixíssima capacidade difusora do paciente.

## CAPÍTULO 9

9.1 A resposta correta é a letra **e**.

A apnéia voluntária por 90 s acarreta uma redução na $P_{O_2}$ alveolar e um aumento na $P_{CO_2}$ alveolar (de cerca de 15 mmHg). Essas alterações são refletidas na $P_{O_2}$ e na $P_{CO_2}$ arteriais. A redução na $P_{O_2}$ arterial e o aumento na $P_{CO_2}$ arterial (e o aumento na concentração de íons hidrogênio) estimulam os quimiorreceptores arteriais. Noventa segundos constituem um período suficiente para que o dióxido de carbono comece a difundir-se para o líquido cerebroespinhal e estimule os quimiorreceptores centrais. A hipoxia e a acidose deverão exercer pouco efeito sobre os quimiorreceptores centrais: os quimiorreceptores não são responsivos à hipoxia e pode-se esperar que pouquíssimos íons hidrogênio consigam atravessar a barreira hematencefálica em 90 s.

9.2 As respostas corretas são as letras **b**, **c**, **d** e **e**.

Uma ligeira anemia sem acidose metabólica não estimula os quimiorreceptores arteriais, pois estes são estimulados muito mais pela $P_{O_2}$ arterial baixa do que por um baixo conteúdo de oxigênio arterial. O exercício intenso pode acarretar uma acidose láctica que estimula os quimiorreceptores arteriais. Os *shunts* intrapulmonares e a hipoxia estimulam os quimiorreceptores arteriais, o mesmo acontecendo com a obstruçao aguda das vias respiratórias, que resulta em hipoxia e hipercapnia.

9.3 A resposta correta é a letra **d**.

9.4 As respostas corretas são as letras **a**, **c** e **e**.

## CAPÍTULO 11

11.1 A resposta correta é a letra **e**.

À medida que o débito cardíaco aumenta em resposta ao exercício, os capilares que até então não estavam sendo perfundidos são recrutados. Esse recrutamento, que ocorre principalmente nas regiões superiores do pulmão, resulta em uma redução na resistência vascular pulmonar, em relações de ventilação-perfusão mais homogêneas, bem como em maior área de superfície para a difusão. O débito cardíaco aumentado também resulta em maior velocidade linear do fluxo sanguíneo através do pulmão, o que ajuda a aumentar a capacidade difusora.

11.2 As respostas corretas são as letras **a**, **b**, **c** e **d**.

A pressão média na artéria pulmonar é elevada por causa da presença contínua de vasoconstrição pulmonar hipóxica. A ventilação alveolar continua sendo elevada em virtude do impulso hipóxico dos quimiorreceptores arteriais, o que resulta em hipocapnia. A alcalose respiratória causada pela hipocapnia, porém, é compensada em parte pela excreção renal de bases, resultando em menor concentração plasmática de bicarbonato. O hematócrito aumenta em virtude da maior eritropoiese mediada pela eritropoietina.

11.3 As respostas corretas são as letras **a** e **b**.

A retração elástica externa da parede torácica é reduzida pela pressão hidrostática da água até o pescoço. Isso faz aumentar o trabalho que deve ser realizado para levar ar até os pulmões e reduz a CRF. A queda na CRF ocorre principalmente a expensas do VRE, que diminui. Já que a CV diminui apenas levemente, o VRI aumenta.

# Apêndice

## I. SÍMBOLOS USADOS EM FISIOLOGIA RESPIRATÓRIA

| | |
|---|---|
| P | Pressão parcial de um gás (mmHg) |
| V | Volume de um gás (mℓ) |
| $\dot{V}$ | Fluxo do gás (mℓ/min, ℓ/s) |
| Q | Volume de sangue (mℓ) |
| $\dot{Q}$ | Fluxo sanguíneo (mℓ/min) |
| F | Concentração fracional de um gás |
| C | Conteúdo ou concentração de uma substância no sangue (mililitros por 100 mℓ de sangue) |
| S | Saturação no sangue (%) |
| I | Inspirado |
| E | Expirado |
| $\bar{E}$ | Expirado misto |
| A | Alveolar |
| C | Corrente |
| M | Espaço morto |
| a | Arterial |
| v | Venoso |
| $\bar{v}$ | Venoso misto |
| c | Capilar |
| c′ | Capilar terminal |

## II. LEIS QUE REGEM O COMPORTAMENTO DOS GASES

1. **Hipótese de Avogadro.** Volumes iguais de gases diferentes a temperaturas iguais contêm o mesmo número de moléculas. De modo semelhante, números iguais de moléculas em volumes idênticos e à mesma temperatura exercerão a mesma pressão. (Um mol de qualquer gás conterá $6{,}02 \times 10^{23}$ moléculas e ocupará um volume de 22,4 ℓ a uma temperatura de 0°C e a uma pressão de 760 mmHg.)
2. **Lei de Dalton.** Em uma mistura gasosa a pressão exercida por cada gás individual em um determinado espaço independe das pressões dos outros gases na mistura, como, por exemplo,

$$P_A = P_{H_2O} + P_{O_2} + P_{CO_2} + P_{N_2}$$
$$P_{gás,\,x} = F_{gás\,x} \times P_{tot}$$

3. **Lei de Boyle**

$$P_1V_1 = P_2V_2 \text{ (a temperatura constante)}$$

4. **Lei de Charles ou lei de Gay Lussac**

$$\frac{V_1}{V_2} = \frac{T_1}{T_2}$$ (para uma pressão constante, com T sendo a temperatura absoluta em graus Kelvin)

5. **Lei dos gases ideais**

$$PV = nRT$$

6. **Lei de Henry.** O peso de um gás absorvido por um líquido com o qual não se combina quimicamente é diretamente proporcional à pressão do gás ao qual o líquido é exposto (e à sua solubilidade no líquido).
7. **Lei de Graham** A velocidade de difusão de um gás (na fase gasosa) é inversamente proporcional à raiz quadrada de seu peso molecular.
8. **Lei de Fick da difusão**

$$\dot{V}_{gás} = \frac{A \times D \times (P_1 - P_2)}{T}$$

$$D \propto \frac{\text{solubilidade}}{\sqrt{\text{de peso molecular}}}$$

## III. EQUAÇÕES USADAS COM FREQÜÊNCIA

1. Equação do ar alveolar:

$$PA_{O_2} = PI_{O_2} - \frac{PA_{CO_2}}{R} + F$$

2. Equação de Bohr:

$$\frac{VD_{CO_2}}{VC} = \frac{Pa_{CO_2} - P\bar{E}_{CO_2}}{Pa_{CO_2}}$$

3. Componentes da pressão alveolar:

$$P_A = P_{ip} + P_{elas}$$

4. Equação da capacidade difusora:

$$D_{L_x} = \frac{\dot{V}_x}{P_{x_1} - P_{x_2}}$$

5. Equação de Fick:

$$\dot{V}_x = \frac{A \times D \times P_{x_1} - P_{x_2}}{T}$$

6. Equação de Henderson-Hasselbalch:

$$pH = pK' + \log \frac{[HCO_3^-]}{0{,}03 \times P_{CO_2}}$$

7. Capacidade da hemoglobina de carrear oxigênio:

$$1{,}34 \text{ m}\ell \ O_2/\text{g de Hb}$$

8. Equação do *shunt*:

$$\frac{\dot{Q}s}{\dot{Q}T} = \frac{Cc'_{O_2} - Ca_{O_2}}{Cc'_{O_2} - C\bar{v}_{O_2}}$$

9. Solubilidade do oxigênio no plasma:

$$0{,}003 \text{ m}\ell \text{ de } O_2/100 \text{ m}\ell \text{ de sangue/mmHg de } P_{O_2}$$

## IV. ÁRVORE DECISÓRIA DAS PROVAS DE FUNÇÃO PULMONAR

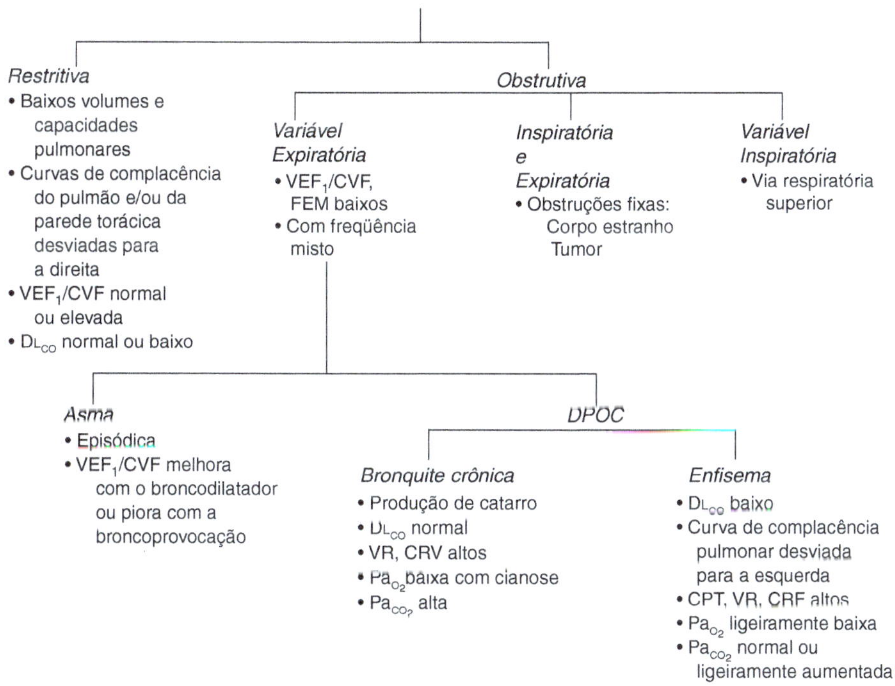

## V. QUADRO DE VALORES RESPIRATÓRIOS E CIRCULATÓRIOS NORMAIS

| | Recém-nascido a termo | 1 ano | 8 anos | Adulto |
|---|---|---|---|---|
| Incursões respiratórias/min | 40 | 25 | 18 | 12 |
| Volume corrente (mℓ/kg) | 7 | 8 | 7 | 7 |
| Espaço morto (mℓ/kg) | 2 | 2 | 2,8 | 2 |
| Ventilação alveolar (mℓ/kg) | 130 | 120 | 80 | 60 |
| Capacidade vital (mℓ/kg) | 40 | 45 | 60 | 60 |
| Capacidade residual funcional (mℓ/kg) | 28 | 25 | 40 | 35 |
| Freqüência cardíaca/min | 133 ± 18 | 120 ± 2 | 85 ± 10 | 75 ± 5 |
| Índice cardíaco (ℓ/min/$m^2$) | 2,5 ± 0,6 | 2,5 ± 0,6 | 4,0 ± 1,0 | 3,7 ± 0,3 |
| Pressão arterial sistólica (mmHg)* | 73 ± 8 | 96 ± 30 | 100 ± 15 | 122 ± 30 |
| Pressão arterial diastólica (mmHg) | 50 ± 8 | 66 ± 25 | 56 ± 9 | 75 ± 20 |
| Consumo de oxigênio (mℓ/kg/min) | 6,0 ± 1,0 | 5,2 ± 1,0 | 4,9 ± 0,9 | 3,4 ± 0,6 |

*Pode-se ter um valor aproximado do limite inferior para a pressão arterial sistólica normal pela fórmula 70 + (2 × idade em anos) para os pacientes pediátricos; o limite inferior para a pressão arterial sistólica normal para os recém-nascidos a termo é de 60 mmHg. (Reproduzido, com autorização, de Levitzky MG, Hall SM, McDonough KH. *Cardiopulmonary Physiology in Anesthesiology*. Nova York: McGraw-Hill; 1997.)

## VI. BIBLIOGRAFIA GERAL


Fishman AP, Elias JA, Fishman JA, Grippi MA, Kaiser LR, Senior RM, eds. *Fishman's Pulmonary Diseases and Disorders*. 3rd ed. New York, NY: McGraw-Hill; 1998.

Fishman AP, ed. *Handbook of Physiology, section 3: The Respiratory System*, Bethesda, Md: American Physiological Society.

Fishman AP, Fisher AB, eds. *Volume I: Circulation and Nonrespiratory Functions*. Bethesda, Md: American Physiological Society; 1985.

Cherniack NS, Widdicombe JG, eds. *Volume II: Control of Breathing, Parts 1 and 2*. Bethesda, Md: American Physiological Society; 1986.

Macklem PT, Mead J, eds. *Volume III: Mechanics of Breathing, Parts 1 and 2*. Bethesda, Md: American Physiological Society; 1986.

Farhi LE, Tenney SM, eds. *Volume IV: Gas Exchange*. Bethesda, Md: American Physiological Society; 1987.

Murray JF, Nadel JA, Mason RJ, Boushey HA, eds. *Textbook of Respiratory Medicine*. 3rd ed. Philadelphia, Pa: WB Saunders and Company; 2000.

Nunn JF. Nunn's Applied Respiratory Physiology. 4th ed. Oxford: Butterworth-Heinemann; 1993.

# ABREVIATURAS COMUNS

| | |
|---|---|
| 2,3-BPG | 2,3-bifosfoglicerato |
| GRD | grupo respiratório dorsal |
| VRE | volume de reserva expiratório |
| $FEF_{25\text{-}75\%}$ | fluxo expiratório forçado entre 25 e 75% da capacidade vital forçada |
| $VEF_1$ | volume expiratório forçado em 1 s |
| $F_{I_{O_2}}$ | concentração fracional do oxigênio inspirado |
| CRF | capacidade residual funcional |
| CVF | capacidade vital forçada |
| HbA | hemoglobina do adulto |
| Hbf | hemoglobina fetal |
| $[HCO_3^-]p$ | bicarbonato plasmático |
| CI | capacidade inspiratória |
| VRI | volume de reserva inspiratório |
| PAPM | pressão arterial pulmonar média |
| PMAE | pressão média no átrio esquerdo |
| VVM | ventilação voluntária máxima |
| PM | peso molecular |
| FSP | fluxo sanguíneo pulmonar |
| PEFP | pressão expiratória final positiva |
| FEM | fluxo expiratório máximo |
| RVP | resistência vascular pulmonar |
| VR | volume residual |
| RVS | resistência vascular sistêmica |
| CPT | capacidade pulmonar total |
| $\dot{V}_A$ | ventilação alveolar |
| $\dot{V}_A/\dot{Q}_C$ ou $\dot{V}/\dot{Q}$ | relação ventilação-perfusão |
| CV | capacidade vital |
| $V_M/V_C$ | relação de espaço morto para volume corrente |
| GRV | grupo respiratório ventral |
| $V_C$ | volume corrente |
| $\dot{V}O_2$ | consumo de oxigênio |
| $\dot{V}CO_2$ | produção de dióxido de carbono |

# Índice

Os números em **negrito** indicam os locais onde o assunto é abordado mais extensamente.
Algarismos em *itálico* significam que os termos podem ser encontrados em figuras ou quadros.

## A



## B

## D

## E

## Q



## R

## S

## T

## X



## Z